让您用较少的时间　每日养生经　获得较棒的身体

易学、易懂、易行

黄帝内经

中医养生与疾病预测

解读藏在中医里的养生智慧

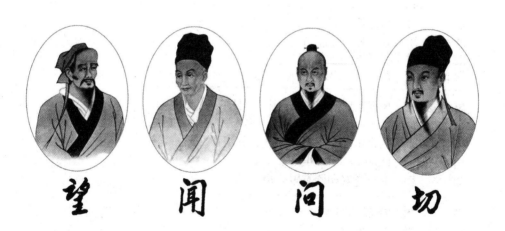

望　　闻　　问　　切

李祖长 ◎编著

黄帝内经中医养生与疾病预测

《黄帝内经》集中讲述未病先防、顺应自然、辟邪去害等核心理念，不管是倡导强身保健
还是颐神养身，《黄帝内经》始终秉承天人合一的思想

江苏凤凰科学技术出版社

图书在版编目（CIP）数据

黄帝内经中医养生与疾病预测 / 李祖长编著 . -- 南京 : 江苏凤凰科学技术出版社 , 2015.6
ISBN 978-7-5537-4661-6

Ⅰ . ①黄… Ⅱ . ①李… Ⅲ . ①《内经》－养生（中医）②《内经》－中医诊断学 Ⅳ . ① R221 ② R241

中国版本图书馆 CIP 数据核字 (2015) 第 116818 号

黄帝内经中医养生与疾病预测

编　　　者	李祖长
责 任 编 辑	刘　强　孙连民
责 任 校 对	郝慧华
责 任 监 制	曹叶平　方　晨

出 版 发 行	凤凰出版传媒股份有限公司
	江苏科学技术出版社
出版社地址	南京市湖南路 1 号 A 楼，邮编：210009
出版社网址	http://www.pspress.cn
印　　　刷	北京建泰印刷有限公司

开　　　本	710mm × 1000mm　1/16
印　　　张	20.625
字　　　数	275 千字
版　　　次	2015 年 7 月第 1 版
印　　　次	2016 年 6 月第 2 次印刷

标 准 书 号	ISBN 978-7-5537-4661-6
定　　　价	39.80 元

图书如有印装质量问题，可随时向我社出版科调换

前　言

　　《黄帝内经》是中华民族第一部中医理论经典，包括《素问》八十一篇和《灵枢》八十一篇，各九卷。它比较全面地阐述了中医学的理论体系、学术思想和思维方法，对中医学术发展产生了深远的影响，为历代医家论述疾病与健康提供了理论依据。尽管历代医家学说各异且有争论，但鲜有背离之者，几乎无不求之于《黄帝内经》而为立论之准绳。就是现代人研习中医，也都首先攻读《黄帝内经》。可见，《黄帝内经》至今仍有学术研究和临床指导的重要价值。

　　《黄帝内经》不仅从疾病的诊断、治疗与预防做了比较全面的阐述，而且还提出了药食结合的治病、养生观点，指出疾病的治疗需要药物与食物结合起来才能达到最好的效果。食物对疾病的治疗起到了一定的辅助性。《素问·五常政大论》说："大毒治病，十去其六；常毒治病，十去其七；小毒治病，十去其八；无毒治病，十去其九。谷肉果菜，食养尽之，无使过之，伤其正也。"也就是说无论用什么药，不管有没有毒，都不要等病全好了再停药，那样容易造成用药过度而伤其正气。

　　食疗可以辅助治疗疾病，我们在生活中千万不能忽视它。《黄帝内经》论及的方药有十三首，其中汤液醪醴、生铁洛为饮、泽泻饮、兰草汤等就是以药膳为突出特点的方药。汤液醪醴出自《素问·汤液醪醴论》："黄帝问曰：为五谷汤液及醪醴奈何？岐伯对曰：必以稻米，炊之稻薪。稻米者完，稻薪者坚。帝曰：何以然？岐伯曰：此得天地之和，高下之宜，故能至完。伐取得时，故能至坚也。"汤液和醪醴是以稻谷作为原料酿制成的酒类，具有通阳发散、防病治病的作用。如外感初起，可适当服用以祛邪；经脉不畅也可服之以疏通。该方不但对后世方剂学等的发展有深刻影响，而且它也提示了药膳食疗中用酒的目的和意义，以及使用法度。生铁洛为饮出自《素问·病能论》："帝曰：有病怒狂者……治之奈何？岐伯曰：……使之服以生铁洛为饮。夫生铁洛者，下气疾也。"生铁洛，其气重而寒，能泻热开结，平木火之邪，又能重镇心神，所以不但能治怒狂等病，而且对精神情绪有调节作用。烹饪讲究用铁锅、铜锅等也有类似的意义。

鉴于今人对养生防病的意识愈加强烈，故本书撷取了《黄帝内经》中的精华，以通俗的语言讲解阴阳、五行、藏象等中医基础理论。并在此基础上又对生活中常见的三十六种疾病的病因、发病前的表现、治疗等结合《黄帝内经》进行详解。本书在介绍三十六种疾病药物疗法的同时也给各位读者奉上了三十六种疾病的食疗方法，希望能给读者朋友们提供一些帮助。

目　录

第四章 《黄帝内经》与外感病证治疗

第七章　《黄帝内经》与脾胃肠病证治疗

第八章　《黄帝内经》与肝胆病证治疗

目录

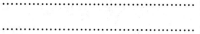

第九章 《黄帝内经》与肾膀胱病证治疗

第十章　《黄帝内经》与气血津液病证治疗

第十一章　《黄帝内经》与经络肢体病证治疗

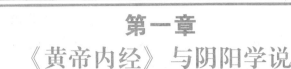

一、阴阳辨证是中医辨证的总纲

阴阳学说贯穿于中医学的各个方面，用来说明人体的组织结构、生理功能、病理变化，并指导着临床诊断和治疗。阴阳辨证是中医辨证的总纲。

《素问·宝命全形论》有"人以天地之气生，四时之法成"及"天地合气，命之曰人……人生有形，不离阴阳"之说，就是说人是依靠天地之大气和水谷之精气生存，并随着四时生长收藏的规律而成长的……人生而有形体离不开阴阳的变化。《素问·阴阳应象大论》中云："阴阳者，天地之道也，万物之纲纪，变化之父母，生杀之本始，神明之府也。治病必求于本。"很明确地说明阴阳是自然界普遍的规律，一切事物的纲领，万物变化的基础，事物生长、衰亡的根本，是大道之所在。治病必须依据这个根本的道理。《素问·阴阳应象大论》又说："善诊者，察色按脉，先别阴阳。"可见作为一个好医生要先辨别出病情的阴阳才能更好地治疗。

二、人体组织结构阴阳划分

人体是一个由多种阴阳的对立和统一构成的有机整体。如《素问·金匮真言论》提出："夫言人之阴阳，则外为阳，内为阴。言人身之阴阳，则背为阳，腹为阴。言人身之脏腑中阴阳，则脏者为阴，腑者为阳。肝、心、脾、肺、肾五脏皆为阴，胆、胃、大肠、小肠、膀胱、三焦六腑皆为阳。"由此可知，中医学主要是以两个方面为依据来确定人体脏腑组织的阴阳属性：

一是依据大体的解剖部位，如体外与体内，则外为阳，内为阴；躯干的背腹，则背为阳，腹为阴等。

二是依据脏腑组织生理功能的相对属性，如言五脏六腑之阴阳，则以五脏"藏精气而不泻"与六腑"传化物而不藏"的特点，定五脏属阴，六腑属阳。同样，人体经络也可分阴阳，其中十二经脉，则分为三阴三阳，阴经属脏，且多循行于肢体内侧面；阳经属腑，且多循行于肢体外侧面。奇经八脉中，任脉行于腹中央，又能调节阴经气血，故称为"阴脉之海"；督脉行于背正中，对全身阳经起调节作用，故又称为"阳脉之海"。

三、病理的阴阳变化

在病理方面，《素问·阴阳应象大论》指出："阴胜则阳病，阳胜则阴病，阳胜则热，阴胜则寒。""阳胜则阴病"、"阳胜则热"中的"阳胜"，也为阳盛，指在发病过程中，阳气亢盛，机能亢奋，代谢旺盛，热量过剩的病理状态。"阳胜则阴病"是指由于阴阳对立，阳盛则制约阴气，久之人体之阴必然耗损，导致阴虚。由于"阳"具有热、动、躁的特点，当机体阳气亢盛时，易于出现化热、化火的病理变化，表现出热象，故"阳胜则热"。"阴胜则阳病"、"阴胜则寒"中的"阴胜"，也为阴盛，指在疾病过程中，阴气偏盛，机能减退，产热不足，代谢产物积聚的病理状态。"阴胜则阳病"是指由于阴阳制约，阴盛久则必损阳气，从而出现机体功能减退、阳热不足等阳虚征象。由于"阴"具有寒、静、湿的特点，当机体阴盛时，常可出现阴寒内盛、血脉凝涩及痰湿内贮等病变，表现为寒象，故"阴胜则寒"。

四、病体的阴阳性质如何判断

《素问·阴阳应象大论》说："故积阳为天，积阴为地。阴静阳躁，阳生阴长，阳杀阴藏。阳化气，阴成形。寒极生热，热极生寒；寒气生浊，热气生清；清气在下，则生飧泄，浊气在上，则生䐜胀。此阴阳反作，病之逆从也。"翻译过来就是：清阳之气聚于上，而成为天，浊阴之气积于下，而成为地。阴是比较静止的，阳是比较躁动的；阳主生成，阴主成长；阳主肃杀，阴主收藏。阳能化生力量，阴能构成形体。寒到极点会生热，热到极点会生寒；寒气能产生浊阴，热气能产生清阳；清阳之气居下而不升，就会发生泄泻之病。浊阴之气居上而不降，就会发生胀满之病。这就是阴阳的正常和反常变化，因此，疾病也就有逆证和顺证的分别。《素问·阴阳离合论》中："外者为阳，内者为阴。"

根据上文概括起来讲，凡见兴奋、躁动、亢进、明亮等表现的表证、热证、实证以及症状表现于外的、向上的、容易发现的，病邪性质为阳邪致病、病情变化较快等，一般都可归属为阳证。凡见抑制、沉静、衰退、晦暗等表现的里证、寒证、虚证以及症状表现于内的、向下的、不易发现的，病邪性质为阴邪致病、病情变化较慢等，归属为阴证。

五、阴阳辨证的具体内容

中医学中的阴阳不仅是抽象的哲学概念，而且已经有了许多具体的医学内容，如阳气、阴液、心阴、脾阳等，都是有实际内容的医学概念。所以，阴阳辨证又包含有具体的辨证类型，其主要者有阳虚证、阴虚证、阴盛证、阳盛证以及亡阳证、亡阴证等。所谓阴盛证实际是指实寒证，所谓阳盛证实际是指实热证。

（一）阴虚证

临床表现以形体消瘦、口燥咽干、潮热颧红、五心灼热、盗汗、小便短黄、大便干结、舌红少津少苔等为临床表现。阴虚多由热病之后，或杂病日久，伤耗阴液，或因五志过极、房事不节、过服温燥之品等，使阴液暗耗而成。阴液亏少，则机体失却濡润滋养，同时由于阴不制阳，则阳热之气相对偏旺而生内热，故表现为一派虚热、干燥不润、虚火躁扰不宁的证候。

阴虚证可见于多个脏器组织的病变，常见者有肺阴虚证、心阴虚证、胃阴虚证、脾阴虚证、肝阴虚证、肾阴虚证等，以并见各脏器的病状为诊断依据。

（二）阳虚证

以经常畏冷、四肢不温、口淡不渴或渴喜热饮、可有自汗、小便清长或尿少浮肿、大便溏薄、面色㿠白、舌淡胖、苔白滑、脉沉迟（或为细数）无力为常见证候，并可兼有神疲、乏力、气短症状。阳虚证多见于病久体弱者，病势一般较缓。阳虚多由病程日久，或久居寒凉之处，阳热之气逐渐耗伤，或因气虚而进一步发展，或因年高而命门之火不足，或因过服苦寒清凉之品等，以至脏腑机能减退，机体失却阳气的温煦，不能抵御阴寒之气，而寒从内生，于是形成畏冷肢凉等一派病性属虚、属寒的证候，阳气不能蒸腾、气化水液，则见便溏尿清或尿少浮肿、舌淡胖等症。

阳虚可见于许多脏器组织的病变，临床常见者有心阳虚证、脾阳虚证、胃阳虚证、肾阳虚证、胞官（精室）虚寒证以及虚阳浮越证等，并表现有各自脏器的证候特点。

阳虚可导致气滞、血瘀、水泛，产生痰饮等病理变化。

（三）亡阴证

以汗热味咸而黏、如珠如油，身灼肢温，虚烦躁扰，恶热，口渴欲饮，皮肤皱瘪，小便极少，面色赤，唇舌干燥，脉细数疾等为证候特点。

亡阴可以是在病久而阴液亏虚基础上的进一步发展，也可因壮热不退、大吐大泻、大汗不止、严重烧伤致阴液暴失而成。由于阴液欲绝，或仍有火热阳邪内炽，故见汗出如油，脉细数疾，身灼烦渴，面赤唇焦等症状。

（四）亡阳证

以冷汗淋漓、汗质稀淡、神情淡漠、肌肤不温、手足厥冷、呼吸气微、面色苍白、舌淡而润、脉微欲绝等为临床特点。

亡阳一般是在阳气由虚而衰的基础上的进一步发展，但亦可因阴寒之邪极盛而致阳气暴伤，还可因大汗、失精、大失血等阴血消亡而阳随阴脱，或因剧毒刺激、严重外伤、瘀痰阻塞心窍等而使阳气暴脱。由于阳气极度衰微而欲脱散，失却温煦、固摄、推动之能，故见冷汗、肢厥、面色苍白、神情淡漠、息弱、脉微等垂危症状。

由于阴阳互根之理，故阳气衰微欲脱，可使阴液亦消亡。

（五）阳盛证（实热证）

又叫实火证，以发热、恶热，烦躁，口渴喜冷饮，汗多，大便干结或便秘，小便短黄，面色赤，舌质红或绛，舌苔黄或灰黑而干燥，脉数有力（洪数、滑数、弦数）为临床表现。

由于外界阳热之邪侵袭，如高温劳作、感受温热邪毒、火热烧灼伤、过食辛辣温热之品，或寒湿等邪郁而化热，或情志过极而化火，或脏腑气机过旺等，使体内阳热之气过盛，阴液未能御制阳热之邪而致病。实热（实火）证多属新病突起，病势较剧。

火热不仅可伤津耗液，乃至亡阴；并且可迫血妄行而导致各种出血，或使病变局部气血壅聚，血败肉腐而形成痈肿、溃烂而酿成脓液；还可表现为热极动风、火热扰闭心神等危证。

（六）阴盛证（实寒证）

临床以畏寒肢冷、面色苍白、腹痛拒按、痰鸣喘嗽、苔白润、脉迟或紧为表现。

阴盛证是感受寒湿阴邪，或过食生冷，寒滞中阳遏抑阳气温煦作用的发挥，从而导致阳不制阴，阴寒内盛，阴性寒、静、湿，故出现血脉凝涩，痰湿、水液潴留等病变。

六、阴阳平衡才能健康

《素问·上古天真论》所言："上古之人，其知道者，法于阴阳，和于数术……而尽终其天年，度百岁乃去。"可见，法于阴阳对人体保持健康是何等的重要。

《素问·四气调神大论》："夫四时阴阳者，万物之根本也。所以圣人春夏养阳，秋冬养阴，以从其根，故与万物沉浮于生长之门。逆其根，则伐其本，

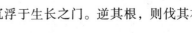

坏其真矣。故阴阳四时者，万物之终始也，死生之本也，逆之则灾害生，从之则苛疾不起，是谓得道。道者，圣人行之，愚者佩之。从阴阳则生，逆之则死，从之则治，逆之则乱。反顺为逆，是谓内格。"从这段经文可以看出四时阴阳的变化，是万物生命的根本，所以圣人在春夏季节保养阳气以适应生长的需要，在秋冬季节保养阴气以适应收藏的需要，顺应了生命发展的根本规律，就能与万物一样，在生、长、收、藏的生命过程中运动发展。如果违逆了这个规律，就会过伐生命力，破坏真元之气。因此，阴阳四时是万物的终结，是盛衰存亡的根本，违逆了它，就会产生灾害，顺从了它，就不会发生重病，这样可谓懂得了养生之道。对于养生之道，圣人能够加以实行，愚人则时常有所违背。顺从阴阳的消长，就能生存，违逆了就会死亡。顺从了它，就会正常，违逆了它，就会乖违。相反，如背道而行，就会使机体与自然环境相格拒。

《素问·生气通天论》中云："阴平阳秘，精神乃治，阴阳离决，精气乃绝。"形为阴，神为阳。机体内部及其与外部环境的阴阳平衡，形与神的相对平衡是健康的标志。要保持强健的体魄，必须使形神统一、阴阳平衡。

第二章
《黄帝内经》与五行学说

一、五行学说是中医学的基础理论

《黄帝内经》将五行学说引入了医学领域，用来说明人体脏腑组织的属性、生理、病理及各脏腑组织之间的相互关系，成为继阴阳学说之后，中医学基本理论的又一重要内容。

五行学说是独立于阴阳学说之外的另一种自然哲学理论，是我国古代的一种哲学思想，是以木、火、土、金、水五种物质的抽象特性及五者之间的生、克、乘、侮规律来认识世界、解释世界和探索自然规律的一种世界观和方法论。它对我国古代天文、历法、医学、农业、历史、军事、星相等多个领域都产生了极其深远的影响。

二、五行学说的概念和基本内容

（一）五行学说的概念

五行即木、火、土、金、水这五种构成世界的物质及其运动变化。五行中的"五"，即是指木、火、土、金、水，"行"是指这五种物质的运动和变化。

（二）五行学说的基本内容

五行学说的基本内容包括：五行的特性，事物的五行归类，五行之间的生、克、乘、侮规律。

（三）五行的特性

（1）水曰润下　这是对水的特性的概括。润，滋润、湿润；下，向下、下行。润下，说明水具有滋润下行的特性。

（2）火曰炎上　这是对火的特性的概括。炎，热也；上，向上、上升。火具有发热，温暖，向上的特性。

（3）木曰曲直　这是对木的特性的概括。曲，是屈曲、弯曲之义；直，是伸直、伸展之义。曲直是言树木能屈能伸，刚柔相济，故木具有生长，升发，舒展，能屈能伸的特性。

（4）金曰从革　这是对金的特性的概括。从，由也，言来源；革，变革、去故也。从革，言金来源于变革。自然界中能够直接供人们利用的金属极少，大多数都是经由矿石冶炼而成，古之"革土生金"即是此义。故金具有变革、更新，即清洁、清肃之特性。

（5）土爱稼穑　这是对土的特性的概括。爱，即曰；稼，种植农作物；穑，收获农作物。稼穑，指农作物的播种与收获。因此，土具有培育庄稼、化生万物的特性，"土载四行"、"土为万物之母"即指此义。

古人对五行特性的认识，启示我们不能只从五种物质上去看五行，而是要从五种功能属性去理解五行，从而依据这些特性去认识其他事物。

（四）事物的五行归类

五行学说把这五行各自特性抽象出来，构成一个固定的组合，认为事物内部运动变化及联系是五行不断运动和相互作用的结果，含有一种规律性的思想，自然界的事物均可按照这种组合形式分成五大类，于是用"取象比类"或"推演络绎"的方法把各种事物归于水、火、木、金、土之下，并用五行之性予以阐释。如以取象比类法为四季配五行：春季，万物生长，似木之升发，故春季属木；夏季炎热，类火，故夏季归火；长夏，即芒种后十日至处暑后七日，此时北半球昼长夜短，日照最长，湿气亦最盛，土地沃润，植物饱受湿土滋养，生长繁茂，类土金；冬季，霜雪严凝，自然物蛰伏闭藏，如水之沉潜，于是冬季归于水。以推演络绎法配属五行，在中医学中应用最为广泛，如在将整个人体划分为五脏系统时就用了这一方法。在五脏中，肝属木，而肝合胆、主筋、其华在爪、开窍于目，因此可推演络绎胆、筋、爪皆属于木；同样心属火，则小肠、脉、面、舌亦属于火；脾属土，则胃、肌肉、唇、口亦属于土；肺属金，则大肠、皮肤、毛发亦属于金；肾属水，则膀胱、骨、发、耳、二阴等亦属于水。

总之，中医五行学说将自然事物和现象，以及人体的脏腑组织及其生理病理现象，以"取象比类"或"推演络绎"的方法，按照事物的不同形态、性质、作用，分别归属于木、火、土、金、水五行之中，用以阐释人体内部各种复杂联系，以及人与自然环境之间的相互关系，从而将人与自然联系成了一个以五行为中心的大系统，体现了中医学的"天人相应"的思想。

（五）五行的生、克、乘、侮规律

五行之间存在着生、克、乘、侮关系，表明木、火、土、金、水五者之间不是彼此孤立、静止不变的，而是相互联系、不断运动的。这一联系可以从两个方面来看：一是五行之间正常联系，即相生和相克；二是五行之间的异常联系，即相乘、相侮和母子相及，五行的相乘与相侮是五行之问异常相克的现象，母子相及是五行间相生关系的异常变化。

1. 五行的相生、相克和制化

五行生、克、制化是指五行之间存在着相互资生和相互制约的关系。在自然界属于正常情况，在人体则属生理现象。

（1）五行相生规律 生，即资生、助长、促进。五行相生，是指木、火、土、金、水之间存在着依次递相资生、助长和促进的关系。其规律是：木生火，火生土，土生金，金生水，水生木，依次资生，循环生化，无有终时。在相生关系中，任何一行都有"生我"、"我生"两个方面的关系，生我者为母，我生者为子。《难经》喻此为"母子关系"。以"木"为例，生我者水也，则水为木之母；我生者火也，则火为木之子。

（2）五行相克规律 克，有克制、抑制、制约之意。五行相克，是金、木、土、水、火之间存在着依次递相克制、抑制、制约的关系。其规律是：金克木，木克土，土克水，水克火，火克金，如此依次制约，往复不已，如环无端。正常情况下的"相克"，是一种维持平衡的力量，如相克太过则起残害作用，而产生异常变化。在相克的关系中，任何一行都有"克我"、"我克"两个方面的关系，克我者为吾"所不胜"，我克者为吾"所胜"，故《黄帝内经》称之为"所胜"与"所不胜"关系。以"火"为例，克我者水也，则水为火之"所不胜"；我克者金也，则金为火之"所胜"。其他四行均可类推。

（3）五行制化规律　制，是制约、克制；化，即化生、变化。五行制化规律是指五行之间相互化生、相互制约，以维持五者之间平衡协调的关系。五行制化关系中既有相生，又有相克，是此两种关系的密切结合。五行的相生、相克是事物联系不可分割的两个方面，如没有相生，则万物就无以化生也；若没有相克，事物就会过分亢盛而为害，就不能维持事物正常协调关系下的变化与发展。因此说制化中的相生、相克是正常现象中必须具备的两个条件，不能截然分开或者机械地固定起来，而应把五行的关系看成是相互生化，相互制约，制中有生，生中有制，相反相成的关系。所以《素问·六微旨大论》谓："亢则害，承乃制。制则生化，外列盛衰；害则败乱，生化大病。"张景岳说："盖造化之机，不可无生，亦不可无制，无生则发育无由，无制则亢而为害。生克循环，运行不息，而天地之道斯无穷矣。"这不仅论述了五行必须生中有制，制中有生，才能循环不息，而且阐述了五行生克的意义。所以说制化是五行学说中的重要一环。在这种相反相成的生克制化中可以看出，五行之间的协调平衡是相对的，因为相生相克的过程就是事物消长发展的过程，在这一过程中，一定会出现太过和不及的现象，这种现象的出现，又可引起再一次相生相克的调节，从而出现新的协调平衡。这种相对平衡的无休止的运动，不断地推动着事物的发展与变化。

2. 五行的相乘、相侮和母子相及规律

五行乘侮的概念首见于《黄帝内经》。如《素问·五运行大论》说："气有余，则制己所胜而侮所不胜；其不及，则己所不胜侮而乘之，己所胜，轻而侮之；侮反受邪，侮而受邪，寡于畏也。"五行的乘侮是正常的生克关系遭到破坏而出现的异常状态，即在某些因素的影响下，五行的每一行还会表现出

"太过（气有余）"或"不及"的两种异常情况，从而乘侮其他某行，或者被其他行乘侮。

（1）五行相乘规律　乘，凌也，有欺凌之意。五行相乘，是指五行中某一行对其"所胜"一行的过度克制，亦称"倍克"。五行相乘的次序与相克相同。即木乘土，土乘水，水乘火，火乘金，金乘木。五行相乘包括"太过"和"不及"两个方面：太过所致的相乘，是指五行中某一行过于亢盛，即气有余，对其所胜一行进行超过正常限度的克制，致使其所胜变得衰弱，从而打破了五行之间正常的生克平衡状态。以"金克木"为例，在正常状态下，木通过生火，火克金，还能够抵御金的克制，但当金气有余，超过了木气的承受能力，木气本无不足，金对木还是会产生超过平常水平的克制，这就叫做"金乘木"。其他四行如此类推。不及所致的相乘，是指五行中某一行过于虚弱，难以抵御其所不胜一行正常限度内的克制，导致本身更加虚弱。仍以"金克木"为例，在正常状态下，木能抵御金的克制，但当木气过于不足时，金虽仍处于正常水平，木仍难以承受金的克制，从而导致金克木的力量相对增强，使木更显不足。这就叫做"木虚金乘"，是"金乘木"的另一种情况。

（2）五行相侮规律　侮，即欺侮，有恃强凌弱之义，是五行中一行对其"所不胜"一行的忤逆，又称"反侮"、"反克"。五行相侮的次序是：木侮金，金侮火，火侮水，水侮土，土侮木。五行相侮也包括"太过"和"不及"两个方面：太过所致的相侮，是指五行中某一行过于亢盛，使原来克制它的一行不仅不能克制它，反而受到它的反向克制。以"水"为例，土本克水，若水气过盛，则土无力制水，反会被水逆向克制，这被叫做"水侮土"。其他四行如此类推。不及所致的相侮，是指五行中某一行过于衰弱，不仅无力制约其所胜的一行，反而要受到其所胜一行的"反侮"。例如，正常情况下，土克水，但当土过度虚弱时，则土无力制水，水反会趁其力弱反克之，此即另一种"水侮土"现象。

（3）五行的母子相及规律　及，是连累的意思。五行母子相及，属于五行之间相生异常的变化。是指五行中一行出现异常，必然会影响到"生其"一行（其母）和"其所生"一行（其子）的状态，包括母病及子和子病及母两类。母病及子，指五行中作为母的一行异常，必然会影响到作为子的一行，结果母子皆异常。如木生火，若木不足，则无力生火，火热必衰。其他四行亦同此理。子病及母，指五行中作为子的一行异常，必然会影响到作为母的一行，结果母子同病。仍以木、火为例，火为木所生，若火势过旺，必然耗木过多，而导致木不足。

由上述可知，五行生克是维持五行协调统一的正常关系，而乘侮则是破坏五行相对平衡的异常现象。在医学上，五行生克主要用来阐释生理现象，乘侮则解释病理变化，但是，人体的生理病理现象千变万化，仅用生、克、乘、侮的规律是无法全面地、正确地说明机体生理活动和病理变化的。因此，我们既不能拘泥于五行生、克、乘、侮的框架而生搬硬套，也不能视它为形而上学，更不能认为对医学毫无用处；我们既要正确地掌握五行生、克、乘、侮的规律，也要依据具体病情进行辨证论治。

三、五行学说在中医学上的应用

五行学说在医学中的应用，主要是以五行的特性来标明人体脏腑、经络、形体、官窍等的五行属性，以五行的生克制化关系来分析人体脏腑、经络、形体、官窍之间和各种生理功能之间的相互关系，以五行的乘侮和母子相及来阐释人体器官组织病变的相互影响。

（一）说明脏腑形体的生理功能及其相互关系

1. 说明脏腑形体的生理功能

中医五行学说将人体脏腑形体分别归属于五行，并以五行的特性来阐释人体各部的生理功能。中医学认为人体是以五脏为中心的五大系统组成的统一体，故五行学说首先对五脏的生理功能进行了描述。

《素问·五常政大论》谓："敷和之纪，木德周行……其气端，其性随，其用曲直，其化生荣，其类草木……其脏肝……其色苍，其养筋，其病里急支满，其味酸，其音角，其物中坚，其数八。升明之纪……其气高，其性速，其用燔灼，其化蕃茂，其类火……其脏心，心其畏寒，其主舌……其色赤，其养血，其病胸瘈，其味苦，其音徵，其物脉，其数七。备化之纪……其气平，其性顺，其用高下，其化丰满，其类土……其脏脾，脾其畏风，其主口……其色黄，其养肉，其病否，其味甘，其音宫，其物肤，其数五。审平之纪……其气洁，其性风，其用散落，其化坚敛，其类金……其令燥，其脏肺，肺其畏热，其主鼻……其色白，其养皮毛，其病咳，其味辛，其音商，其物外坚，其数九。静顺之纪，藏而勿害，治而善下……其性下，其用沃衍，其化凝坚，其类水……其令寒，其脏肾，肾其畏湿，其主二阴……其色黑，其养骨髓，其病厥，其味咸，其音羽，其物濡，其数六。"这段经文根据五行及五脏的特性进行了配属：肝喜条达而恶抑郁，主疏泄、畅情志，类木之舒畅条达，故属木；心阳能温通，似火之炎上，故心属火；脾主运化水谷、化生精微营养人体，如土生化万物，属土；肺具清肃之性，以降为顺，若金之清肃收敛，因而肺属金；肾藏精、主水，类水之润下、闭藏，故以肾属水。

在确定了五脏的五行配属之后，五行学说还以五脏为中心推演络绎整个人体的各种形体、官窍与功能的五行属性，将人体联系成了一个统一的有机整体。同时，还把自然之五方、五时、五气、五味及人之五志也联系在一起，从而把人与自然环境联成了一个整体，体现了中医学的"天人相应"的观点。从上文《素问·五常政大论》的引文即可见一斑。《素问·阴阳应象大论》中论述则更为详细，其言："中央生湿，湿生土，土生甘，甘生脾，脾生肉，肉生肺，脾主口……在志为思，思伤脾，怒胜思，湿伤肉，风胜湿，甘伤肉，酸胜甘。"

2. 说明了脏腑形体之间的关系

中医五行学说认为五脏不是彼此孤立的，而是相互联系的，这主要体现在以五脏之五行属性的生克制化关系上。其联系规律是肝生心，克土；心生脾，克金；脾生肺，克肾；肺生肾，克肝；肾生肝，克心。《素问·五脏生成》说："心之合脉也，其荣色也，其主肾也。肺之合皮也，其荣毛也，其主心也。肝之合筋也，其荣爪也，其主肺也。脾之合肉也，其荣唇也，其主肝也。肾之合骨也，其荣发也，其主脾也。""主"即相畏、受制之意。也就是心受制于肾、肺受制于心、肝受制于肺、脾受制于肝、肾受制于脾，正好符合五行的水克火、火克金、金克木、木克土、土克水的规律。

当然，五脏的关系也不仅限于此，张景岳曾在《景岳全书》中指出："五脏五气无不相涉，故五脏中皆有神气、皆有肺气、皆有胃气、皆有肝气、皆有肾气，而其中之或此或彼，为利为害，各有互相倚伏之妙。"即用五行互兼的理论说明人体"各脏之中，必各兼五气"的状况，与自然界多维、多层次无限可分的物质结构和属性达到了和谐统一。可见，五脏的生克制化是一个复杂的立体结构，每一脏都具有五脏的部分功能，也是五脏的缩影和统一体。因此，在运用中医五行学说时，必须注意到这一点，以便更好地用五行生克、制化、乘侮的道理来说明脏腑、形体间的相互关系，归纳症状，分析病理，综合诊断，并根据辨证论治的原则遣方用药、设置预防措施、预测疾病的转归等。

（二）五行学说在临床上的应用

1. 疾病诊断

人体是一个有机的整体，内脏有病可以反映到体表相应的组织器官，出现色泽、声音、形态、脉象等诸方面的异常变化，即所谓"有诸内者，必形诸外"。《素问·五脏生成》说："色味当五脏：白当肺，辛；赤当心，苦；青当肝，酸；黄当脾，甘；黑当肾，咸。"这是五色、五味与五脏的正常配合。若人面色、喜食之味发生了改变，则表明相应的一脏系统必出现了异常。正如《难经·六十一难》所说："望而知之者，望见其五色，以知其病。闻而知之者，闻其五音，以别其病。问而知之者，问其所欲五味，以知其病所起所在也。切脉而知之者，诊其寸口，视其虚实，以知其病，病在何脏腑也。"若面见青色，喜食酸味，脉弦者，多为肝病；面赤、口苦、心烦、脉象洪数者，多为心火亢盛；面青、腹痛、腹泻、泻后痛止、纳呆、脉象弦细者，此为肝木乘脾土。这些都是通过"四诊（望、闻、切、问）"收集的症状、体征等临床资料，运用五行学说的理论加以归纳、综合、分析所得出的结论。

2. 疾病治疗

《黄帝内经》认为五味对五脏有所益，亦有所伤。《素问·五脏生成》指出："心欲苦，肺欲辛，肝欲酸，脾欲甘，肾欲咸，此五脏之所合也。"欲，要、喜之意，此言五味与五脏相合，才能滋养五脏，以生五气之生理现象。如过食五味则会导致疾病的发生，如："多食咸，则脉凝泣而变色；多食苦，则皮槁而毛拔；多食辛，则筋急而爪枯；多食酸，则肉胝而唇揭；多食甘，则骨痛而发落。此五味之所伤也。"从这段经文中我们可以体会到问其所欲五味和观察机体症状体征，则可推测其病之所在。以多食咸为例，咸味属水，入肾，肾水得到超过正常的咸味之助，使得肾气亢盛；心属火，主脉，其华在面，水盛则乘火，则心气受损，鼓动无力，血运必弱，脉为之痹阻，则面色、肤色为之改变，显青紫色，临床上患"心病"之人常会出现爪甲、唇舌、肤色青紫现象。

这种理论用于指导食疗和临床用药，至今仍有一定的意义。不同的药物，有不同的颜色与气味。以颜色分，有青、赤、黄、白、黑五色；以气味辨，则有酸、苦、甘、辛、咸五味。药物的五色、五味与五脏的关系是以天然色味为基础，以其不同性能与归经为依据，按照五行归属来确定的，即：青色，酸味入肝；赤色，苦味入心；黄色，甘味入脾；白色，辛味入肺；黑色，咸味入肾。如白芍、山茱萸味酸入肝经以补肝；朱砂色赤入心经以镇心安神；石膏色白味辛入肺经以清肺热；黄连味苦入心经以泻心火；白术色黄味甘入脾经以补益脾气；玄参、生地黄色黑味咸入肾经以滋养肾阴等。当然，临床脏腑用药，除色味外，还必须结合药物的四气（寒、热、温、凉）和升降浮沉等理论综合分析，辨证应用，不能厚此薄彼，废其一端。

在中医学中，五行学说不仅用于指导食疗和临床用药，还用于指导确立疾病的治疗原则和治疗方法。如根据相生规律确定治则治法，主要为补母、泻子两类，即《难经·六十九难》所说："虚则补其母，实则泻其子。"补母是指一脏之虚证，不仅须补益该脏之虚，促其康复，还要依据五行相生规律，补益其"生我之脏"即母脏；泻子是指一脏之实证，实则泻之，不仅须泻本脏之实邪，还须泻其"我生之脏"，即子脏。如肝火炽盛，为肝之实证，除须用泻肝火药物外，还可以用泻心火的方法，通过"心受气于肝"、"肝气舍于心"的机制，以消除过旺之肝火。如利用五行相克规律确定的治则、治法也为两类：抑强和扶弱。因为造成相克异常，而出现相乘、相侮的原因，不外太过与不及两方面。抑强主要用于太过引起的相乘或相侮；扶弱主要用于不及引起的乘侮。比如肝气横逆，木亢则乘土，乘脾犯胃，出现肝脾不调或肝胃不和之证候，治疗就应以疏肝平肝为主。

3. 疾病预防转归

在临床实践中，根据五行的生克乘侮规律，我们可以控制疾病的传变，防患于未然。疾病的传变，指一脏有病，常会波及与其有生克乘侮关系的脏腑。因此，根据五行的生克乘侮规律，来调整其太过和不及，以控制其进一步传变，从而使其恢复正常的功能活动。如肝脏疾病，可以通过生克乘侮关系影响及心、脾、肺、肾，也可由心、脾、肺、肾的疾病影响及肝而得病。若肝气太过，木盛必乘土，此时应先补益脾气以防其传变，脾气健旺，则肝病不传于脾。

根据五行生克乘侮的理论指导诊察脉象可测知疾病的吉凶预后。《素问·玉机真藏论》指出："脉从四时，谓之可治……脉逆四时，为不可治。"四时有寒、热、温、凉之变，而人体为了适应四时气候的变化，在脉象上也应顺从四时的气候转变而有所改变。《素问·平人气象论》中有"春胃微弦"、"夏胃微钩"、"秋胃微毛"、"冬胃微石"等对人体脉象随季节变化的描述。胃者，平人之常气，其义为春季为弦脉，夏季为钩脉，秋季为毛脉，冬季为石脉。这是机体正气能够顺应四时气候的正常反应，乃有"胃气"之脉。有胃气则生，故有病亦轻，易治。所以说"脉从四时，谓之可治"。若脉不与四时气候相应，如春得肺脉，夏得肾脉，秋得心脉，冬得脾脉，皆为脉气与四时相克之脉，谓之逆四时，此为正气衰败之象，《灵枢·邪气脏腑病形》谓此："见其色而不得其脉，反得其相胜之脉，则死矣。得其相生之脉搏，则病已矣。"以"春得肺脉"为例：春季主风木，在脏属肝，其脉应弦，反见肺（毛）脉，肺于时为秋，于五行为金，此乃金克木之象。从而可推测出病有加重之势。这是因为正气衰败，不能与四时相应而相逆，以致出现反常的脉象，其预后多不良。

由于人与自然相应，关系极为密切，所以五脏受病之后，其预后转归也会受到季节的影响，这种影响也要受五行生克乘侮的制约。《素问·藏气法时论》指出："病在肺，愈在冬；冬不愈，甚于夏；夏不死，持于长夏，起于秋。"从这段经文可以看出疾病的预后转归受五行生克的影响。文中例举了肺病的转归预后。因为肺属金，冬属水，肺病是由火胜乘金所致。"病在肺，愈在冬"是金能生水，水可克火。肺病到冬季水盛之时则可制约火气之亢盛，火气平则肺金之气旺，所以肺病到冬季可望恢复；如果"冬不愈，甚于夏"，夏乃火气当令，火可克金，故肺病至夏季又有加重的可能；"若夏不死，持于长夏"，夏乃土气当令，土能生金，肺得脾土之母气的滋养，故可延缓无害；而肺病"起于秋"者，是有向愈、好转之意。因为肺属金，旺于秋，肺病到了秋季，乃肺脏当旺之期，故多有向愈的可能。这也就是《素问·藏气法时论》所说的"夫邪气之客于身也，以胜相加，至其所生而愈，至其所不胜而甚，至于所生而持，自得其位而起"的道理。

第三章
《黄帝内经》与藏象学说

第一节　藏象学说

一、藏象学说的重要性

藏象学说是历代医家在医疗实践的基础上，在阴阳五行学说和整体观的指导下，结合脏腑与形体、诸窍的关系，以及脏腑与自然的关系，以研究脏腑生理功能和病理变化及相互关系为主要内容的学说。是中医学理论体系中极其重要的组成部分。

藏象学说以五脏为中心，以心为主导，通过经络联属关系，把人体各部分组成为一个既分工又合作并与外界环境相通的有机整体。脏腑之间的平衡协调，以及人体与外在环境的协调统一，是机体维持正常生命活动的基础。因此，疾病的发生、发展、形成、转归，主要和脏腑的功能状态有密切的联系，体现了中医学在病理、生理方面有机联系的观点。藏象学说贯穿在中医学的解剖、生理、病理、诊断、治疗、方剂、药物、预防等各个方面，在中医理论体系中，处于十分重要的地位。

二、藏象的基本含义

"藏象"一词，首见于《素问·六节藏象论》："帝曰：藏象何如？岐伯曰：心者，生之本，神之变也，其华在面，其充在血脉……"《灵枢·本神》曰："视其外应，以知其内脏，则知其所病矣。"从这两段经文可以看出所谓"藏象"，就是指内在脏腑的生理活动及病理变化反映于人体外部的征象，而这种征象客观地反映了内在脏腑的功能变化，从而作为推论或断定脏腑功能变化的依据。

三、藏象学说的基本内容

（一）藏象学说以脏腑为基础

脏腑是内脏的总称，按照脏腑的解剖形态特征、生理功能特点，可分为脏、腑、奇恒之腑三类。脏，即心、肺、脾、肝、肾，合称为"五脏"；腑，即胆、胃、小肠、大肠、膀胱、三焦，合称为"六腑"；奇恒之腑，即脑、髓、骨、脉、胆、女子胞（子宫）等。五脏的共同生理特点是化生和贮藏精气；六腑的共同生理特点是受盛和传化水谷；奇恒之腑，即是指这一类腑的形态及其生理功能均有异于"六腑"；不与水谷直接接触，而是一个相对密闭的组织器官，而且还具有类似脏的贮藏精气的作用，因而称之为奇恒之腑。《素问·五藏别论》："所谓五藏者，藏精气而不泻也，故满而不能实。六腑者，传化物而不藏，故实而不能满也。所以然者，水谷入口，则胃实而肠虚；食下，则肠实而胃虚。"所以说六腑是一时的充实，而不是持续的盛满；五脏则是持续盛满，而不是一时的充实。即"实而不满，满而不实也"。五脏是实质性器官，主贮藏精气，即蕴藏着各种营养必需的物质，是生命活动的根基；六腑是膜状中空有腔的器官，主饮食物的消（传）化吸收、从外界摄取营养物质和排泄代谢终产物及废物。脏腑在形态上就是指解剖上见到的器官，与现代认识大体相同，《灵枢·经水》："夫八尺之士，皮肉在此，外可度量切循而得之，其死可解剖而视之。其脏之坚脆，腑之大小，谷之多少，脉之长短，血之清浊……皆有大数。"即是古代的解剖知识，它为藏象学说的形成，在形态学方面奠定了基础。但是，脏腑作为生命活动的根基，其生理功能必然主导、关联到机体的各个方面，在长期临床观察实践中形成的藏象学说，就是试图将生命活动的所有现象探寻出与脏腑相对应的内外因果关系，所以说，藏象学说研究的脏腑，又不单纯是一个解剖学的组织器官，更重要的是分类概括了人体某些系统的生理和病理学概念。它提到的脏腑是概括了人体某一系统的生理和病理学概念。心、肺、脾、肝、肾等脏腑名称，虽与现代人体解剖学的脏器名称相同，但在生理或病理的含义中，却不完全相同。

（二）人的精神意志与五脏有关

人的精神情志与意识思维活动本是大脑的功能，这在《素问·灵兰秘典论》中有提道："心者，君主之官，神明出焉。"《灵枢·本神》中"所以任物者为之心"都已说明脑的主管神志的作用。但是，在藏象学说中，则认为人的精神情志和意识、思维活动与五脏的生理活动具有密切的关系。由于五脏的生理活动能够统率全身整体的生理功能，所以认为大脑的生理功能正常，有赖于五脏生理功能的平衡协调。五脏的功能活动异常，则大脑的精神意识必受其影响；反之，情志思维活动失常，也势必反作用于五脏，从而影响五脏的生理功能。因此，《素问·宣明五气》所说"心藏神，肺藏魄，肝藏神，脾藏意，肾藏志"并不是不认识大脑的功能，而是进一步把人的精神意识和思维活动加以科学的分类，探讨其与各脏生理活动相感应的关系。

第二节　了解你的五脏

一、肝脏

肝位于腹腔，横膈之下，右胁之内。肝的形态，《难经·四十二难》说："肝……左三叶，右四叶。……胆在肝之短叶间。"与现代解剖学的描述基本一致。

肝的主要功能是：主藏血、主疏泄。肝在表为胆，在体合筋，其华在爪，在窍为目，在志为怒，在液为泪。

（一）肝的生理特性

1. 肝主升发

肝主升发是肝的生理特性之一。《素问·阴阳类论》说："春、甲乙、青，中主肝，治七十二日，是脉之主时，臣以其脏最贵。"肝在五行属木，"木曰曲直"，在季节为春，肝就像春天的树木一样，具有条达疏畅，充满生机，升发生长的特性。肝主升发指肝具有升生阳气，启迪诸脏；升举阳气，调畅气机的作用。

2. 肝喜条达、恶抑郁

条达，原为树木枝条条达舒展、顺畅不曲之意。言肝喜条达，指肝性属木，喜舒展顺畅而行疏泄之功；抑郁即抑遏郁滞，肝恶抑郁，是因为肝的特性本喜条达舒畅。若肝失条达，则疏泄无力就会导致津血停滞，中宫壅塞，百病由生。治疗则应当顺其性而舒散之，即《素问·六元正纪大论》"木郁达之"之理。

3. 肝体阴而用阳体

肝体为藏血之器，《素问·阴阳应象大论》曰："阳化气，阴成形。"肝体为有形之器，所藏之物为阴血，故肝体属阴无疑。谓肝之用阳其义有二：一者，肝之功能主于疏泄。性喜条达，因寄相火，主升主力，《素问·阴阳应象大论》有"阴静阳躁"之说，故肝之功用属阳；二者，肝之病理常为肝气有余，易化火生风，表现为肝阳上亢、肝风内动，导致眩晕、面赤、易怒、筋脉拘急、肢麻、抽搐、震颤、角弓反张诸症。肝亦属阳。肝的体阴用阳，实际上概括了肝的器官与功能的关系，也揭示了肝在功能活动及病理变化上的主要特征。体阴与用阳之间存在着相互为用的关系。生理状态下，肝藏血，血养肝，体得阴柔则用能阳刚；肝疏泄，血归肝，用行阳刚则体得阴柔。病理情况下，肝之以阴血不足为主要症结，称"肝体常不足"。治当滋阴养血以益肝体，肝之用则常以亢奋无制、升动过度为主要表现，称"肝用常有余"，治当泻肝、凉肝以抑肝阳。在体阴与用阳的关系中，无论在生理上还是在病理上肝体的阴柔尤为重要，因为肝之用之所以既疏达升发又不刚暴太过，全依赖肝血敛之、柔之、润之。一旦肝的阴血不足，则肝体必失阴柔之性而升散无制，阳亢劲急之病在所难免，故医者当知"肝者刚脏，非柔润不和"的重要特征，以顾护肝阴肝血为临证治肝病之大要。

4. 肝主敷和

《素问·五常政大论》曰："木曰敷和……敷和之纪，木德周行，阳舒阴布，五化宣平。"敷和，即敷布和柔之意。敷和的年份，木的德行布达于四方上下，阳气舒畅，阴气散布，五行的气化都能发挥其正常的功能。运气学说认为：木气敷和乃木行既非太过，又非不及之平气。肝为少阳之脏，乃阳和之气始生之处。一身阳气全赖肝气之升发鼓舞，肝气敷和、阳气敷布则诸脏生养化育之功得施，自然脏腑安和，气血调畅，生机旺盛。

肝主敷和实质上是对肝主升发及疏泄功能的概括，敷布为因，是升发疏泄之机；和柔为果，是阳舒阴布，五化宣平之态，故肝主敷和即是肝的重要特性。

（二）肝的生理功能

1. 肝藏血

肝藏血是指肝具有贮藏血液、调节血量及防止出血的功能，故《素问·五脏生成》说："故人卧，血归于肝，肝受血而能视，足受血而能步，掌受血而能握，指受血而能摄。"人之一切行动莫不由于气血，血出自肝，故肝与人的一切行动都有关系。

2. 肝主疏泄

疏，即疏通；泄，即发散。肝主疏泄，则指肝具有保持全身气机疏通畅达，通而不滞，散而不郁的作用。《灵枢·师传》说："肝者主为将，使之候外。"就是说肝有调节疏泄之权，具有防御疾病、抵抗病邪的功能。肝为风木之脏，具有万物出乎此、始乎此的生发畅达之性，所以对气血的运行和饮食的消化吸收，都有疏泄调节之功效。

肝之疏泄作用主要体现在对全身气机的调节方面，由此则又可派生出其他作用。如肝对脾胃运化功能的影响，《血证论·脏腑病机论》即言："木之性主于疏泄，食气入胃，全赖肝木之气以疏泄之，而水谷能化；设肝之清阳不升，则不能疏泄水谷，渗泄中满之证，在所不免。"

（三）肝与形窍志液的关系

1. 肝其华在爪，其充在筋

《素问·六节脏象论》说："肝者，罢极之本……其华在爪，其充在筋。"肝与筋之间具有密切关系，肝之气血可以养筋。《素问·经脉别论》即言："食气入胃，散精于肝，淫气于筋。"可见肝获得精气，即会散布于筋，以濡养诸筋。

2. 肝开窍于目，在液为泪

《素问·五脏生成》说："肝受血而能视。"《灵枢·脉度》说："肝气通于目，肝和则目能辨五色矣。"《素问·金匮真言论》说："东方青色，入通于肝，开窍于目，藏精于肝。"两者都说明肝与眼睛的关系密切。若肝火上炎，可致眼睛红肿；肝阴不足，亦会眼目干涩。肝开窍于目，泪从目出，故泪为肝液。泪有濡润眼睛，保护眼睛的作用。在病理情况下，肝的病变常可从泪的分泌中表现出来，如肝阴血不足时两目干涩，实质上即是泪液的分泌不足。而如果有人因为生气或者抑郁而能哭出眼泪则肝郁之气也就大部分疏解了。

3. 肝志为怒

怒属七情之一，是人们由于外环境的各种刺激而产生的一种内在心理反应。怒虽属不良心态，但亦是常人所常有的一种情志活动。《素问·天元纪大论》曰："人有五脏化五气，以生喜怒思忧恐。"情志活动与人体其他功能活动一样，也是五脏功能活动的结果。由于各脏生理特性不同，且各种情志对五脏生理、病理的影响有别，故情志与五脏之间一般有一种相互对应的关系，其中怒志属肝，与肝的功能活动及病理变化关系极为密切，《素问·五运行大论》曰："东方生风……在脏为肝……其志为怒。"《素问·灵兰秘典论》曰："肝者将军之官。"肝木之脏，其性刚强善动，颇类将军勇悍急暴之性；且木性条达恶抑郁，故若遇屈辱则肝必应之而生怒志，此犹社稷受辱则将军应之而生战事也。可见肝生怒志是肝脏功能本有的特性，故怒志属肝。怒志的产生与肝的功能活动状态密切相关。肝气抑郁，疏泄不及，多为郁怒恚恨，愤懑难伸；肝气暴张，疏泄太过，则常为暴怒盛怒，甚则呕血薄厥。《素问·生气通天论》曰："大怒则形气绝，而血菀于上，使人薄厥。"即指此而言。怒志虽生于肝的功能失调，但二者之间却常有互为因果的关系，并常可以此为基础而变生他证。因肝伤而疏泄太过或不及所引发的怒志变化前已备述，因怒志变化导致的肝失疏泄亦有两种，一为情志抑郁不畅，甚或郁怒不解，可致肝失条达，气机郁滞，日久常致津停、血瘀，中阻之证，至化火伤阴、生风动血亦不鲜见；二为暴怒盛怒，可致肝气肝阳暴张，升动无制，气逆于上。血随气逆则见呕血、薄厥。横乘脾胃则见飧泄、腹胀。此即《素问·举痛论》所言："怒则气逆，甚则呕血及飧泄，故气上矣。"怒既为肝志，而且对机体危害甚大。所以临证遇怒不可不制之。但不论因怒而伤肝，还是因肝伤而致怒，皆应以调理肝脏为主。

（四）肝与胆及四脏的关系

1. 肝与胆，胆位于肝内，胆汁乃肝经之余气而成

两者一脏一腑，表里相属，有络脉相联，其经脉皆行于胁肋，故关系密切。《灵枢·本藏》曰："肝合胆。"肝与胆在位置上，同居右胁下；在经脉上互相连属，相为表里；在五行上，肝胆同属木，肝为乙木，胆为甲木；在气运上，肝胆同主少阳春升之气；在功能上，肝胆俱主疏泄调畅气机，而性喜条达；在病机上肝与胆又常常相互影响，相互转化，临床上亦常肝胆并治。肝为风木，胆火内寄，同主少阳春生之气，相辅相成。共同维持体内气机的调畅，相互为用。《素问·奇病论》云："肝者，中岁将也，取决于胆。"说明肝主谋虑，胆主决断。《素问·灵兰秘典论》亦云："胆者，中正之官，决断出焉。"指出胆有不偏不倚，做出准确决断的功能。如胆气不足，常可出现多疑善惑，犹豫不决。《景岳全书》云："胆禀刚果之气，故为中正之官，而决断所出。胆附于肝，相为表里。肝气虽强，非胆不断。肝胆相济，勇敢乃成。"只有肝胆两者的功能相互结合。相互为用，才能谋虑久远，果断坚强。肝胆对人体气机的升降出入具有相当重要的作用。人体气机升降的根本，虽赖肾中坎阳之发动，亦须肝气之升发。所谓"春气升则万化安，少阳气升则余脏从之"亦是此谓。又况脾胃为气机升降之枢纽，脾气主升。必得肝气之疏达；胃气之降，须赖胆气之畅泄，而肝气的升发必以胆气之和畅为基础，胆汁的畅泄须赖肝气的疏泄。肝与胆功能息息相关，病理上亦相互影响，如《素问·脏气法时论》

曰："肝病者，两胁下痛引少腹，令人善怒。虚则目无所见，耳无所闻，善恐如人将捕之。"而《灵枢·邪气藏腑病形》又曰："胆病者，善太息……心下澹澹恐人将捕之。"说明无论肝气虚，胆气虚皆善恐，这是因为肝胆俱主人体某部分精神状态之故，且肝虚又多能致胆虚，胆虚亦能致肝虚。肝与胆是脏腑配属，相为表里，同主气机的疏泄升降，脏升腑降，腑气不降则脏气不升，如胆气不降则会影响肝气的条达，继而导致肝气郁结；胆汁淤滞不通，必致肝经气滞或肝络淤阻，若肝经气郁，失于疏泄，则又可影响胆汁的排泄。故肝郁可致胆郁，胆郁可致肝郁。

肝经有热，而导致胆汁外泄，出现口苦、发黄等症。临床最为多见。如《素问·痿论》："肝气热，则胆泄口苦。"而少阳胆郁化热又可导致肝阳上亢，风阳升动，上扰清窍而引起目赤、眩晕等。故临床上往往肝胆同治。《临证指南医案·眩晕》云："头为诸阳之首，耳目口鼻系清空之窍，所患眩晕者，非外来之邪，乃肝胆之风上冒耳。"

肝与胆在功能上相互为用，故在治疗时往往肝胆同治。如《素问·刺热》云："肝热病者，小便先黄，腹痛，多卧，身热，热争则狂言及惊，胁满痛，手足躁，不得安卧……刺足厥阴、少阳。"说明病变虽在肝经，仍可配合胆经治疗，所以泻胆火亦可平肝热，清肝热亦可平胆火，因"胆火附木"、"相火寄肝"之故。

2. 肝与心

肝为木，为阴中之少阳；心为火，为阳中之太阳。《素问·阴阳应象大论》说："肝生筋，筋生心。"两者是相生之脏。心主血，主神志；肝主疏泄，主藏血。

心与肝的关系，主要包括两个方面：

一方面，表现在血液循环与调节血量的关系上。"心主血"即是心主持血液循环；"肝藏血"即是肝贮藏血液和调节血量。在正常生理情况下，如果心血充足，血液循环正常，即心主血功能正常，肝就能充分发挥其贮藏血液和调节血量的作用。另外，肝贮藏和调节血量的功能正常，也可使心血充盈，心则能正常主持血液循环。可见，心主血与肝藏血在生理上是相互协调，相互为用的。在病理状态下，如果其中一方出现病理改变，另一方也会随之发生改变。

如心血不足，就会导致肝藏血不足而形成肝血虚；肝血虚则可导致供血不足。心血也会因此而衰少，出现心血虚，故临床上常是心悸、面色不华等心血不足的证候与头晕目眩、爪甲不荣、手足震颤等肝血虚的证候同时并见，而表现为心肝血虚。

另一方面，表现在心主神志与肝主疏泄的关系上。心主神志，就是心主管人的精神、意识和思维活动。在正常生理状态下，肝主疏泄能辅助心主神志的功能。肝的疏泄功能正常，则肝气条达，血气和顺，心情舒畅；肝的疏泄功能失常，则气机不调而郁滞，就可出现郁郁不乐、多疑善虑等神志方面的改变。反过来，情志抑郁、心神不安，也可导致肝气郁结，出现胸闷腹胀、胁肋疼痛等症状。血液是神志活动的物质基础，心血充足有所藏，则肝之疏泄正常，以调节精神情志活动；肝血旺盛，疏泄正常，气血运行畅通，则心血充旺，心神以得心血之养。由于心与肝在情志方面的密切关系，所以情志所伤多见心肝的病证。情志所伤，且易化火伤阴，因而在临床上常见心肝阴虚、心肝火旺等证候。

3. 肝与脾

肝为木，为阴中之少阳；脾为土，为阴中之至阴，两者为相胜之脏。肝主疏泄、藏血，脾主运化、生血、统血。肝主调一身之气机，脾为一身气机升降之枢纽，所以肝与脾的关系主要表现在饮食物的消化、血液生化和气机的升降等方面。肝气疏泄与脾之运化相互影响。肝主疏泄，分泌胆汁，输入胃肠，以助脾消化，肝主疏泄是脾保持正常消化吸收功能的重要条件。脾主升清，又必赖肝经少阳春升之气的升发，所以，脾得肝之疏泄，则升降协调，运化功能健旺。此外，脾主运化，为气血生化之源，脾气健运，饮食精微充足，才能不断输送和滋养于肝，肝才得以发挥正常的作用，即脾气健运；化源充足，肝得滋养，则疏泄条达。当肝失疏泄，木郁克土，致脾胃虚弱、升降失常、水谷不运、水湿停聚，而成为肝脾不调。肝胃不和，表现为情绪抑郁、两胁胀满、不思饮食、腹胀便溏、嗳气吞酸、恶心呕吐等。反之，临床亦可见到土壅侮木之证。当中焦气化不利，水湿停聚，或湿热蕴结中焦，可致使肝胆疏泄不利。胆汁不循常道而外溢肌肤，发为黄疸。或脾虚而肝乘之，肝气横逆而成动风，称为脾虚生风、慢脾风。

肝藏血，脾统血，为气血生化之源，两者共同完成血液的生成与正常循环。肝血有赖于脾气的资生。脾主运化，为气血生化之源，又主统血，统摄血液不溢于脉外，脾气健旺，则血之化源充足，统血功能正常，则肝血所藏充足，疏泄亦正常；而脾之生血，又赖肝气以疏泄，以促进脾的运化。即脾之生血、统血功能正常，肝才有血可藏；而肝血充足，肝气疏泄正常，又能促进脾之运化，而使气血生化有源。

病理上，脾虚、运化无力、血之化源不足，或脾不统血、失血过多，皆可累及于肝，形成肝血不足，临床表现除食少纳呆、体倦便溏、消瘦、失血等脾虚之症外，还兼有眩晕、视物模糊、肢体麻木、爪甲枯槁、筋脉拘挛及妇女月经量少色淡、闭经等。肝主疏泄，具有疏通气机，维持气机升、降、出、入运动正常的作用。若肝气条达，疏泄适宜，则气机通畅，升降适度，出入有节。脾居中焦，是人体气机升降的枢纽，于人体气机升降至关重要。若脾气不升，则可影响胃气之降，脾胃气机枢转不利，势必关系到全身气机的升降出入，所以是肝脾共同维持着人体气机的通畅。

4. 肝与肺

肺为金，其性肃降；肝为木，肝主升。肺主降，是一身气机升降的主要通道。肝主少阳春温升发之气，肺主太阴秋燥肃杀之气。应于人体，肝主气机升发调达，肺主气机的肃降通调。肝主左温升，肺主右凉降。《素问·阴阳应象大论》："左右者，阴阳之道路也。"《素问·五运行大论》："上者右行，下者左行，左右周天，余而复会也。"肝、肺左升右降，维持人体内外环境及体内各脏腑间的阴阳平衡，脏腑经络，营卫气血无不赖其联系。如肝气升则疏达气机，调节血量；肺气降则通调水道，下输膀胱。由于肝气升发，肺气肃降，则人身之气机调畅，上下相贯。肝之升清，《灵枢·阴阳清浊》云："清者上注于肺，浊者下走于胃，胃之清气，上出于口，肺之浊气，下注于经，内积于海。"故人体之清升浊降，气血通调，全赖肝肺之升降功能正常，无论哪一方功能失常皆可导致升降之机受阻。

在病理上，如若肺之功能失常，肺气不降，肺失清肃，可出现胸闷、咳嗽、喘息等症状，甚而导致腑气不通。气机壅滞，肝升必因之受阻，而致肝气郁结。又若肝升太过，亦可导致肺气不能肃降，若肝气虚则升发无力而气虚下陷，亦可导致肺之治节失常。《素问·五常政大论》所谓"生气不政，化气乃扬"亦是指此。可见肝与肺在人体气机升降方面的关系密切，缺一不可，其病变亦常常互为因果。

5. 肝与肾

肝为木，肾为水，两脏水木相生。肝主疏泄，主藏血；肾主藏精，主水。二者的关系主要表现在精血同源即肝肾同源，以及肝之疏泄与肾之封藏的协调作用两方面。根据五行学说脏腑与天干相配合，认为肝属乙木，肾属癸水，故又称乙癸同源。肝肾同居下焦，肝主藏血，肾主藏精。精血相互资生，即肾精滋养于肝，使肝之阴血充足，以制约肝阳；肾精又赖肝血的不断补充而化生，使肾精充足以维持肾的阴阳动态平衡，故肝肾同源又称精血同源。此外，肾水滋养肝木，以使肝气疏泄条达，肝气正常疏泄亦能促进肾阴精的再生与贮藏。病理上，二者亦相互影响，同盛同衰，肾精不足可导致肝阴血亏虚，肝血不足可致肾阴精亏损。最终皆表现为肝肾阴亏，症见腰膝酸软，男子遗精滑泄，女子经少闭经，头眩、耳鸣、健忘、五心烦热，颧红盗汗。

肝的疏泄与肾的闭藏之间，存在着互相调节、协同作用的关系，主要表现在女子月经来潮和男子排精的生理功能方面。肝藏血、肾藏精，精血为月经生成之本，精血充盈，汇于冲任，下达胞宫，其按时泄溢则有赖于肝气之疏泄，肝气条达则经血按时而下，经血是精血藏与泄作用的结果。同样，男子之排精，亦是肾藏、肝泄协同作用完成的。肝气疏泄，促进肾之泄溢，而肾之封藏，使精施泄有节，泄而有度。

病理上，若肝之疏泄与肾之闭藏之间的关系失调，会导致女性月经异常，男性排精异常。如肝火旺盛，疏泄太过，女子可见月经前期量多；男子可见梦交、遗精。即所谓："心，君火也，为物所感则易动。心动则相火亦动，动者精自走，相火翕然而起，虽不交汇，亦暗流而疏泄矣。"故肝病可及肾，肾病亦累肝。水生木，亦涵木，使木气不至过亢。如水不涵木，则木气不达，易成厥逆之证。

二、心脏

心居于胸腔之内，两肺之间，膈膜之上，形如倒垂未开之莲蕊，外有心包护卫。

《素问·灵兰秘典论》谓其"君主之官"。心在体合脉，开窍于舌，其华在面，在志为喜，在液为汗。心为神之舍，血之主，脉之宗，为阳中之阳，起着主宰人体生命活动的作用。心在季属夏，与小肠相表里，为阳中之太阳。

（一）心的生理特性

1. 心主阳气

心在五行属火，与夏季阳热之气相应。心的阳气能推动血液运行，维持人的生命活动，使人体生机不息。心中阳热之气，不但可以维持自身的生理功能，而且对全身有温养作用。在生理上，心脏必须保持其阳气旺盛，才能温运血脉，振奋精神，温煦四肢百骸。在脾胃的腐熟运化，肾阳的温煦蒸腾，以及全身的水液代谢、汗液的调节等过程中，心阳均起着重要的作用。如果心的阳气衰弱，则可使心主血脉、主神志及温煦的功能发生障碍，而导致血脉凝涩、神识委顿、水谷运化障碍及水液代谢失常。所以古代医家将心比作人身的太阳。

2. 心恶热

《素问·脉要精微论》曰："心为牡脏。"牡者，阳也，属火。《素问·宣明五气》云："五脏所恶，心恶热……"《素问·脏气法时论》所说："心病者……禁温食热衣。"由此可知，心恶热的特性，是由于其同气相感之故。在正常生理状态下，心藏阳热之气对全身有温养作用。心恶热，第一方面是指心中阳热之气不能偏亢，如心火亢盛则出现心烦失眠、面赤口渴、口舌生疮、舌质红赤，甚则狂躁谵语，或兼见小便赤涩刺痛，尿血等症状。第二方面是指心气旺盛于阳气隆盛之时，会出现心火亢盛的病变。如从四季来看，夏季阳气较盛，而从一日来看，日中阳气较旺。故夏季及日中天气较热。如果心气在夏季或日中偏旺，则心火过亢，会制己所胜或侮所不胜，而产生多种病变。如夏季暑热当令，经常可以见到心火亢盛的证候。第三方面是指心病患者多恶热。这主要与心为火脏有关，火为热之极，同性相斥，故心恶热。对心病患者，亦应有所禁忌。

（二）心的生理功能

1. 心主血脉

《素问·五脏生成》说："诸血者，皆属于心。……肝受血而能视，足受血而能步，掌受血而能握，指受血而能摄。"这段经文是说诸血都属于心，诸气都属于肺。同时，气血的运行则朝夕来往，不离于四肢八溪的部位。所以当人睡眠时，血归藏于肝，肝得血而濡养于目，则能视物；足得血之濡养，就能行走；手掌得血之濡，就能握物；手指得血之濡养就能拿取。可见心主血脉，心气推动血液在脉搏中运行，流注全身，发挥滋养濡润人体脏腑经络的作用。

人体脏腑组织的功能，都需要血的濡养和支持，都赖于心主血脉作用的正常发挥。若心气衰绝，则血行停止，心与脉的搏动亦消失，生命也随之终结，故《灵枢·经脉》曰："手少阴气绝，则脉不通，脉不通，则血不流，血不流，则发色不泽，故其面黑如漆柴者，血先死。"

2. 心藏神

心藏神主要指心具有主宰人体五脏六腑、形体官窍的一切生理活动和人体精神意识思维活动的功能。因此，心藏神主要体现在两方面：

一方面，心主宰五脏六腑、形体官窍的生理活动。肝之疏泄，脾之运化，肺之呼吸，肾之封藏，胃之受纳，肠之化物、传导……人体一切生理活动，无一例外，都是在心的主宰下进行的，所以《素问·灵兰秘典论》说："心者，君主之官，神明出焉。"若心神不明，人体各部得不到应有的协调和控制，则必产生紊乱，疾病由生，所以《素问·灵兰秘典论》又说："故主明则下安，以此养生则寿，殁世不殆，以为天下则大昌。主不明，则十二官危，使道闭塞而不通，形乃大伤，以此养生则殃，以为天下者，其宗大危，戒之戒之。"

另一方面，心是人进行精神思维活动的主要脏器。《灵枢·邪客》说："心者，五脏六腑之大主也，精神之所舍也。"指出了心脏对于精神思维活动的重要作用。

（三）心与形窍志液的关系

1. 心在体合脉，其华在面

"心在体合脉，其华在面"，是指心脏及血脉的活动是否正常，可以从面部颜色光泽的变化显现出来。《素问·五脏生成》说："心之合脉也，其荣色也。"《素问·六节脏》说："心者……其华在面。"即是说从面部颜色光泽，可以了解心脏及血脉的活动情况。心血不足，则可导致面色㿠白无华；心血阻滞，则可引起面颊口唇发绀晦暗；血脉充盈，心气旺盛，则可使面色红润光泽。

2. 心开窍于舌

《灵枢·脉度》说："心气通于舌，心和则舌能知五味矣。"可见，舌的功能发挥有赖于心气的给养。《素问·阴阳应象大论》说："心生血……心主舌。"又说："在脏为心……在窍为舌。"心脏的功能可以从舌质的情况反映出来。心火旺盛，则舌质绛红；心血亏虚，则舌质淡白；痰迷心窍，则舌转动不利；心血阻痹，则舌体瘀斑。所以，观舌可以知心脏状态，舌者，心之苗也。

3. 心在志为喜

藏象学认为，人对外界刺激所引起的情志变化，是由五脏的生理功能所化生。如《素问·阴阳应象大论》说："人有五脏，化五气，以生喜、怒、悲、忧、恐。"五志以五脏的生理功能为基础，五志过极，又会影响五脏正常的生理功能。古代医家通过观察某一情志因素过激所产生相应脏腑的病理变化，以及某脏病理改变后引起相应的情志改变，而把五志分属于五脏。《素问·阴阳应象大论》有"在脏为心……在志为喜"之说，这就是说五志之中，喜为心之志。喜，一般说来属于人体对外界刺激所产生的良性反应。喜乐愉悦，则有益于心主血脉的生理功能，所以《素问·举痛论》说："喜则气和志达，荣卫通利。"但喜乐过极也可导致心神受伤、神志涣散而不能集中，所以《灵枢·本神》说："喜乐者，神惮散而不藏。"比如《范进中举》中的范进因为太高兴而心神散了，成为疯子。

（四）心与小肠及四脏的关系

1. 心与小肠

心脏其合小肠，心脏与小肠，同为丙丁，一脏一腑，一里一表，一阴一阳，互相配合，相互联系。《灵枢·本输》说："心合小肠，小肠者，受盛之府。"

心与小肠的关系主要包括两个方面：

一方面是心与小肠的表里关系。心的经脉属心而络小肠，小肠的经脉属小肠而络心。二者通过经脉的相互络属构成了表里关系。在生理情况下，心火敷布小肠，小肠受盛化物、泌别清浊的功能才能正常进行。心与小肠的内在联系，表现在病理上较为明显。心火炽盛，会出现心烦，口舌生疮，糜烂锐痛等症状。若心火下移，影响小肠分别清浊功能，常可出现小便短赤、尿道灼热疼痛，甚则尿血等症状，临床上称之为心移热于小肠，又称"小肠实热"。可用清心利尿的方法，导热下行。若小肠有热，亦可循经上熏于心，出现心烦，舌尖红赤、疼痛，口腔糜烂等。

另一方面是心主血与小肠主受盛和化物的关系。《素问·灵兰秘典论》说："小肠者，受盛之官，化物出焉。"小肠能进一步消化和吸收经胃初步消化后的饮食物，所以，小肠的功能在化生气血精微的过程中亦属关键的一环。心所主之血，亦赖小肠之泌清别浊。

2. 心与肝

见本书"肝与心"。

3. 心与脾

心主血，藏神；脾统血，为气血生化之源。心与脾的关系，主要表现在血液的生成和运行以及神志活动方面。心主血，是指心气推动血液在脉管内循环运行；脾统血，是指脾有统摄血液在脉管中正常运行而不溢于脉管之外的作用。在正常情况下，心气旺盛，使血液在脉中沿一定的方向运行不息；脾气充足，则统摄血液不致溢于脉外。二脏共同推动、固摄血液，使血中的营养物质供应全身的需要而相辅相成。若心气不足，推动无力，可出现脉搏细弱或不整，甚则血行瘀滞，而见舌紫暗、面唇青紫等症状，进而可影响脾之统血功能。脾气虚衰，无力固摄，血液不仅容易溢出脉外，引起各种出血证，而又往往由于血液的过多丢失，从而导致心失所主，心气亦更加不足，二者相互影响。

在生理上，心的主血功能须以心气充沛、血液充盈、脉道通利为前提；心主神志的功能，也必须以气血为物质基础。而脾为后天之本，气血生化之源。只有脾气健运，气血化源充足，心血充盈才能使心有所主；脾统血，使血液不致溢于脉外，血液才得以正常输布全身，神志活动也就有了充足的物质基础。心为"五脏六腑之大主"，心所主的血液对脾有滋荣作用，使脾能运化气血而为后天之本。同时，心所藏之神也对脾的生理功能有协调和促进作用。

在病理上，心、脾常互为影响。如果思虑过度，不仅暗耗心血，出现心血不足，而且影响脾的运化导致脾失健运。反之，如果心血不足，脾失气血之滋荣，健运失司，而表现脾气虚弱；若脾气虚弱，运化失职，则气血生化乏源，可导致血虚而心无所主；若脾气不足，统血失司，可致血流脉外，也可导致血液衰少，造成心血不足。以上种种，均可形成以眩晕、心悸、失眠、多梦、腹胀、食少、便溏、体倦、面色不华等为主要表现的心脾两虚证。

4. 心与肺

心为火，心主血而肺主气，气血的运行有赖于心肺的协调一致，所以心与肺之间的关系，主要是心血与肺气的关系。

心主血，主要是指心主持人体的血液循环，但血液的运行必须依赖气的推动作用，此即"气为血之帅"之意。肺主气，主宣发肃降，能助心行血，故有"肺朝百脉"之说。肺主气，主要是指肺主持人体的呼吸功能，但是人体的呼吸功能有赖于心主血功能的正常，心主血的功能正常，肺才能主气、司呼吸，故有"呼出心与肺"之说。两者位置比邻，同居上焦，气为血之动力，血为气之载体，"气为血之帅，血为气之母"，故心与肺在生理功能和病理变化上密切相关。"诸血者，皆属于心"，"诸气者，皆属于肺"。心主血与肺主气的关系，实际上就是气和血相互依存相互为用的关系。血的运行有赖于气的推动，气的运行有赖于血的运载。积于胸中的宗气是连接心主行血和肺司呼吸之间的中心环节。

宗气由肺从自然界吸入的清气和脾胃运化而生成的水谷精气相互结合而成。由于宗气具有贯心脉而行气血、走息道而司呼吸的生理功能，从而使血液循环和呼吸运动之间互相协调趋于平稳，故《灵枢·邪客》说："宗气积于胸中，出于喉咙，以贯心肺而行呼吸焉。"心与肺以宗气相协调，心主血和肺主气在生理上相互为用，在病理上相互影响。如果心主血的功能失常，则可使肺主气的功能发生异常变化；反之，肺主气的功能失常，也可引起心主血的功能异常。只有肺气充沛。宣降适度，心才能发挥其"主血"的生理功能，血液才能运行周身发挥其濡养作用。

如果肺气不足或肺失宣肃，均可影响心的行血功能，导致血液运行不畅，出现胸闷、心悸，甚则出现面唇青紫、舌质紫暗等血瘀表现；反之，只有心主血的功能正常，血运通利，肺才能正常"主气"，呼吸才能深浅适度，节律正常。如果心气不足或心阳不振，导致血行异常，瘀阻心脉，也会影响肺的宣发和肃降功能，可出现咳嗽、气促等肺气上逆的病理表现。

5. 心与肾

肾为水，心与肾的关系主要表现在水火、阴阳的相济关系。主要包括三个方面：

一是心阳与肾阴的关系。心在五行属火，居上焦，其性主动，故以阳（火）为主；肾在五行属水，居下焦，其性主静，故以阴（水）为主。从阴阳水火的升降理论来说，位于下者以上升为顺，位于上者以下降为和。《素问·六微旨大论》所说："升已而降，降者谓天；降已而升，·升者谓地。天气下降，气流于地；地气上升，气腾于天。"这段文字从宇宙现象说明了阴阳、水火的升降关系。人体在正常生理情况下，心火必须下降于肾，以资肾阳，共同温煦肾阴，使肾水不寒；肾水必须上济于心，以资心阴，共同濡养心阳，使其不亢。这样，心肾之间的生理功能才能协调，这种现象称为"心肾相交"，也称"水火既济"。在病理情况下，若心火不能下降于肾，而独亢；肾水不能上济于心，而凝聚，心肾之间的生理功能就会失调，而出现一系列的病理表现，称为"心肾不交"，也称"水火失济"。例如，在临床上出现的以失眠为主症，兼有心悸、怔忡、心烦、腰膝酸软，或见男子梦遗、女子梦交等，多属"心肾不交"。

二是肾阳（命门火）与心阳（心火）的关系。肾为先天之本，内寄元阴元阳。肾阳对人体五脏六腑均有温煦作用，是人体生命活动的原动力。在生理情况下，心阳有赖于肾阳的温煦作用，命门火充足则心阳旺盛，血流畅利，而血流畅利又可反过来充养肾阳。反之，如果命门火衰，可导致心阳不足，血液运行不畅，而血液运行不畅又可以影响命门之火，使命门火势微，所以临床上可见心阳虚与肾阳虚同时并见。由于心肾阴阳之间存在着密切的关系，在心或肾发生病变时，常相互影响。所以临床上经常见到肾阳虚而水气上凌于心的水气凌心证。

三是心藏神与肾藏精的关系。精是神的物质基础，神是精的外在表现。只有肾精充足，才能使心主神志正常，表现神机聪灵，所以，肾精不足之证多出现心神方面的异常，表现为虚烦、少寐、健忘等症状。

附：心包络

《素问·灵兰秘典论》中云："膻中者，臣使之官，喜乐出焉。"就是说，膻中是维护着心而且接受其命令的臣使之官，心志的喜乐，靠它传布出来。

膻中即是心包络、心包膜，简称"心包"。心包膜包裹在心脏外面，为心主之官城，起保护心脏的作用。

心包络的生理作用

（1）物理保护　心包膜的壁层是浆膜，心包腔中含少量液体，使心脏壁层和脏层心包膜保持湿润光滑，有利于心脏舒缩运动，起着物理保护作用。

（2）代心受邪　《灵枢·邪客》："诸邪之在于心者，皆在于心包络。"外邪不能侵犯心脏，其邪气均留滞在心脏的外围心包络上。"其外经病而藏不病"是因心为五脏六腑之大主，心主神的机能不能受到侵害。《素问·灵兰秘典论》："主明则下安……主不明则十二官危。"神明是人的征象，若没有意识的能动作用，就说不上是社会人。心神不能受伤，就由心包代心受邪。而要保护心不受邪，就必须有抗御病邪的能力，即应具有免疫功能。从现代看，胸腺附着于心脏，属于中枢免疫器官，也应是心包的组成部分，其具有免疫应答能力，识别并消灭异物。

三、脾脏

脾位于中焦，在膈之下。脾的主要生理功能是主运化、升清和统摄血液。脾在体合肉，主四肢，开窍于口，其华在唇，在液为涎，在志为思。脾在季属长夏，与胃相表里，为阴阳往复中之至阴。

（一）脾的生理特性

1. 脾主升清

升，有下者上行、升浮向上之义；清，是指水谷精微。升清，是指脾气上升，并将其运化的水谷精微，向上转输至心、肺、头目，以营养全身。五脏各有升降，正是在其相互作用下，形成了机体气化活动的整体性。脾性主升，在人体气机升降方面起着重要的枢纽作用。脾升胃降，是脏腑、表里的配合；肺降脾升，是母子、同经的关系，脾为中土，其间只有脾气升发。谷气输布，生机才能活跃，顺应脾脏主升的特性，四脏亦可安和。脾之升清，是和胃的降浊相对而言的。脾胃同居中焦，通过经脉络属，构成表里关系。胃主受纳，脾主运化；脾主升清，胃主降浊；脾喜燥恶湿，胃喜润恶燥；两者纳运协调，升降相因，燥湿相济。发生病变时，两者亦互相影响，导致升降失常，消化功能紊乱。

脾的升发能使机体内脏不致下垂。如果脾不升清，则水谷不能运化，气血生化无源，内脏亦无所举，可出现神疲乏力、头目眩晕、腹胀、泄泻、脱肛，甚至脏器下垂等。

2. 脾喜燥恶湿

"脾恶湿"这一特性，最早见于《素问·宣明五气》。恶，即厌恶之意。古人通过对天象气候的长期观察，发现湿淫太盛的反常气候，民病多与脾脏有关，出现腹满、食减、体重、溏泄、足痿等。"脾恶湿"，也说明脾易被湿困的一面。如《素问·脏气法时论》曰："脾苦湿，急食苦以燥之。"

脾除运化水谷精微外，还具有运化水湿以调节体内水液代谢平衡的重要生理功能。同气相感，脾虚不运则最易生湿，而湿邪盛每易困脾。脾为阴土，其对水湿的运化，皆赖脾阳温煦之力。湿为阴邪，易伤阳气，若脾阳受损，必导致水湿、水谷难以运化而出现病变。若脾被湿困，水湿潴郁，阻滞气机，不单水谷难以运化，湿邪亦可内生，或湿留成饮，或湿聚成痰，或湿流皮肤形成肿胀，或湿留肠间形成泄泻。正如姚本庵所云："脾本湿土而性则喜燥，盖湿极则气滞不能运化矣。"

（二）脾的生理功能

1. 脾主运化

脾的运化功能体现在两个方面：一者为运化水谷之精微，将胃纳入而腐热之后的水谷之气，敷布到人体的各个脏器。《素问·经脉别论》说："饮入于胃，游溢精气，上输于脾，脾气散精，上归于肺。"即是讲此。二者为运化水液，指脾有吸收、输布水液，防止水液在体内停滞的作用。所以运化水液，也称运化水湿。水湿流布，既离不开肺之宣化，肾之温化，也离不开脾之运化。《素问·至真要大论》说："诸肿湿满，皆属于脾。"便是指脾之运化水湿功能失调时会出现水肿、腹满的症状。

2. 脾主统血

统，即统摄、控制。脾统血是指脾有统摄血液在脉内运行，不使其溢出脉外的作用。《难经·四十二难》说："脾主裹血。"人体之血液，为心所主，为肝所藏，为脾所统，三者缺一不可。血失统则外溢，其上溢则鼻衄，其下溢则崩漏。补脾则血止，使离经之血归统血脉之中而不得妄行。

（三）脾与形窍志液的关系

1. 脾其华在唇，其充在肌

《素问·六节脏象论》说："脾……其华在唇四白。"《素问·五脏生成论》说："脾之合肉也，其荣唇也。"口唇的颜色光泽可以反映脾脏的功能。唇赤则脾热，唇淡则脾虚。《素问·太阴阳明论》说："四肢禀气于胃，而不得至经，必因于脾，乃得禀也。"四肢肌肉的运动机能状态取决于胃中水谷精微的滋养，而胃中的精气要靠脾运送到四肢。脾脏功能良好，则肌肉坚壮，四肢发达。脾脏功能衰退，则肌肉消瘦，四肢痿弱。

2. 脾窍于口

《灵枢·脉度》说："脾气通于口，脾和则口能知五谷矣。"《素问·金匮真言论》说："入通于脾，开窍于口。"都讲人之口味与脾脏有关。脾中蕴热，可致口中甜味；脾脏亏虚，亦令口中乏味；脾湿不化，口里可致浊腻不爽。

（四）脾与胃及四脏的关系

1. 脾与胃

脾胃两者一里一表，一阴一阳，一脏一腑，一升一降，关系极为密切。脾为阴土，体湿喜燥，主于运化，其气自下而上，以升为主。胃为阳土，体燥喜润，主于受纳，其气自上而下，以降为主。脾胃同为仓廪之本，共同完成食物的消化吸收，以供给机体的营养需要。《素问·太阴阳明论》说："脾与胃以膜相连耳，而能为之行其津液。"便说明两者之间的关系。脾胃经脉相连，彼此络属。

在生理上，脾主运化，胃主受纳，共同完成饮食物的消化、吸收与输布，但性能上各有不同：胃主纳，脾主化；胃主降，脾主升；胃喜润恶燥，脾喜燥恶湿。纳与化，升与降，润与燥，相反相成，以维持对立统一的状态。以"纳"与"化"言，胃受纳水谷，即是脾运化水谷的前提条件，又是为脾的运化做准备；脾的运化，"为胃行其津液"，则是为胃继续受纳与腐熟提供能源。如果胃不能很好地腐熟，必将影响脾的运化，脾不能正常健运，也要影响胃的受纳，两者必须紧密配合，才能完成消化运动，而使水谷精微营养全身。

"升"与"降"，也是脾与胃矛盾统一体的两个方面。"脾升"，是指摄取饮食物的精微上归心肺，布达运行于全身；"胃降"，是指胃气将经过初步消化的食物下移于肠，以保持肠胃的虚实更替，并使代谢的废料由大肠排出体外。脾胃健旺，升降协调，是纳化功能的正常表现。

脾胃在五行中同属于土，而脾为脏属阴，胃为腑属阳。脾主运化而升清，以阳气用事，故喜燥恶湿；胃主受纳腐熟而降浊，需阴液滋润，故喜润恶燥。从脾胃的功能来看，胃只有在津液充足的前提下，才能行使受纳、腐熟水谷的职能。而胃的这种功能正常，正是为脾的运化、吸收水谷精微提供可能。反过来，脾只有在不受湿困的前提下才能运化不息，从而也保证了胃的受纳与腐熟的功能不断进行。在病理上，脾与胃亦相互影响。在经络部位方面由于脾胃同居于膈膜之下，足太阴脾经与足阳明胃经皆循行分布于大腹至胸脘，其经脉又相互络属，胃脉上通于心，脾脉上注于心，故脾、胃二经病变皆可导致腹部胀满，胃脘当心而痛。《灵枢·经脉》曰："脾足太阴之脉，是动则病……食则呕，胃脘痛，腹胀善噫……烦心，心下急痛。"《素问·厥论》曰："太阴之厥，则腹满膜胀……不欲食，食则呕，不得卧。"脾病所致胃痛腹胀，在临床较为多见，但胃病亦可致胃痛腹胀，如《灵枢·邪气脏腑病形》曰："胃病者，腹膜胀，胃脘当心而痛，上支（肢）两胁膈咽不通，食饮不下。"《素问·厥论》曰："阳明之厥……腹满不得卧。"由于二经关系密切，辨证及治疗时常二经并提。

在脏腑传变方面：病理上，脾失健运和胃不受纳常相互影响，而出现消化功能的障碍。如胃气受伤，则能化难纳，知饥不食；脾气受损，则能纳难化，食而腹满；脾胃两伤，则纳运维艰，不饥不食。一般来说，消化不良，食后腹胀，大便溏薄，其病主要在脾；食欲不振或嘈杂易饥，其病主要在胃。但由于脾胃相互影响，临床上往往是饮食减退与食后饱胀同时并见，前者是胃不受纳，后者是脾运不良。故治疗时，亦往往脾胃两顾。

2. 脾与肝

见本书"肝与脾"。

3. 脾与心

见本书"心与脾"。

4. 脾与肺

脾主运化水谷和水湿，为气血生化之源；肺主气，通调水道。脾与肺在生理功能方面的联系主要表现在宗气的生成和水液代谢两个方面。在生理上，宗气的生成，须赖肺、脾二脏相互协作，自然界的清气，为宗气的主要来源。人一离母腹，即开始呼吸，不可稍有间断，依靠肺的呼吸功能吸入清气。而肺司呼吸所需要的津气，又必须依靠脾所运化的水谷精微以补充。如《灵枢·营卫生会》说："人受气于谷，谷入于胃，以传于肺，五脏六腑，皆以受气。"脾胃化生的水谷精气，又须赖肺气之宣发肃降，才能敷布全身。

肺为水之上源，具有通调水道的作用，脾主运化水湿，密切合作共同完成人体的水液代谢。脾为胃行其津液而上归于肺。肺一方面通过宣发，将津液向上、向四周布于上部和形体、皮毛；另一方面通过肃降，使水液通过三焦气化下达于肾，由膀胱气化后排出体外。即《素问·经脉别论》所谓"脾气散精，上归于肺，通调水道。下输膀胱，水精四布，五经并行"的过程。

在病理上，脾气虚损，运化功能减退，生气不足，肺不能受脾之益而气虚，出现呼吸短促、语音低微等。肺气不足，亦可影响气之生成而致全身气虚。肺气虚无力布津（精），出现头晕、面色萎黄、四肢无力等全身虚弱证候。无论脾病及肺或肺病及脾，其结果都可导致脾肺俱虚。在水液代谢方面，若肺失宣肃，水道不得通调，水液停滞，可致健运失职；若脾失健运，水湿内停，凝聚而为病，上逆犯肺，而见喘咳等证候。故前人有"脾为生痰之源，肺为贮痰之器"之说。临床治疗痰饮咳喘，常以健脾燥湿治其本，肃肺化痰治其标。如因肺气不足，无力为脾布散水谷精微，以致水湿停留，阻碍脾运，而见纳呆、腹胀、泄泻等症者，则又需以治肺为主，恢复脾的功能。

5. 脾与肾

脾为后天之本，气血生化之源；肾为先天之本，主藏精。前人常用"先天生后天，后天济先天"的理论来说明脾、肾两脏相互资生的关系。肾藏精，必赖脾胃的滋养，方能生生不息，如脾运失职，肾精的来源亦不足；同时，脾的运化功能，又必须依赖肾阳之蒸化温煦。脾胃运化和肾水、命门火都有关系。脾主运化水液，肾主水，司气化之开阖。两者相互配合，协同其他脏腑，才能保持水液代谢的平衡。

在病理上，脾与肾相互影响，互为因果。如先天不足，或肾阳虚衰，肾的温煦、蒸腾作用不足，影响脾的运化，可出现脾肾阳虚的病变，而见食少、腹胀、久泻不止或五更泄泻等；脾失健运，化生气血不足，则肾亦不能正常地"受五脏六腑之精而藏之"，以致肾中精气匮乏，而见腰酸膝软、骨痿无力、精清、精冷、不育等症。故养后天可扶助先天之不足。

四、肺脏

肺居胸腔之中，左右各一，居五脏六腑的最高位置，视为华盖。如《灵枢·九针论》说："肺者，五脏六腑之盖也。"

肺主气、司呼吸，通调水道，主宣发，朝百脉，主治节。肺在体合皮，其华在毛，开窍于鼻，在志为悲，在液为涕。

（一）肺的生理特性

1. 肺为娇脏

所谓娇脏，即娇嫩之脏。肺为娇脏，是对肺的生理、病理特性的概括。在生理上，肺脏清虚而娇嫩，吸之则满，呼之则虚，为五脏华盖，百脉之所朝会。在病理上，外感六淫之邪从皮毛、口鼻而入，常易犯肺而为病；其他脏腑病变，亦常累及于肺，继而发病。肺位最高，邪必先伤；肺为娇脏，不耐邪侵；肺为清虚之脏，不容邪气所干。故无论外感、内伤或其他脏腑病变，皆可病及于肺而发生咳嗽、气喘、咯血、失音、胸痹、胸痛、肺痨、肺痿等。

若娇嫩之肺脏被邪侵犯，治疗当以"上焦如羽，非轻不举"为法则，用药以轻清、宣散为贵。

2. 肺喜清润，恶燥热

肺脏娇嫩，不能耐受过寒过热的伤害。生理上，肺为清虚之体，性喜清润，与秋季气候清凉、干燥的特点相通应。《素问·阴阳应象大论》曰："西方生燥，燥生金，金生辛，辛生肺。"肺气通于秋，燥为秋令主气，内应于肺，同气相求，所以在病理上，燥邪最易灼伤肺津，引起口鼻干燥、干咳、痰少而黏等，日久还可化火耗阴，以致肺失滋润，肃降无权。因此，肺有喜润而恶燥热的特性。

（二）肺的生理功能

1. 肺主气，司呼吸

肺主气包括两方面：主一身之气和主呼吸之气。

（1）主一身之气 所谓"一身之气"包括两方面：一是指脏腑经络的功能活动，如胃气、肝气、肾气等脏腑之气及太阳经之气、太冲之气等经络之气；另一方面指构成人体和维持人体生命活动的精微物质，如元气、营气等。

肺主一身之气，是指人体一身之气皆归属于肺，受肺之统领。凡元气、宗气、卫气、营气等，皆需通过肺的呼吸得以敷布；而人体中各脏腑功能活动之气及经络、营卫之气，皆赖肺的调节而实现其升降出入，发挥其特有的功能作用。可见肺为气之主宰，所以《素问·五脏生成》说："诸气者，皆属于肺。"

在气的生成方面，人体中各种精微物质的生成均与肺有关。《素问·阴阳应象大论》说："天气通于肺。"唐·孙思邈《备急千金要方》说："肺为诸气之门户。"可见肺为产生和补充后天所需各种"气"的关键。肺在"气"的生成方面，主要是对宗气的生成起直接的作用。宗气是由肺吸入的自然之清气与脾胃运化的水谷之精气相结合而成的，积于胸中，上出喉咙以司呼吸，通过心肺布散全身，温煦四肢百骸，故肺起到了主持一身之气的作用。《灵枢·邪客》说："宗气积于胸中，出于喉咙，以贯心脉而行呼吸焉。"肺的呼吸功能健全与否，直接影响着宗气的生成，亦影响全身之气的生成。在气的调节方面，人体中各脏腑功能活动之气及经络、营卫之气，皆赖肺的呼吸调节而实现其升降出入，发挥各自的作用。人体各脏腑组织器官的功能活动，有赖于脾胃所化生的水谷精微的不断供养；水谷精微之所以能敷布周身及五脏六腑，又有赖于肺的宣发布散；而各种功能活动之所以能有序进行，亦全赖肺主呼吸的调节。

元气，又称肾间动气，虽为先天之气，发源于命门，然其之所以能通过三焦，敷布全身，发挥其原始动力的作用，亦赖肺之统摄作用。

总之，肺主一身之气，是因为肺在人体气的生成以及气的运动调节方面均起着重要的作用。人体的气，是由先天精气、水谷精气、自然清气三者相合而成，其中自然之清气是由肺吸入的，因此，肺主气功能正常，则自然之清气吸入充足，气的生成来源不致匮乏。若肺失主气功能，清气不能吸入，浊气不能排出，生命也就随之告终。气的运动方式，不外升降出入，肺气本身有宣有降，则呼吸之气有出有入。脾气主升，将水谷精微上输于肺，依次分布到各个脏腑；胃气主降，将水谷中的糟粕部分，经由肠的传导而排出体外，均是升降出入运动的不同形式，均须肺主气功能的调节。

（2）主呼吸之气　肺主呼吸之气，是指肺为体内外气体交换的场所，通过肺的呼吸，吸入自然之清气，呼出体内的浊气，实现了体内外气体的交换。通过肺不断地呼浊吸清，吐故纳新，促进气的生成，调节气的升降出入运动，从而保证了人体新陈代谢的正常进行。《素问·阴阳应象大论》说："天气通于肺。""天气"即指自然之大气。

正因肺具有主呼吸的功能，呼浊吸清，才保证了人体生命活动的正常进行，其作用至关重要。

肺主一身之气和呼吸之气，实际上都隶属于肺的呼吸功能。肺的呼吸均匀和调，是气的生成与气机调畅的根本条件。反之，呼吸功能失常，必然影响宗气的生成和气的运动，肺主持一身之气和呼吸之气的作用也就随之减弱；如果肺丧失了呼吸的功能，清气不能吸入，浊气不能排出，人的生命活动也就终结。所以，肺主一身之气的作用，也取决于肺的呼吸功能。同时，气的不足和升降出入运动的异常，以及血的运行和津液输布、排泄的异常，也可影响肺的呼吸运动，而出现呼吸的异常。

2. 肺主宣发

宣发，是宣布、发散的意思。肺主宣发，是指肺气向上和向外宣发、布散的功能活动。

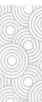

肺主宣发的生理作用，主要体现于三个方面：第一，通过肺的气化功能，排出体内的浊气，驱除肺和呼吸道内的痰浊；第二，将脾所转输的津液和水谷精微，布散到全身，外达于皮毛，以温润、濡养五脏六腑、四肢百骸、肌腠皮毛；第三，宣发卫气，调节腠理之开阖，将代谢后的津液化为汗液排出体外。

肺主宣发首先表现在肺通过本身的气化作用，将体内的浊气呼出体外，清除肺和呼吸道内的痰浊，以保持呼吸道的清洁，从而有利于肺的呼吸。此外，肺可通过本身的气化，清除肺和呼吸道内的痰浊，保证呼吸的顺利进行。肺主宣发的功能正常，则浊气及痰浊、异物得以顺利及时地排出体外。若肺气虚弱，或肺受邪侵，则肺失宣发，肺气上逆，出现痰鸣气阻以及喘、咳诸症。正如《素问·至真要大论》说："诸气膹郁，皆属于肺。"

其次，肺主宣发可将脾所转输的津液和水谷精微布散到全身各脏腑、组织、器官，从而保证了体内各脏腑组织所需津液及水谷精微的供给。《灵枢·决气》说："上焦开发，宣五谷味，熏肤、充身、泽毛，若雾露之溉，是谓气。"其中"上焦开发，宣五谷味"即指肺具有宣发、输布水谷精微的作用，从而实现其"熏肤、充身、泽毛"之功用。肺输精于全身各脏腑组织的功能，是肺主宣发中最主要的功能，正是这种功能保证了其他脏腑组织源源不断地得到后天水谷精微的补养，从而实现其各自的生理功能。因此，在正常生理情况下，肺气宣发正常，脾胃生化水谷精微充足，则全身能及时得其营养，五脏六腑功能便会发挥正常，肌肤皮毛因而润泽。相反，若肺失宣发之职，不能行其布散水谷精微，转输于全身各脏腑组织器官的功能，五脏便会因之而虚弱，六腑功能便会失常，肌肤毫毛亦会因之而不荣，全身营养不良、少气无力等症便会接踵而至。

再者，肺主宣发，可宣发布散卫气于肌肤，调节腠理之开阖，将代谢后的津液化为汗液排出体外，从而调节机体的水液代谢。人体代谢后的水液排出体外，主要有三条渠道：一是通过肺的肃降，通调水道，将水液向下转输于膀胱，通过肾和膀胱的气化作用而排出体外；二是通过肺的宣发作用，在呼出体内浊气的同时，亦有部分水液随之呼出体外；三是因为肺主宣发，外合皮毛，通过调节皮肤腠理之开阖，将部分代谢后的水液经汗孔排出体外。《灵枢·五癃津液别》论述说："天暑衣厚，则腠理开，故汗出。"之所以在天气炎热而又厚衣加身的情况下汗出，亦是通过肺主宣发，调节汗孔的开阖而得以实现的。因此，在正常生理情况下，肺的宣发功能正常，才能及时而顺利地将代谢后的水液，通过调节腠理之开阖而排出体外，不至于使水湿留于分肉之间而产生疼痛、水肿等。若肺气虚弱或邪郁于肺，则可致肺失宣发，从而出现呼气不利、胸闷、咳喘等。肺卫气虚，肌表不固，则常自汗出而易患感冒；肺卫邪实，毛窍闭郁，则可见无汗、水肿等。

3. 肺主肃降，通调水道

所谓"肃降"，即清肃、下降之意。肺主肃降，指肺气的清肃下降。由于肺气的不断肃降，可使上焦水液源源下输，直至于膀胱而使小便通利，故肺有"水之上源"之称。通，即疏通；调，即调节；水道，则是水液运行和排泄的道路。通调水道，是指肺的宣发和肃降对体内水液的输布、运行和排泄，起着疏通和调节的作用。

肺主肃降的生理作用，主要体现在以下三个方面：一为清肃，二为下降，三为通调水道。

肺通过肃降作用，将肺吸入的清气和脾转输至肺的津液和水谷精微向下布散，以供脏腑的需要。宣发与肃降，是相反相成的两个方面，宣降正常，则肺气通畅，呼吸调匀。

《素问·经脉别论》说："脾气散精，上归于肺，通调水道，下输膀胱。"气存于水中，水因气动，气行则水行，气止则水停，故肺气之宣发与肃降，皆能有助于水液的通调。宣肺气能发汗，降肺气能利尿，对肺气郁闭所致的小便不畅，用轻宣肺气的方法（提壶揭盖），可令小便通畅。正常生理情况下，肺主肃降正常，则能及时将吸入的清气和脾所转输的水谷精微向下布散于五脏六腑，以供其各自功能的需要。若肺失肃降，不能转输，津液及水谷精微不得向下布散，水停于上则出现气喘、憋闷、水肿，水谷精微不能下布五脏则出现脏腑功能减退、全身疲乏无力等虚弱症状。

肺主肃降，可肃清肺和呼吸道内的异物，保持呼吸道的洁净，以利于肺的呼吸。如果肺气不得清肃，下降受碍，则可出现胸闷、喘咳等肺气上逆之症状；同时还会使水液滞留，不得下输膀胱，而出现小便不利、水肿、痰饮等水液输布障碍的病变。

肺的通调水道功能，是指肺的宣发和肃降对体内水液的输布、运行和排泄起着疏通和调节的作用。肺主宣发，不但将津液和水谷精微宣发至全身，而且主司腠理的开阖，调节汗液的排泄；肺主肃降，不但将吸入之清气下纳于肾，亦将体内的水液不断地向下输送，经肾和膀胱的气化作用，生成尿液而排出体外。

由此可见，肺的通调水道功能是肺主宣发和肺主肃降的作用在人体水液代谢方面的具体体现。《素问·经脉别论》说："饮入于胃，游溢精气，上输于脾。脾气散精，上归于肺，通调水道，下输膀胱。"明言肺气肃降，便可通调水道，使水液经三焦敷布，下输膀胱，再进一步经肾之气化和膀胱之转输而排出体外。

《黄帝内经集注·经脉别论》云："肺应天而主气，故能通调水道而下输膀胱，所谓地气升为云，天气降而为雨也。"形象地对肺主通调水道的功能进行了描述。诸家论述均表明肺气的宣发和肃降，可使水液代谢的道路通畅，在维持机体水液代谢平衡中起着重要作用，因此有"肺主行水"、"肺为水源"之说。如果肺失宣肃，影响了通调水道的功能，则汗、尿等水液不能及时正常地排出体外，体内的水液就会因之而停聚，生痰成饮，或水泛肌肤而为水肿。

4. 肺主治节，肺朝百脉

治节，即治理、调节之意。肺主治节，是指肺具有辅佐心君以治理、调节气血运行的功能。朝，即聚会的意思。肺朝百脉，是指全身的血液都通过经脉而聚会于肺，通过肺的呼吸，进行气体的交换，然后再输布到全身。

（1）肺主治节　肺主治节，首见于《素问·灵兰秘典论》："肺者，相傅之官，治节出焉。"肺的治节作用，主要体现于以下四个方面：

第一，体现于肺主呼吸，其呼吸运动是有节奏的一呼一吸。《中国医药汇海·论肺之功用》说："肺为呼吸器官，一吸氧气纳入，一呼碳气吐出。"说明肺的呼浊吸清的功能活动是有节奏、有规律的，而这种有条不紊的呼吸运动是在肺主治节的作用下得以实现的。若肺失治节，则呼吸之节律便会发生异常，从而出现呼吸快慢不一，或呼多吸少。因此，肺主治节对于保证呼吸的匀和有着极为重要的作用。

第二，体现在随着肺的一呼一吸运动，治理和调节着全身的气机，即对全身之气的升降出入运动起着调节作用。一身脏腑、经络、营卫之气的运动，正是在肺主治节的作用下，实现其正常的升降出入的。《类经·藏象类》曰："肺与心皆居膈上，位高近君，犹之宰辅，故称相傅之官。肺主气，气调则营卫脏腑无所不治，故曰治节出焉。"明·李中梓《内经知要·藏象》亦曰："肺主气，气调则脏腑诸官听其节制，无所不治，故曰治节出焉。"足见古人已充分认识到肺主治节的作用。肺主治节正常，则全身之气的升降出入运动亦正常。若肺呼吸异常，失其治节，则一身气机便会因之紊乱而致病。前人"百病皆生于气"之论，即指气机逆乱可导致各种病证的发生。

第三，体现在肺主气，调节着气的升降出入运动，因而可辅助心脏推动和调节血液的运行。心主血脉，心脏的搏动是血液运行的基本动力，而血的运行又依赖于气的推动，即"气为血之帅"，血液随着气的升降而运行至全身，而一身之气归肺所主，由于肺主呼吸，调节着全身的气机，所以血液的运行亦有赖于肺气的敷布和调节。《素问·五脏生成》说："诸血者皆属于心，诸气者皆属于肺。"《素问·灵兰秘典论》亦说："心者，君主之官也……肺者，相傅之官，治节出焉。"表明血液在脉中运行归心所主，但与肺主气、助心行血有直接关系。肺与心的关系是气与血的关系，即"气为血之帅"、"血为气之母"。因此，若肺失治节，无以助心脏推动和调节血液的运行，就会发生肺气虚弱、心血瘀阻等病理改变，表现为少气不足以息、心悸怔忡、心胸憋闷疼痛。对此，心血瘀阻之证，临床上不仅要以行血为治，更应参以补气、行气等治法，使"气行则血行"，"血至气亦至"。

第四，体现于通过肺的宣发和肃降，以治理、调节津液的输布、运行与排泄。《素问注释汇粹·经脉别论》说："肺虽为清虚之脏，而有治节之司，主行营卫，通阴阳，故能通调水道，下输膀胱。"由此可知，肺主治节，参与调节着人体水液的代谢。肺主宣发、肃降的功能正常，则体内的水液不断地向肌肤布散，成为汗液之源，经汗孔及时地排出体外；或通过肺的肃降，将体内的水液不断地向下输送至膀胱，经肾的气化、膀胱的转输，将尿液排出体外。若肺失宣降，则治节失司，体内代谢后的水液不能及时外达肌肤、下达膀胱以汗、尿的形式排出体外，则水液停聚于体内或肌肤，酿成痰饮、水肿之证。

（2）肺朝百脉　朝，有朝会、朝向之义。肺朝百脉是指全身的血液都通过经脉而首先聚会于肺，通过肺的呼吸，进行体内外清浊之气的交换，然后再将富含清气的血液输送至全身。《素问·经脉别论》说："食气入胃，浊气归心，淫精于脉，脉气流经，经气归于肺，肺朝百脉，输精于皮毛。"表述了肺朝百脉之义，即百脉朝会于肺，然后由肺气助心推动血行，朝向百脉，如此循环往复，周流不息。全身的血和脉虽然统属于心，心脏的搏动是血液在脉中循环运行的基本动力，但还须依靠肺的协助，这正是因为肺具有主气司呼吸的功能。肺吸入的自然界之清气与脾胃运化生成的水谷之精气在胸中结合，而成宗气，宗气具有"贯心脉"以推动血液运行之作用。因此，所谓"肺朝百脉"，实际上是指肺具有协助心脏推动血液在脉管内运行的作用。生理情况下，肺气辅助心气以行血脉，则血液在脉管内循环往复，周流不息。若肺气虚衰，失其"相傅之官，主治节"之职，运血无力，则血脉便会随之发生淤滞，出现心悸怔忡、短气、喘息等。

（三）肺与形窍志液的关系

1. 肺在体合皮，其华在毛

皮毛为一身之表，包括皮肤、汗孔与毫毛等组织，有分泌汗液、润泽皮肤、调节呼吸和抵御外邪等功能，是人体抵御外邪的屏障。肺通过其宣发作用将卫气和气血津液输布全身，温养肌腠皮毛，以维持人体的正常生理功能。正如《灵枢·决气》所云："上焦开发，宣五谷味，熏肤、充身、泽毛。"可见皮毛的功能是受肺气支配的。在《素问·阴阳应象大论》中有"肺生皮毛"，《素问·咳

4

论》有"皮毛者，肺之合也"，《素问·痿论》有"肺主身之皮毛"的论述。

肺与皮毛的关系，主要体现在两个方面：

其一，肺具有宣发卫气和津液以营养皮毛的作用，可保证皮毛的润泽和抵御外邪侵犯的功能正常。皮毛的营养，虽然与脾胃的运化功能有关，但必须依赖于肺气的宣发，才能使所需水谷精微与津液达于体表。肺主宣发的作用对皮毛的润泽及其功能的发挥至关重要。正常情况下，肺气充足，则皮毛润泽，汗孔开合正常，机体不易受外邪的侵袭。若肺气虚弱，则卫外之气不足，肌表不固，易受外邪侵袭而常患感冒等病；若肺气虚弱不能输精于皮毛，则皮毛因水谷精微供给不足而憔悴枯槁，外邪亦容易侵入，如《灵枢·经脉》所说"手太阴气绝则皮毛焦"。外感疾病辨证多从肺论治，有些皮肤病亦可从肺着手治疗，原因就在于肺与皮毛有着十分密切的联系。

其二，汗液有协助肺排泄浊物的作用。皮毛之汗孔排出浊气与肺呼出浊气有相同之处。《素问·生气通天论》将汗孔称为"气门"，汗孔的作用为"宣肺气"。

2. 肺开窍于鼻

肺司呼吸，主吐纳清浊之气。鼻是清浊之气出入的门户，为呼吸道的一部分，与外相通，主气味之香臭。《素问·阴阳应象大论》说："在脏为肺……在窍为鼻。"指出了鼻为肺窍。在生理功能方面，《灵枢·脉度》说："肺气通于鼻，肺和则鼻能知臭香矣。"明言肺气通畅是鼻嗅觉正常的前提。在经络循行方面，《灵枢·经脉》说："手太阴之别，名曰列缺……别走阳明也。"又云："大肠手阳明之脉……上挟鼻孔。"说明手太阴肺经通过络脉与手阳明大肠经相连而与鼻相关。此外，肺在液为涕，即《素问·宣明五气》所说的："五脏化液……肺为涕。"可见涕液虽为鼻分泌的黏液，有润泽鼻窍的功能，然究其产生的本因，亦在于肺的化生。因此，肺的功能正常，则呼吸通畅，鼻可得涕的润泽而行呼吸、闻香臭的功能。反之，若肺气不畅，则鼻部可见种种病理改变，如肺寒，则鼻流清涕或鼻塞；肺热壅盛，则可见喘咳上气、鼻翼扇动、流涕黄浊；若燥邪干肺，又可见鼻干而痛等；种种肺病影响及鼻，又均可致鼻的嗅觉功能减弱或香臭不闻。除肺脏有病影响及鼻外，鼻作为呼吸的门户，外邪亦可通过鼻进入肺，直接导致肺脏疾病的发生。因此，在临床上，可根据鼻部病证推测肺之证候，亦可采用搐鼻取嚏之法，宣泄肺中之邪气而达到治疗肺病的目的。

（四）肺与大肠及四脏的关系

1. 肺与大肠

肺为脏，属阴，以贮藏精气为主；大肠为腑，属阳，以传导化物为用。《灵枢·经脉》曰："肺手太阴之脉，起于中焦，下络大肠。"肺与大肠一阴一阳，一脏一腑，一里一表，通过经脉的络属而构成表里关系，即《灵枢·本输》所说"肺合大肠"。正常情况下，肺气的肃降，有助于大肠传导功能的发挥；而大肠传导功能正常，亦有助于肺气的肃降，二者相辅相成，相互为用。若大肠实热，腑气不通，可影响肺的肃降，而产生胸满、喘咳等；若肺失清肃，津液不能向下布达于大肠，则可见大便干结：如肺气虚弱，气虚推动无力，则可见大便艰涩难行，形成气虚便秘。

2. 肺与心

见本书"心与肺"。

3. 肺与肝

见本书"肝与肺"。

4. 肺与脾

见本书"脾与肺"。

5. 肺与肾

肺主肃降，通调水道，为水之上源，肾为主水之脏；肺主气司呼吸，肾主纳气；金生水，肺为肾之母，肺阴可以滋养肾阴，肾阴又为各脏之阴的根本，可上滋肺阴。肺与肾的关系，主要表现在水液代谢、呼吸运动及肺肾之阴相互滋养三个方面。人体正常的水液代谢，依赖于脾、肺、肾、膀胱等脏腑的联合作用。肺气肃降，将体内的水液不断向下输送，而为尿液生成之源，经肾之气化和膀胱的转输，将尿液排出体外。《素问灵枢合注·经脉别论》说："肺应天而主气，故能通调水道而下输膀胱，所谓地气升而为云，天气降而为雨也。"对肺通调水道，参与水液代谢的功能作了形象的描述。如《素问·逆调论》说："肾者，水脏，主津液。"《素问·上古天真论》亦云："肾者主水，

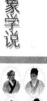

受五脏六腑之精而藏之。"人体正常水液代谢过程中，肺的宣发肃降、通调水道的功能发挥，有赖于肾阳的温煦和气化作用；肾的主水功能，亦有赖于肺的宣发肃降和通调水道作用。如肺失宣降，通调水道失职，必累及于肾，而致尿少，甚则水肿；而肾的气化失司，开阖不利，又可导致水泛为肿，甚则上为喘息，咳逆倚息而不能平卧。正如《素问·水热穴论》言水湿为病："故其本在肾，其末在肺，皆积水也。"

肺主气司呼吸，是体内外气体交换的场所。正常的呼吸运动虽为肺所主，但需要肾的纳气功能协助，才能使肺吸入之清气下归于肾而为人体所用。无论是肾的精气不足、摄纳无权、气浮于上，还是肺气久虚、久病及肾，均可导致肾不纳气，而出现呼多吸少、气不得续、动则气喘益甚等临床表现。

五、肾脏

肾居下焦，居于脊柱两侧。左右各一，为先天之本。肾的主要生理功能是藏精、主水和纳气。对于人体的生长发育与生殖有重要作用，同时，是人体全身阴阳之根本。肾在体合骨，开窍于耳及二阴，其华在发，在志为恐，在液为唾。

（一）肾的生理特性

1. 肾主封藏

肾主藏精，为封藏之本。《素问·六节藏象论》曰："肾者，主蛰，封藏之本，精之处也……"所谓"蛰"，是指蛰虫，冬眠藏伏之虫，引申为藏伏的意思。肾主蛰，就是说肾的生理特性像冬令阳气下潜、万物收藏、百虫伏蛰、地户封闭一样藏伏，是封藏的根本。肾藏真阴而寓真阳，为水火之脏。肾之藏精，宜藏而不宜泻；肾主命火，宜潜不宜露，故曰"封藏之本"。肾为封藏之本，是对肾脏生理功能的高度概括，体现了肾脏各个生理功能的共同点。精藏于肾、气纳于肾、妇女月经的按期来潮、胎儿的孕育、二便的正常排泄等，均为肾封藏之职所及。肾的精气越满盈则人体的生机越旺盛。肾脏只宜闭藏而不宜耗泻。基于这一生理特性，而有"肾无实，不可泻"之论，若肾的封藏失职，就会发生遗精滑泄、喘息、小便清长、遗尿、尿失禁、汗出过多、大便滑脱不禁，女子可见带下不止、崩漏、滑胎等。

2. 肾恶燥

从《素问·宣明五气》"心恶热，肺恶寒，肝恶风，脾恶湿，肾恶燥"所论，五脏所恶，主要指六淫之邪而言，肾恶燥，即恶六淫之中的燥气。但其规律不一，其中三脏恶本气之胜，而肺恶肾之寒，肾恶肺之燥。之所以如此，杨上善谓："令此肺恶寒，肾恶燥者，燥在于秋，寒之始也，寒在于冬，燥之终也。肺在于秋，以肺严寒之甚，故言其终，肾在于冬，以肾恶燥不甚，故言其始也。"肾恶燥，包括六淫邪气、饮食、情志、药饵、季节、时辰、居处等的所有"燥"气，从而形成肾的生理特性之一。肾之所以恶燥，因为肾为水脏，主藏精，主津液，燥则阴津受伤，肾精耗损，甚则骨髓枯竭，所以说肾恶燥。肾恶燥的临床意义，主要在于指导临床用药。在肾病的临床治疗上，一般不宜用燥烈之品，尤其是肾阴不足证更应注意，燥性伤精助火，肾阴不足本为精虚阳盛，用之不宜。即使是肾阳不足证，也不应过用燥烈之品，阳虚而阴相对偏盛，临床上多有水湿停滞之表现，此时常需少火以生气，或淡渗利湿，如金匮肾气丸的组成就体现了这一基本精神。肾既有所恶，亦有所喜，肾恶燥而喜辛，如《素问·脏气法时论》曰："肾苦燥，急食辛以润之。"张景岳注曰："少阴肾，癸水也，太阳膀胱壬水也，表里同治，壬为阳水，癸为阴水，北方之干也。肾为水脏，藏精者也，阴病者苦燥，故宜食辛以润之，盖辛以金化，水之母也，其能开腠理，致津液者，以辛能通气也。水中有真气，惟辛能之，气至水亦至，故可以润肾之燥。"张琼注曰："肾主水而苦燥者，肺郁不降，水乏化源，肝郁不升，湿气留于下焦故燥也。辛味开腠理以泄肺郁，又能升散木气，故津液致而气通。"

（二）肾的生理功能

1. 肾藏精，主生长、发育、生殖

藏精，是指肾对精气具有闭藏作用。肾对精气的闭藏，不使精气无故流失，从而维持肾精促进人体生长、发育和生殖功能，故《素问·六节藏象论》说："肾者，主蛰，封藏之本，精之处也。"精气是构成人体的基本物质，也是人体生长发育及各种功能活动的物质基础，所以《素问·金匮真言论》说：

"夫精者，生之本也。"肾所藏之精气包括"先天之精"和"后天之精"。"先天之精"是禀受于父母的生殖之精，它与生俱来，是构成胚胎发育的原始物质，即《灵枢·本神》所谓"生之来，谓之精"，所以称"肾为先天之本"；"后天之精"是指出生后，来源于摄入的饮食物，通过脾胃运化功能而生成的水谷精气，以及脏腑生理活动中化生的精气被利用后剩余部分，藏之于肾。故《素问·上古天真论》说："肾者主水，受五脏六腑之精而藏之。""先天之精"与"后天之精"的来源虽然不同，但均归藏于肾，两者是相互依存、相互为用的。即先天之精必须得到后天之精的不断培育和充养，才能发挥其生理功能；后天之精的化生，又依赖于先天之精的支持。两者相辅相成，在肾中密切结合而组成肾中所藏的精气。

肾中精气，具有促进机体的生长、发育的能力。《素问·上古天真论》说："女子七岁，肾气盛，齿更，发长；二七而天癸至，任脉通，太冲脉盛，月事以时下，故有子；三七，肾气平均，故真牙生而长极；四七，筋骨坚，发长极，身体盛壮；五七，阳明脉衰，面始焦，发始堕；六七，三阳脉衰于上，面皆焦，发始白；七七，任脉虚，太冲脉衰少，天癸竭，地道不通，故形坏而无子也。丈夫八岁，肾气实，发长齿更；二八，肾气盛，天癸至，精气溢泻，阴阳和，故能有子；三八，肾气平均，筋骨劲强，故真牙生而长极；四八，筋骨隆盛，肌肉满壮；五八，肾气衰，发堕齿槁；六八，阳气衰竭于上，面焦，发鬓颁白；七八，肝气衰，筋不能动，天癸竭，精少，肾脏衰，形体皆极；八八，则齿发去。"明确指出，机体生、长、壮、老的自然规律，与肾中精气的盛衰密切相关。

人在出生以后，由于先天之精不断得到后天之精的培育、充养，肾中精气日渐充盛，出现了幼年时期的齿更、发长；发展到一定阶段，产生一种促进和维持性功能的物质，称作"天癸"，也就进入了青春期，男子"精气溢泻"，女子"月事以时下"，具备生殖能力。以后随着肾中精气由充盛而逐渐衰少，天癸亦随之减少以至竭尽，生殖功能亦随之下降以至消失，人也就从壮年转入老年。

由于肾中精气的盛衰决定着机体的生、长、壮、老，所以，肾中精气不足，在婴幼儿表现为生长、发育不良，出现五迟（立迟、行迟、齿迟、发迟、语迟）、五软（头项软、口软、手软、足软、肌肉软）等，在青壮年可表现为生殖能力下降、早衰等。肾精化生肾气，是由肾阳蒸化肾阴而产生。所以，肾中精气，包含肾阴、肾阳两个方面的作用。

肾阴，又称元阴、真阴、真水，是人体阴液的根本，对脏腑组织器官起着滋养、濡润作用；肾阳，又称元阳、真阳、真火，是人体阳气的根本，对脏腑、经络、组织、器官起着推动、温煦作用。肾阴、肾阳相互制约，相互依存，相互为用，维护着整体阴阳的相对平衡，两者均以肾精为物质基础。如果由于某些原因，这种相对平衡遭到破坏，而又不能自行恢复时，即形成肾阴虚或肾阳虚的病理变化。肾阴虚，虚热内生，脏腑、组织失于滋养，则表现为五心烦热，潮热盗汗，腰膝酸软，头晕目眩，耳鸣耳聋，男子遗精，女子梦交、经少、经闭等；肾阳虚，则阴寒内盛，脏腑、组织失于温煦，表现为形寒肢冷，精神疲惫，腰膝冷痛，小便不利或频数，男子阳痿、早泄、滑精，女子宫寒不孕等。由于肾阴、肾阳是脏腑阴阳的根本，在维持整体阴阳平衡方面有重要作用，故肾之阴、阳失调，会导致其他各脏的阴阳失调。如肝失肾阴滋养，水不涵木，可致肝阳上亢，甚则肝风内动；心失肾阴上承，则引起心火上炎，或心肾阴虚；肺失肾阴滋养，则表现为干咳少痰、口咽干燥、潮热、盗汗等肺肾阴虚见症；脾失肾阳温煦，则出现五更泄泻、下利清谷等脾肾阳虚见症；心失肾阳温煦，则致心悸、脉迟、气短、汗出、肢冷等心肾阳虚见症。反之，其他各脏的阴阳失调，日久必累及于肾，损耗肾中精气，终致肾的阴阳失调，即"久病及肾"。肾阴、肾阳均是以肾中精气为物质基础，肾阴虚到一定程度，可以累及肾阳，发展为阴阳两虚，称作"阴损及阳"；肾阳虚到一定程度，亦可累及肾阴，发展为阴阳两虚，称作"阳损及阴"。

此外，肾中精气亏损的表现形式是多种多样的，在一定条件下，肾中精气虽已亏损，但其阴阳失调的状况却不明显，即肾虚无明显的寒象和热象的证候，称作"肾中精气亏损"，或可分别称为"肾精不足"和"肾气虚"。

2. 肾主水液

水液，是体内正常液体的总称。肾主水液，从广义来讲，是指肾为水脏，泛指肾有藏精和调节水液的作用。《素问·上古天真论》曰："肾者主水。"《素问·逆调论》："肾者水脏，主津液。"从狭义来讲，肾主水液，是说明肾有主持和调节人体水液代谢的功能。饮入于胃的水液由胃到小肠，经过脾的运化、转输作用上达于肺。肺中之津为清，其清中之清者，经肺气的宣发、心脉的运载，布散于皮毛、肌腠等组织器官。清中之浊，通过肺气肃降，经三焦水道，下降于肾，经肾阳的蒸化，其浊中之清，复化气上升于肺而布散周身，浊

53

中之浊下降，注入膀胱为尿液排出体外。

在整个水液代谢过程中，有清有浊，清中有浊，浊中有清，清者上升，浊者下降，皆离不开肾之气化蒸腾。如气变化为水的升清降浊，胃、小肠、脾、肺、三焦和肾都参与了这个过程，任何一脏功能失调，都有可能使水液代谢发生障碍，而导致水液停留的病变。但是肾在人体水液代谢过程中起着更为重要的作用。因为五脏六腑的阳气都依赖肾阳的温煦，三焦的气化作用也来源于肾气，同时肾又主二阴，肾的气化功能正常则二阴开阖有度。如肾的蒸腾气化失常，既可引起关门不利，而发生尿少、水肿等病理现象。又可引起气不化水，而发生小便清长、尿量增多等病理表现。如《素问·水热穴论》说："肾者，胃之关也，关门不利，故聚水而从其类也。上下溢于皮肤，故为胕肿。胕肿者，聚水而生病也。"由此可见，肾主水有生理、病理两种意义。正常生理情况下，肾主水液代谢，而体内水液有真水、客水之分，为机体生理所需要者，称为"真水"。在病理情况下，水液代谢紊乱，不但不能濡养脏腑，反清浊相混，泛滥流溢于腹腔、体表、四肢，称为"客水"，又称"邪水"。罗美在《古今名医汇粹》中说："水有真水，有客水。肾气温则客水亦摄而归真水；肾气寒则真水亦从而为客水。"

肾主水液，肾脏与五液关系密切。五液，一是指汗、涕、泪、涎、唾而言。《素问·宣明五气》有云："五脏化液，心为汗，肺为涕，肝为泪，脾为涎，肾为唾，是渭五液。"二是指溺、汗、泣、唾、水而言，亦称"津液五别"。《灵枢·五癃津液别》："水谷入于口，输于肠胃，其液别为五，天寒衣薄则为溺与气，天热衣厚则为汗，悲哀气并则为泣，中热胃缓则为唾。邪气内逆，则气为之闭塞而不行，不行则为水胀。"肾主水，五液悉由肾所主，《黄帝内经素问集注》说："水谷入口，其味有五，津液各走其道，五脏受水谷之津，淖注于外窍而化为五液。"又说："五液者，肾为水脏，受五脏之精而藏之，肾之液复人心而为血，入肝为泪，入肺为涕，入脾为涎，自入为唾。是以五液皆成。"《灵枢·决气》曰："谷人气满，淖泽注于骨，骨属屈伸，泄泽，补益脑髓，皮肤润泽，是谓液……液脱者，骨属屈伸不利，色夭，脑髓消，胫疫，耳数鸣……"临床可以通过五液各自病理变化，分析判断本脏病变，或作为肾脏病辨证的参考。

3. 肾主纳气

肾主纳气，"纳"同"内"，入也，是收藏，藏于内之意，所谓纳气，系指将肺吸入之气收纳于肾而贮藏，也就是说，肾有摄纳肺所吸入的清气和调节呼吸的作用。机体的呼吸功能虽为肺所主，但必须依赖肾气为之摄纳，呼吸才能通畅、调匀，才能保持呼吸的深度，使呼吸有根。肾主纳气，《黄帝内经》未明确提出，但却多次论及肾与呼吸有关。《素问·经脉别论》："是以夜行则喘出于。肾，淫气病肺……度水跌仆，喘出于肾与骨。"《难经》指出："呼出心与肺，吸入肝与肾。"

肾的纳气功能，首先是通过经络的作用而实现的。《灵枢·经脉》曰："肾足少阴之脉……其直者，从肾上贯肝膈，入肺中。"《灵枢·本输》曰："肾上连肺。"通过经络，使肺与肾之间紧密联系，由肺吸入清气，依靠肺气肃降，下达于肾，即肾摄纳肺吸入的清气；反之，肾经发生病变时，则肾功能也将异常，纳气失职，出现呼吸异常，如咳、喘等。如《灵枢·经脉》："肾足少阴之脉……是动则病饥不欲食，面如漆柴，咳唾则有血，喝喝而喘……"因此，经络的联系，是肾主纳气的基础。"肾者主蛰，为封藏之本"，肾性潜藏，明·李梴《医学入门》说："肾有两枚……纳气，收血，化精，为封藏之本。"把纳气、收血、化精都作为肾司封藏的一个方面。清气，是人体不可缺少的精微物质，是元气的重要组成部分。肾主纳气，是肾的封藏作用在呼吸运动中的体现。肾的纳气功能，对呼吸运动有重要作用。呼吸运动由肺所主，靠肺的宣发，一呼一吸，一升一降，但还必须依赖肾气为之摄纳，故前人称"肺为气之主，肾为气之根"，通过肾的摄纳，才能维持呼吸的调匀和深度，才能使呼吸有根。若肾精不足，摄纳无权，吸入清气不能下纳于肾，就会使气浮于上，出现气喘、呼多吸少、张口抬肩、气不得续等。

（三）肾与形窍志液的关系

1. 肾主骨

肾生髓，主藏精，而精能生髓，留居于骨中，骨赖髓以充养。所以《素问·宣明五气》曰："肾主骨。"《素问·阴阳应象大论》曰："肾生骨髓。"肾精充足，骨髓生化有源，骨骼得到髓的滋养而坚固有力，即"髓者，骨之充也"。若肾精虚少，骨髓化源不足，不能营养骨骼，便会出现骨骼脆弱，不能久立，在小儿多见发育不良。肾既主骨，而"齿为骨之余"，齿与骨同出一源，牙齿也由肾中精气所充养。《素问·上古天真论》："五八，肾气衰，发堕齿槁。……八八，天癸竭，精少，肾藏衰退，形体皆极，则齿发去。"

2. 肾开窍于耳与二阴

耳的听觉功能的灵敏与失聪，与肾藏精气的盛衰有密切关系。《素问·阴阳应象大论》曰："肾主耳……在窍为耳。"《灵枢·五阅五使》曰："耳者，肾之官也。"《灵枢·脉度》曰："肾气通于耳，肾和则耳能闻五音矣。"《灵枢·本藏》根据耳郭的颜色、形状、大小来判断肾脏疾病："黑色小理者肾小，粗理者肾大，高耳者肾高，耳后陷者肾下，耳坚者肾坚，耳薄不坚者肾脆。"《难经·四十难》曰："耳者肾之候。"这些文献都从生理、病理上论证了耳与肾的关系。耳为肾之窍，肾开窍于耳。在功能上，耳是听觉器官，听觉的灵敏与否，与肾中精气的盈亏有关。肾中精气充盈，髓海得养，则听觉灵敏，分辨力较高；反之，肾中精气虚衰时，则髓海失养，听力减退，耳中鸣响，甚或耳聋。人到老年，肾中精气逐渐衰退，故听力每多减退。所以临床上常常把耳的听觉变化，作为推断肾气盛衰的一个标志。

二阴包括前阴（外生殖器）和后阴（肛门），二者与肾关系密切。《素问·五常政大论》曰："肾畏湿，其主二阴。"肾开窍于耳，也开窍于二阴，前阴是排尿和性事的器官，后阴是排泄粪便的通路。二阴司二便的功能，有赖于肾阳的气化作用。肾的气化功能正常，则二便开阖适度。肾的气化异常，可导致尿频、遗尿、尿失禁、大便秘结或失禁。肾精充旺则精气及时溢泄，而有子。肾的生理功能异常，可导致生殖功能障碍，男子可见阳痿、早泄、少精、滑精、遗精等，女子可见月事不调、性欲淡漠，甚则闭经、不孕等。

3. 肾主恐

中医学认为七情是五脏精气活动的结果。如《素问·阴阳应象大论》说："人有五脏化五气，以生喜怒悲忧恐。"肾"在志为恐"、"精气并于肾则恐"、"恐伤肾"等，说明恐与肾有着密切关系。恐是人们对事物惧怕的一种精神状态，恐与惊相似，但惊为不自知，事出突然而惊；恐为自知，俗称"胆怯"。肾是藏精舍志之脏，而志又由心神所发，故恐与惊为肾脏精气活动的反应。正常情志变化过程中，恐由肾所出，所以说"肾主恐"、"精气并于肾则恐"。在病理情况下，过度惊恐每易伤肾，如《素问·阴阳应象大论》曰："在脏为肾……在志为恐，恐伤肾。"恐何以伤肾？《素问·举痛论》曰："恐则气下……恐则精却，却则上焦闭；闭则气还，还则下焦胀，故气不行矣。"张景岳说："恐惧伤肾则伤精，故精却，却者退也。精却则升降不交，故上焦闭，上焦闭则气归于下，病为胀满而气不行，故曰恐则气下也。"可见恐伤肾主要是影响肾的气机，使肾的气机逆乱，气泄于下，肾气不固，所以恐伤肾常出现二便失禁，或遗精滑泄，阳痿阴缩，腰酸腿软等临床表现。《灵枢·本神》说："恐惧而不解则伤精，精伤则骨酸痿厥，精时自下。"即肾气虚损，封藏不固，不能升腾而虚陷。逆气上冲则形成奔豚病，如《金匮要略·奔豚气病脉证治》所说："从少腹起上冲咽喉，发作欲死，复还止，皆从惊恐得之。"

4. 肾在液为唾

唾与涎均为口腔中分泌的一种液体。前人称其清者为涎，稠者为唾。《素问·宣明五气篇》说："肾为唾。"《灵枢·九针十二原》说："肾主唾。"指出唾为肾液。肾主水，唾为水液的一部分。通过唾液量的多少变化，可以反映体内津液的盈亏以及水液代谢的正常与否。例如，唇焦齿槁，口干舌燥，少唾或无唾等表现常见于肾阴虚之人；多唾则责之于肾阳虚。生理的唾液为肾精所化，咽而不吐，有滋养肾中精气的作用。若多唾或久唾，则易耗伤肾中精气，所以前人极为重视唾液，有"金津"、"玉液"、"醴泉"、"甘露"等称谓，认为唾液可以灌溉脏腑，润泽肢体。如《本草纲目》说："人能终日不唾则精气常留，颜色不槁。"《杂症会心录》中说唾液可以"行经络，润肠胃，生精血，发灵根"。所以中医的养生家、气功家都特别重视"咽津"，即以舌抵上腭，待津唾满口后，咽之以养肾精，称此法为"饮玉浆"，认为吞咽口津可以治病、保健、养生、长寿。如《医心方》云："口为华池，中有醴泉，嗽而咽之，溉润脏身，活利百脉，化养万神。"

（四）肾与膀胱及四脏的关系

1. 肾与膀胱

《灵枢·本输》云："肾合膀胱。"肾与膀胱通过经脉的相互络属，构成表里关系。在生理上，二者共同完成对津液的气化和排泄过程。津液之所以贮存于膀胱而不漏泄，亦赖肾气的固摄功能，而当津液贮存到一定的程度时能够及时排出体外为尿，则又赖于肾脏的开阖功能，故肾阳充足固摄有权，则膀胱开阖有度，尿液才能正常贮存和排泄，从而维持水液的正常代谢。病理情况下，如肾阳不足或肾气虚损，致使肾脏的固摄功能衰弱时，则膀胱失约，可出现尿频、遗尿，甚至尿失禁等。若肾阳不振，气化不利时，则膀胱亦失开阖，引起癃闭等症，正如《素问·宣明五气》云："膀胱不利为癃，不约为遗溺。"临床治疗小便失常，亦多从治肾着手。如膀胱虚证，则以温肾固气为主；膀胱湿热，或肾移热于膀胱，出现小便短赤，或癃闭、尿血等症时，宜用清热利湿之法治之。

另外，膀胱足太阳之脉从头至足，行于体表，统摄营卫，固护于外，主一身之表。而膀胱为肾之合，肾为诸阳之本，太阳之阳气本源于肾。《血证论》云："肾者水脏，水中含阳，化生元气，根结丹田，内主呼吸达于膀胱，运行于外，则为卫气。"又云："膀胱称为太阳经，谓水中之阳，达于外以为卫气，乃阳之最大者也。"说明膀胱受肾中阳气，通过其经脉外达于体表而卫外。肾阳之盛衰，关系到膀胱足太阳主表卫外的强弱。肾阳充实，则太阳之阳气必盛，卫外功能亦强，肾阳不足，则太阳之阳气必衰，卫外功能减弱。

2. 肾与肝

见本书"肝与肾"。

3. 肾与心

见本书"心与肾"。

4. 肾与脾

见本书"脾与肾"。

5. 肾与肺

见本书"肺与肾"。

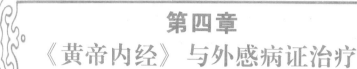

第四章
《黄帝内经》与外感病证治疗

第一节　感冒

一、什么是感冒

感冒是感受触冒风邪或时行病毒，引起肺功能失调，出现鼻塞、流涕、喷嚏、头痛、恶寒、发热、全身不适等主要临床表现的一种外感疾病。感冒又有伤风、冒风、伤寒、冒寒等名称。

感冒是最常见的病之一，个体重复发病率之高，是其他任何疾病都无法与之相比的。但是不能因为它常见就不重视它。轻型感冒虽可不药而愈，重症感冒却能影响工作和生活，甚至可危及小儿、老年体弱者的生命。而且感冒得不到及时的治疗就可能引发多种疾病，如肺病、心脏病、肾炎，甚至风湿病等多种疾病。如果原来就有这些病，感冒后就会加重这些病的症状。尤其是流行感冒暴发时，传播迅速，感染者众多，症状严重，甚至导致死亡，造成严重后果。

二、感冒的症状体征

临床以鼻塞、流涕、喷嚏、咳嗽、恶寒、发热、全身不适等为主要表现。以鼻咽部痒、干燥、不适为早期症状，继则喷嚏、鼻塞、鼻涕或疲乏、全身不适等，轻则症状不重，易于痊愈；重则高热、咳嗽、胸痛等。《素问·太阴阳明论》说："伤于风者上先受之。"肺为脏腑之华盖，其位最高，开窍于鼻，职司呼吸，外主皮毛，其性娇气，不耐邪侵，故外邪从口鼻、皮毛入侵，肺卫首当其冲。感冒的病位在肺卫，其基本病机是外邪影响肺卫功能失调，导致卫表不和，肺失宣肃，尤以卫表不和为主要方面。卫表不和，故见恶寒、发热、头痛、身痛、全身不适等；肺失宣肃，故见鼻塞、流涕、喷嚏、喉痒、咽痛等。

三、《黄帝内经》对感冒的论述

《素问·热论》："伤寒一日，巨阳受之，故头项痛，腰脊强。二日阳明受之，阳明主肉，其脉侠鼻络于目，故身热目疼而鼻干，不得卧也。三日少阳受之，少阳主胆，其脉循胁络于耳，故胸胁痛而耳聋。三阳经络皆受其病，而未入于藏者，故可汗而已。四日太阴受之，太阴脉布胃中络于嗌，故腹满而嗌干。五日少阴受之，少阴脉贯肾络于肺，系舌本，故口燥舌干而渴。六日厥阴受之，厥阴脉循阴器而络于肝，故烦满而囊缩。"《素问·玉机真藏论》："是故风者百病之长也，今风寒客于人，使人毫毛毕直，皮肤闭而为热，当是之时，可汗而发也。"对感冒的症状和治疗方法进行了描述。《素问·骨空论》说："风从外入，令人振寒汗出，头痛，身重，恶寒。"可见《黄帝内经》已经认识到感冒主要是外感风邪所致。

四、现代中医临床的辨证施治

（一）风寒感冒

【症状特征】恶寒重，发热轻，无汗，头痛，肢节酸痛，鼻塞声重，时流清涕，咽痒，咳嗽，痰吐稀薄色白，舌苔薄白，脉浮或浮紧。

【治疗原则】辛温解表，宣肺散寒。

【方药】荆防败毒散。本方以荆芥、防风解表散寒；柴胡、薄荷解表疏风；羌活、独活散寒除湿，为治肢体疼痛之要药；川芎活血散风止头痛；枳壳、前胡、桔梗宣肺利气；茯苓、甘草化痰和中。风寒重，恶寒甚者，加麻黄、桂枝，头痛加白芷，项背强痛加葛根。

风寒夹湿，身热不扬，身重苔腻，脉濡者，用羌活胜湿汤加减；风寒兼气滞，胸闷呕恶者，用香苏散加减；表寒兼里热，又称"寒包火"，发热恶寒，鼻塞声重，周身酸痛，无汗口渴，咽痛，咳嗽气急，痰黄黏稠，或尿赤便秘，舌苔黄白相兼，脉浮数，解表清里，用双解汤加减。

风寒感冒也可用成药如午时茶、通宣理肺丸等，轻证亦可用生姜10克，红糖适量，煎水服用。

（二）风热感冒

【症状特征】发热，微恶风寒，或有汗，鼻塞喷嚏，流稠涕，头痛，咽喉疼痛，咳嗽痰稠，舌苔薄黄，脉浮数。

【治疗原则】辛凉解表，宣肺清热。

【方药】银翘散。本方以金银花、连翘辛凉透表，兼以清热解毒；薄荷、荆芥、淡豆豉疏风解表，透热外出；桔梗、牛蒡子、甘草宣肺祛痰，利咽散结；竹叶、芦根甘凉轻清，可清热、生津、止渴。发热甚者，加黄芩、石膏、大青叶清热；头痛重者，加桑叶、菊花、蔓荆子清利头目；咽喉肿痛者，加板蓝根、玄参利咽解毒；咳嗽痰黄者，加黄芩、知母、浙贝母、杏仁、栝楼壳清肺化痰；口渴重者，重用芦根，加花粉、知母清热生津。流行感冒，呈流行性发生，寒战高热，全身酸痛，酸软无力，或有化热传变之势，重在清热解毒，方中加大青叶、板蓝根、蚤休、贯众、石膏等。

风热感冒可用中成药银翘解毒片（丸）、羚翘解毒片、桑菊感冒冲剂等，流行感冒用板蓝根冲剂等。

（三）暑湿感冒

【症状特征】发生于夏季，面垢、身热、汗出，但汗出不畅，身热不扬，身重倦怠，头昏重痛，或有鼻塞流涕，咳嗽痰黄，胸闷欲呕，小便短赤，舌苔黄腻，脉濡数。

【治疗原则】清暑祛湿解表。

【方药】新加香薷饮。本方以香薷发汗解表；金银花、连翘辛凉解表；厚朴、白扁豆和中化湿。暑热偏盛，加黄连、青蒿、鲜荷叶、鲜芦根清暑泻热；湿困卫表，身重少汗恶风，加清豆卷、藿香、佩兰芳香化湿宣表；小便短赤，加六一散、赤茯苓清热利湿。

暑湿感冒或感冒而兼见中焦诸症者，可用中成药藿香正气丸（片、水、软胶囊）等。

（四）气虚感冒

【症状特征】身体气虚者易反复感冒，感冒则恶寒较重，或发热，热势不高，鼻塞流涕，头痛，汗出，倦怠乏力，气短，咳嗽，咯痰无力，舌质淡，苔薄白，脉浮无力。

【治疗原则】益气解表。

【方药】参苏饮加减。药物以人参、茯苓、甘草益气祛邪；苏叶、葛根疏风解表；半夏、陈皮、桔梗、前胡宣肺理气、化痰止咳；木香、枳壳理气调中；姜、枣调和营卫。表虚自汗者，加黄芪、白术、防风益气固表。

气虚甚而表证轻者，可用补中益气汤益气解表。凡气虚易于感冒者，可常服玉屏风散，增强固表卫外功能，以防感冒。

（五）阴虚感冒

【症状特征】阴虚津亏，感受外邪，津液不能作汗外出，微恶风寒，少汗，身热，手足心热，头昏心烦，口干，干咳少痰，鼻塞流涕，舌红少苔，脉细数。

【治疗原则】滋阴解表。

【方药】葳蕤汤加减。方中以白薇清热和阴；玉竹滋阴助汗；葱白、薄荷、桔梗、豆豉疏表散风；甘草、大枣甘润和中。阴伤明显、口渴心烦者，加沙参、麦门冬、黄连、天花粉可清润、生津、除烦。

五、感冒的食疗药膳

1. 姜丝鸭蛋汤

【配方】生姜50克（去皮），鸭蛋2个，白酒20毫升。

【制法】生姜洗净去皮，切成丝，加水 200 毫升煮沸，鸭蛋去壳打散，倒入生姜汤中，稍搅，再加入白酒，煮沸即可。

【服法】每日 1 次，吃蛋饮汤，顿服，可连服 3 日。

【功效】解表散寒。

2. 神仙粥

【配方】糯米 30 克，生姜片 10 克，葱白 6 克。

【制法】葱白切碎待用。用砂锅加水煮糯米、生姜片，粥成入葱白，煮至米烂，再加米醋 20 毫升，和匀即可。

【服法】趁热喝粥，以汗出为佳。

【功效】益气补虚，散寒解表。

3. 枸杞五味子茶

【配方】枸杞子、五味子各等份。

【制法】枸杞子、五味子共研末，用开水浸泡封存 3 小时，即可饮用。

【服法】每日不拘时代茶饮服。

【功效】清暑祛热，补虚益精。

4. 黄芪姜枣汤

【配方】黄芪、大枣各 15 克，生姜 3 片。

【制法】以上三物加水适量，用武火煮沸，再用文火煮约 1 小时即可。

【服法】每日 3 次，吃枣饮汤。

【功效】益气补虚，解表散寒。

5. 绿豆粥

【配方】绿豆 50 克，粳米 100 克，冰糖适量。

【制法】绿豆、粳米洗净煮粥，待粥熟时加入冰糖，搅拌均匀即可食用。

【服法】可作早、晚餐食用。

【功效】清热解暑。

6. 苦瓜莲肉汤

【配方】苦瓜 30 克，鲜莲叶 1 张，猪瘦肉 50 克。

【制法】将苦瓜、鲜莲叶、猪瘦肉均切片，把全部用料一起放入锅内，加清水适量，武火煮沸后，改文火煮约 1 小时，至肉熟，调味即可。

【服法】饮汤食肉。

【功效】清暑解毒，利湿和中。

7. 香薷扁豆汤

【配方】香薷 10 克，白扁豆 12 克，陈皮 6 克，荷叶 8 克，白糖适量。

【制法】将白扁豆炒黄后捣碎，与香薷、陈皮、荷叶一同煎煮，煮沸 10 分钟后过滤，去渣取汁，加入白糖调味即可。

【服法】每日 1 次，不拘时频频饮之。连服 3 ~ 5 日。

【功效】清暑、祛湿、解表。

8. 珠兰茶

【配方】茶叶 6 克，珠兰 3 克，薄荷 3 克。

【制法】上药开水冲泡 5 分钟即可。

【服法】每日 1 ~ 2 剂，分上、下午饮服。

【功效】理气化湿，清利头目。

9. 香薷饮

【配方】香薷 10 克，厚朴、白扁豆各 5 克，白糖少许。

【制法】香薷、厚朴剪碎，白扁豆炒黄后捣碎，放入保温杯中，以沸水冲泡，盖严温浸 1 小时后加糖调味。

【服法】每日 1 剂，分两次饮服。

【功效】发汗解表，化湿和中。

10. 白菜根葱白汤

【配方】大白菜根 3 个，葱白连须 2 根，芦根 10 克。

【制法】上三物以水煎煮 10 ~ 15 分钟即可。

【服法】每日 1 剂，趁热分 2 次服用。

【功效】辛散解毒，清热祛湿。

11. 西瓜番茄汁

【配方】西瓜、番茄各适量。

【制法】西瓜瓤用纱布绞汁；番茄先用开水烫，剥去皮，也用纱布绞挤汁液，然后将两汁合并即可饮用。如用榨汁机更为便捷。

【服法】每日1~2次。

【功效】清热生津。

12. 银花饮

【配方】金银花30克，山楂10克，蜂蜜250克。

【制法】将金银花、山楂放入锅内，加水适量，置武火上烧沸，3分钟后取药液1次，再加水煎熬1次，将两次药液合并，放入蜂蜜，搅拌均匀即成。

【服法】随量饮用。

【功效】辛凉解表，清热解毒。

13. 薄荷粥

【配方】鲜薄荷30克（干者10克），粳米60克，冰糖少许。

【制法】水煎薄荷5分钟，去渣取汁。取粳米熬粥，加入薄荷汁，稍煮，加入冰糖调化。

【服法】分早、晚温热服食。

【功效】疏风解表，清利头目。

14. 贯众蛋

【配方】贯众10克，鸡蛋1个。

【制法】将贯众与鸡蛋同放锅中，加水300毫升，煮至蛋熟，去药渣。

【服法】每日1次，饮汤吃蛋，连服5~7日。

【功效】清热解毒。

15. 姜丝萝卜汤

【配方】生姜25克，萝卜50克，红糖适量。

【制法】生姜切丝，萝卜切片，两者共放锅中加水适量，煎煮10~15分钟，再加入红糖适量，稍煮1~2分钟即可。

【服法】每日1次，热服。

【功效】祛风、散寒、解表。

16. 葱豉汤

【配方】葱白2根，豆豉10克，盐少许。

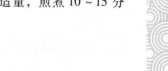

第四章
《黄帝内经》与外感病证治疗

【制法】锅中加水 500 毫升，入豆豉煮沸 2~3 分钟，加入葱白、盐出锅。

【服法】趁热服用，服后盖被取汗。

【功效】解表散寒。

17. 芫荽葱白汤

【配方】芫荽 15 克，葱白 15 根，生姜 9 克。

【制法】将芫荽、葱白、生姜分别洗净，切碎共放锅中加清水适量煎煮 10~15 分钟，去渣取汁饮服即可。

【服法】每日 2 次，连服 2~3 日。

【功效】发表散寒。

18. 姜糖饮

【配方】生姜 10 克，红糖 15 克。

【制法】生姜切丝，以沸水冲泡，加盖约 5 分钟，再调入红糖。

【服法】每日 1 次，趁热顿服。服后盖被睡卧取汗。

【功效】疏散风寒，和胃健中。

19. 苍耳鸡蛋

【配方】鸡蛋 1 个，苍耳子 6 克。

【制法】将苍耳子去刺炒黄，研成细末，加入鸡蛋中打成蛋浆，炒熟。

【服法】每日 1 次，趁热食用。连服 3 日。

【功效】散风止痛。

第二节　痢疾

一、什么是痢疾

痢疾是因外感时行疫毒，内伤饮食而致邪蕴肠腑，气血壅滞，传导失司，以腹痛腹泻，里急后重，排赤白脓血便为主要临床表现的具有传染性的外感疾病。

痢疾为最常见的肠道传染病之一，一年四季均可发病，但以夏秋季节为最多，可散在发生，也可形成流行，无论男女老幼，对本病"多相染易"。在儿童和老年患者中，常因急骤发病，高热惊厥，厥脱昏迷而导致死亡，故须积极防治。中医药对各类型痢疾有良好的疗效，尤其是久痢，在辨证的基础上，采用内服中药或灌肠疗法，常能收到显著的效果。

中医学的痢疾与西医学的痢疾病名相同，部分临床表现一致。包含了西医学中的细菌性痢疾、阿米巴痢疾等。

二、痢疾的症状体征

痢疾以腹痛、腹泻，里急后重，便下赤白脓血为主要表现，但临床症状轻重差异较大。轻者，腹痛不显著，里急后重感不明显，大便每日次数在 10 次以下，或被误诊为泄泻；重者，腹痛、里急后重均甚，下痢次数频繁，甚至在未出现泻痢之前即有高热、神疲、面青、肢冷以至昏迷惊厥。多数发病较急，急性起病者，以发热伴呕吐开始，继而阵发性腹痛、腹泻，里急后重，下痢赤白黏冻或脓血。也有缓慢发病者，缓慢发病则发热不甚或无发热，只有腹痛，里急后重，下痢赤白黏冻或脓血的主症，下痢的次数与量均少于急性发病者。急性发病者，病程较短，一般在两周左右；缓慢发病者，病程较长，多数迁延难愈，甚至病程可达数月、数年之久。痢疾可散在发生，也可在同一地区形成流行。

三、《黄帝内经》对痢疾的论述

《黄帝内经》称本病为"肠澼"，对本病的病因、症状、预后等方面都有所论述，如《素问·太阴阳明论》说："食饮不节，起居不时者，阴受之……阴受之则入五脏……脏则䐜满闭塞，下为飧泄，久为肠澼。"指出本病病因与饮食不节有关。《素问·至真要大论》说："火淫所胜，则焰明郊野，寒热更至。民病注泄赤白，少腹痛，溺赤，甚则血便，少阴同候。"指出本病的病因与气候有关，症状为腹痛，便下赤白。

四、现代中医临床的辨证施治

（一）湿热痢

【症状特征】腹痛阵阵，痛而拒按，便后腹痛暂缓，痢下赤白脓血，黏稠如胶冻，腥臭，肛门灼热，小便短赤，舌苔黄腻，脉滑数。

【治疗原则】清肠化湿，解毒，调气行血。

【方药】芍药汤。方中黄芩、黄连清热燥湿，解毒止痢；大黄、槟榔荡热去滞，通因通用；木香、槟榔调气行滞；当归、芍药、甘草行血和营，缓急止痛；肉桂辛温，反佐黄芩、黄连。大黄之苦寒，共成辛开苦降之势，以散邪气之结滞。痢疾初起，去肉桂，加金银花、穿心莲等加强清热解毒之力。有表证者，加荆芥、防风解表散邪，或用荆防败毒散，逆流挽舟。兼食滞者，加莱菔子、山楂、神曲消食导滞。痢下赤多白少，肛门灼热，口渴喜冷饮，证属热重于湿者，加白头翁、黄柏、秦皮直清里热。痢下白多赤少，舌苔白腻，证属湿重于热者，去黄芩、当归，加茯苓、苍术、厚朴、陈皮等运脾燥湿。痢下鲜红者，加地榆、牡丹皮、仙鹤草、侧柏叶等凉血止血。

湿热痢也可用成药香连丸治疗。

（二）疫毒痢

【症状特征】发病急骤，腹痛剧烈，里急后重频繁，痢下鲜紫脓血，呕吐频繁，寒战壮热，头痛烦躁，精神极其委靡，甚至四肢厥冷，神志昏蒙，或神昏不清，惊厥抽搐，瞳仁大小不等，舌质红绛，苔黄腻或燥，脉滑数或微细欲绝。临床亦可下痢不重而全身症状重者，突然出现高热，神昏谵语，呕吐，喘逆，四肢厥冷，舌红苔干，脉弦数或微细欲绝。

【治疗原则】清热凉血，解毒清肠。

【方药】白头翁汤合芍药汤。本方以白头翁清热解毒凉血，配黄连、黄芩、黄柏、秦皮清热解毒化湿；当归、芍药行血；木香、槟榔、大黄行气导滞。临床可加金银花、牡丹皮、地榆、穿心莲、贯众等以加强清热解毒的功效。高热神昏，热毒入营血者，合犀角地黄汤，另服神犀丹或紫雪丹以清营开窍。痉厥抽搐者，加羚羊角、钩藤、石决明、生地黄等熄风镇痉。壮热神昏，烦躁惊厥而下痢不甚者，合大承气汤清热解毒，荡涤内闭。

疫毒痢（或湿热痢）可用白头翁汤加大黄等，煎水保留灌肠配合治疗，以增强涤荡邪毒之功效。

（三）寒湿痢

【症状特征】腹痛拘急，痢下赤白黏冻，白多赤少，或纯为白冻，里急后重，脘胀腹满，头身困重，舌苔白腻，脉濡缓。

【治疗原则】温中燥湿，调气和血。

【方药】不换金正气散。本方以藿香芳香化湿；苍术、厚朴、法半夏运脾燥湿；陈皮、木香、枳实行气导滞；桂枝、炮姜温中散寒；芍药、当归和血。兼有表证者，加荆芥、苏叶、葛根解表祛邪；挟食滞者，加山楂、神曲消食导滞。

若湿邪偏重，白痢如胶冻，腰膝酸软，脘腹胀满，里急后重甚者，改用胃苓汤加减，以温中化湿健脾。

（四）虚寒痢

【症状特征】久痢缠绵不已，痢下赤白清稀或白色黏冻，无腥臭，甚则滑脱不禁，腹部隐痛，喜按喜温，肛门坠胀，或虚坐努挣，便后更甚，食少神疲，形寒畏冷，四肢不温，腰膝酸软，舌淡苔薄白，脉沉细而弱。

【治疗原则】温补脾肾，收涩固脱。

【方药】桃花汤合真人养脏汤。两方以人参或党参、白术、粳米益气健脾；干姜、肉桂温阳散寒；当归、芍药和血缓急止痛；木香行气导滞；赤石脂、诃子、罂粟壳、肉豆蔻收涩固脱，两方合用，兼具温补、收涩、固脱之功，颇合病情。肾阳虚衰者，加附子、破故纸温补肾阳。肛门下坠者，去木香，加黄芪、升麻益气举陷。下痢不爽者，减用收涩之品。滑脱不禁者，加芡实、莲子、龙骨、牡蛎收敛固脱。

虚寒痢也可配合成药理中丸、归脾丸治疗。

（五）休息痢

【症状特征】下痢时发时止，日久难愈，常因饮食不当、感受外邪或劳累而诱发。发作时，大便次数增多，便中带有赤白黏冻，腹痛，里急后重，症状一般不及初痢、暴痢程度重。休止时，常有腹胀食少，倦怠怯冷，舌质淡苔腻，脉濡软或虚数。

【治疗原则】温中清肠，佐以调气化滞。

【方药】连理汤。本方以人参、白术、干姜、甘草温中健脾；黄连清除肠中余邪；加木香、槟榔、枳实调气行滞；加当归和血。发作期，偏湿热者，加白头翁、黄柏清湿热；偏寒湿者，加苍术、草果温中化湿。

休息痢多因寒热错杂，虚实互见，病情顽固者，也可用成药乌梅丸治疗。若大便呈果酱色而量多者，用鸦胆子仁治疗效果较好，成人每次服 15 粒，每日 3 次，胶囊分装或用龙眼肉包裹，饭后服用，连服 7～10 日，可单独服用或配合上述方药使用。

若脾胃阳气不足，积滞未尽，遇寒即发的休息痢，症见下痢白冻，倦怠少食，舌淡苔白，脉沉者，治宜温中导下，方用温脾汤加减。若久痢伤阴，或素体阴虚，阴液亏虚，余邪未净，阴虚作痢，痢下赤白，或下鲜血黏稠，排便困难，量少难出，午后低热，口干心烦，舌红绛，治宜养阴清肠，方用驻车丸加减。

（六）噤口痢

【症状特征】下痢而不能进食，或下痢呕恶不能食者。属于实证者，多由湿热或疫毒，上犯于胃，胃失和降所致，症见下痢，胸闷，呕恶不食，口气秽臭，舌苔黄腻，脉滑数。

【治疗原则】泻热和胃，苦辛通降。

【方药】开噤散加减。药用黄连、石菖蒲、茯苓、冬瓜仁苦辛通降，泻热化湿；陈皮、陈仓米、石莲子、荷叶蒂健脾养胃。全方合用，升清降浊，开噤进食。

属于虚证者，以脾胃素虚，或久痢伤胃，胃虚气弱，失于和降所致，病见下痢频频，呕恶不食，或食入即吐，神疲乏力，舌淡苔白，脉弱无力，治宜健脾和胃。方用六君子汤健脾和胃，再加石菖蒲、姜汁醒脾降逆。若下痢无度，饮食不进，肢冷脉微，当急用独参汤或参附汤以益气固脱。

五、痢疾的食疗药膳

1. 黑木耳汤

【配方】黑木耳 50 克。

【制法】黑木耳择洗干净，加水 1 升，煮至黑木耳熟烂即可。

【服法】先将黑木耳以盐、醋拌食，再喝汤。每日 2 次。

【功效】益气、凉血、止痢。

2. 绿茶蜜饮

【配方】绿茶 5 克，蜂蜜适量。

【制法】绿茶放入瓷杯，以沸水冲泡，加盖泡 5 分钟后再调入蜂蜜。

【服法】每日 3~4 次，趁热顿服。

【功效】清热生津，止痢消食。

3. 松花蛋蘸红糖

【配方】松花蛋 3 个，红糖 60 克。

【制法】松花蛋去壳。

【服法】每日 1~2 次，每次 3 个，松花蛋蘸红糖，空腹食用。可以常食。

【功效】滋阴清热，止痢。

4. 薏米莲子粥

【配方】薏米（薏苡仁）30 克，莲子 10 克。

【制法】薏米先煮至半熟，再加莲子，继续煮至成粥。食用时加冰糖少许调味。

【服法】每日 2 次，作早、晚餐服。

【功效】健脾祛湿。

5. 桃花粥

【配方】赤石脂 24 克，干姜 6 克，粳米 30 克。

【制法】赤石脂打碎，与干姜同入砂锅中，加水适量，煎取汁 50 毫升，去渣澄清。粳米煮粥，粥成时兑入药汁，煮沸即成。

【服法】温热空腹顿服。

【功效】温中养胃，涩肠止泻。

6. 大蒜炖肚条

【配方】猪肚 100 克，大蒜 150 克，盐少许。

【制法】猪肚洗净，大蒜去皮，二物加水适量，煮至猪肚熟烂，将猪肚捞出切成肚条，再稍煮加盐调味。

【服法】佐餐食用。

【功效】健脾补虚，解毒止痢。

7. 鲫鱼汤

【配方】大鲫鱼 1 千克，荜拨、砂仁、陈皮、胡椒、泡辣椒各 10 克，大蒜 2 个。

【制法】鲫鱼剖洗干净，在鱼腹内装入陈皮、砂仁、荜拨、大蒜、胡椒、泡辣椒，将鲫鱼用油稍煎后，再加入水适量，炖煮成汤，调味即成。

【服法】空腹随意食用。

【功效】醒脾暖胃。

8. 姜茶

【配方】生姜、茶叶各 10 克。

【制法】生姜带皮切碎，与茶叶一起加水 1 大碗共煮，煮至半碗汤汁即可。

【服法】每日 1~2 剂，温饮。

【功效】温中散寒，化湿止痢。

9. 肉桂粥

【配方】肉桂、当归各 2~3 克，陈皮 3 克，山楂 6 克，粳米 100 克，红糖适量。

【制法】先将肉桂、当归、陈皮、山楂煎取浓汁，去渣。另煮粳米，待粥成，调入药汁及红糖。

【服法】每日1剂，分2次温服。

【功效】温阳健脾，散寒止痢。

10. 蒜汁酒

【配方】蒜汁10毫升，白酒15毫升。

【制法】将蒜汁对入白酒中即可。

【服法】1日内分3次服。

【功效】行气散寒，杀菌止痢。

11. 蒜泥马齿苋

【配方】大独头蒜15克，鲜马齿苋250克。食盐、酱油、白糖、黑芝麻、葱白各5克，花椒面、味精各少许。

【制法】马齿苋洗净，择成5~6厘米长，用沸水烫透，捞出沥干。将马齿苋装盘中抖散，先加食盐拌匀，再放蒜泥、酱油、白糖、葱花、花椒面、醋、味精调味，最后撒上黑芝麻即可。

【服法】佐餐适量食之。

【功效】清热解毒，杀菌止痢。

第三节　湿阻

一、什么是湿阻

　　湿阻是指湿邪阻滞中焦，运化功能减弱，以脘腹满闷，肢体困重，纳食呆滞等为主要临床特征的外感病。古代又称为"湿证"、"湿病"、"伤湿"。

　　西医学中的胃肠功能紊乱等，可参照本节辨证论治。

二、湿阻的症状体征

　　湿阻病起病缓慢，迁延时间较长。一般夏季发病，至秋季渐缓。典型的临床表现是重、闷、呆、腻、濡。"重"为肢体困重；"闷"为脘腹痞闷；"呆"指纳食乏味呆滞；"腻"指口黏苔腻，自觉口中黏腻不适，口淡无味，或口中有甜味，一般不渴，亦有口干口苦者，但必渴不欲饮，或但欲漱口而不欲咽。

总见苔腻，或白腻，或黄腻，或黄白相兼而腻；"濡"为脉象濡。

三、《黄帝内经》对湿阻的论述

《素问·阴阳应象大论》、《素问·生气通天论》、《素问·六元正纪大论》等许多篇章对湿病的病因、临床特征都有所讨论，指出外湿"感则害人皮肉筋脉"，困阻中焦等。

四、现代中医临床的辨证施治

（一）湿困脾胃

【症状特征】肢体困倦而重，或头重如裹，胸闷腹胀，纳食不香，口中黏腻无味，便溏，或有形寒，舌苔白腻，脉濡滑。

【治疗原则】芳香化湿。

【方药】藿香正气散。方中用藿香、紫苏、陈皮、白芷芳香化湿；厚朴、法半夏、白术苦温燥湿；大腹皮、茯苓淡渗利湿。集芳香、苦温、淡渗于一方，并配合桔梗宣通肺气，甘草甘缓和中，共奏温化寒湿之效。若口有甜味者，加佩兰以加强芳香化浊之力。若兼见食滞嗳腐吞酸者，加用山楂、神曲、鸡内金消食化滞。若腹胀便溏者，合用平胃散，以增强健脾燥湿的作用。若兼有表证寒热者，加荆芥、防风辛散表邪。

（二）湿热中阻

【症状特征】脘痞闷似痛，纳呆，大便不爽，口中苦而黏腻，渴不欲饮，四肢困重，或有身热不扬，汗出而热不退，舌苔黄腻，脉濡数。

【治疗原则】清热化湿。

【方药】王氏连朴饮。本方以黄连、栀子苦寒清热燥湿；法半夏、厚朴运脾化湿除满；石菖蒲、芦根、淡豆豉和中清热，醒脾除湿。亦可加滑石、鲜荷叶、薏苡仁清利渗湿。脘腹胀者，加陈皮、大腹皮理气宽满。身重痛者，加木防己除湿、通络、止痛。

本证又可吞服甘露消毒丹，每次 5～10 克，日服 2 次，以清热利湿，芳香化浊。

（三）脾虚湿滞

【症状特征】四肢困乏，脘腹痞闷，喜揉按，大便溏薄，神疲乏力，厌食油腻，舌苔薄腻或舌质胖淡。

【治疗原则】健脾化湿。

【方药】香砂六君子汤。本方以党参、茯苓、白术、甘草健脾益气；法半夏、陈皮理气化湿；木香、砂仁和胃醒脾。可加葛根、藿香升清化湿。如面浮肢肿者，加黄芪、扁豆、薏苡仁益气利湿消肿。

湿阻病中，尚有部分患者，在盛夏季节，出现心烦口渴，无汗或出汗较少，发热不退，胸闷，纳呆，神疲乏力，舌苔腻，脉数，此乃暑湿外袭，又名"疰夏"，可用鲜藿香、鲜荷叶、羌活、薄荷、板蓝根、六一散等清化暑湿，每能获效。

五、湿阻的食疗药膳

1. 益脾饼

【配方】白术 30 克，干姜 6 克，红枣 250 克，鸡内金细粉 15 克，面粉 500 克。

【制法】将白术、干姜用纱布包扎，与红枣共煮 1 小时，去掉药包，枣去皮、核，继续以小火煎煮 30 分钟，将枣肉捞出，压成枣泥，放冷后与鸡内金粉、面粉混匀，加水适量，以常法烙成饼。

【服法】可作点心或早、晚餐食用。

【功效】健脾温中。

2. 羊肉大麦面片

【配方】羊肉 1 千克，草果 5 克，生姜 10 克，大麦粉、豆粉各 1 千克。

【制法】羊肉切块，草果切开，生姜拍碎，三者放入锅中加清水适量，用武火熬汤。将大麦粉、豆粉加水，如常法制成面片。待羊肉煮熟后，加入大麦豆粉面片煮熟，调味即成。

【服法】可佐餐服食或作主食，一次不宜过多服食，以防胀气。

【功效】温中散寒。

3. 党参黄米茶

【配方】党参 25 克，粳米（炒焦黄）50 克。

【制法】党参、粳米加水 1 升，煎至 500 毫升即成。

【服法】隔日 1 次，代茶饮。

【功效】补中益气，除烦止泻。

4. 烤五香鹅

【配方】肥鹅肉 750 克，干姜 6 克，吴茱萸 3 克，肉豆蔻 3 克，肉桂 2 克，丁香 1 克，调料各适量。

【制法】鹅肉切块，把干姜、吴茱萸、肉豆蔻、肉桂、丁香共研细面后与鹅肉和匀，加适量酱油、黄酒、糖、盐、味精，腌渍 2～3 小时。将浸好的鹅块放入烤箱内，烤 15 分钟，翻面再烤 15 分钟，熟后即可食用。

【服法】佐餐食用。

【功效】温补脾肾，固涩止泻。

5. 粟米山药大枣粥

【配方】粟米 30 克，山药 15 克，大枣 5 枚。

【制法】上物同放锅中，加清水适量煮成粥。

【服法】作早、晚餐食用。

【功效】健脾益胃。

6. 扁豆山药粥

【配方】扁豆、怀山药各 60 克，粳米 50 克。

【制法】上三味同入砂锅中，加清水适量煮粥。

【服法】可作早、晚餐食用，或作点心食用。

【功效】健脾、益胃、止泻。

7. 四神腰花

【配方】猪腰子或羊腰子 1 对，补骨脂、肉豆蔻、花椒、八角茴香各 10 克，盐适量。

【制法】将猪腰子去筋膜，切块划细花，与其余四味加水适量，煮 30 分钟，再放食盐少许，煮 10 分钟即可。

【服法】每日 1 次，吃腰花，不喝汤。

【功效】温肾壮阳，固肠止泻。

8. 豆蔻馒头

【配方】白豆蔻 15 克，面粉 1 千克，酵面 50 克。

【制法】白豆蔻研细末。按常规制作馒头法，在面发好时加白豆蔻粉即可，用力揉匀，做成馒头蒸熟。

【服法】可做早餐。

【功效】温中健脾，理气止痛。

9. 芡实山药粥

【配方】芡实、干山药片各 30 克，糯米 50 克，白糖适量。

【制法】芡实、山药、糯米同煮成粥，加白糖调味。

【服法】可作早、晚餐食用。

【功效】补脾益气，固肾止泻。

10. 荔枝粥

【配方】干荔枝肉 50 克，山药、莲子各 10 克，粳米 100 克。

【制法】先将干荔枝肉、山药、莲子洗净，加水适量共煮，至莲子软熟，再加入粳米，煮成粥。

【服法】每日 1 次，作晚餐食用。

【功效】健脾补肾。

11. 山药粥

【配方】山药（研泥）、羊肉（煮熟取出研泥）各 100 克，粳米 250 克，羊肉汤适量。

【制法】将粳米加羊肉汤、清水适量，煮成粥，再放入羊肉泥、山药泥稍煮调味即可。

【服法】可作早、晚餐或作点心食用。

【功效】温补脾肾，涩肠止泻。

12. 参枣糯米饭

【配方】党参10克，大枣20枚，糯米250克，白糖50克。

【制法】将党参、大枣泡发煮30分钟，捞出，汤备用；糯米蒸熟，把枣摆在上面，再把汤液加白糖煎熬成黏汁，浇在枣饭上即可。

【服法】作主食食用。

【功效】补气、健脾、益胃。

第四节　疟疾

一、什么是疟疾

疟疾是感受疟邪引起，邪正交争所致，以恶寒壮热，发有定时，多发于夏秋季为特征的一种传染性疾病。

二、疟疾的症状体征

疟疾以寒战高热，头痛，汗出，休作有时，且多发于夏、秋季。典型的发作过程是：急骤发病，首先表现恶寒战栗，面色苍白，肢体厥冷，虽盖厚被而不觉温；继则壮热，体若燔炭，面色潮红，头痛如劈，口渴引饮，虽近冰水而不凉；最后，全身大汗，体温骤然降至正常，头痛消失，顿感轻松舒适，常安然入睡。整个过程通常持续5~8小时。

多数疟疾患者，间歇一日之后，又有类似症状的发作。所以周期性及间歇性是其重要特征。

三、《黄帝内经》对疟疾的论述

《黄帝内经》中有专篇对疟疾的病因、病机、症状、针灸治法等做了系统而详细的讨论。《灵枢·岁露论》："夫风之与疟也，相与同类……风气留其处，疟气随经络沉以内搏，故卫气应乃作也。"如在《素问·刺疟》中："足太阳之疟，令人腰痛头重，寒从背起，先寒后热，熇熇喝喝然，热止汗出，难已，刺郄中出血。……脾疟者，令人寒，腹中痛，热则肠中鸣，鸣已汗出，刺足太阴。……疟不渴，间日而作，刺足太阳；渴而间日作，刺足少阳；温疟汗不出，为五十九刺。"《素问·疟论》中有"此皆得之夏伤于暑，热气盛。藏于皮肤之内，肠胃之外，此荣气之所舍也"；"疟气者，必更盛更虚，当气之所在也，病在阳，则热而脉躁；在阴，则寒而脉静；极则阴阳俱衰，卫气相离，故病得休；卫气集，则复病也"；"夫疟者之寒，汤火不能温也，及其热，冰水不能寒也"。《素问·疟论》所说："其间日发者，由邪气内薄于五藏，横连募原也。其道远，其气深，其行迟，不能与卫气俱行，不得皆出，故间日乃作也。"

四、现代中医临床的辨证施治

1. 正疟

【症状特征】先有哈欠乏力，继则寒栗鼓颔，寒罢则内外皆热，头痛面赤，口渴引饮，终则遍身汗出，热退身凉，舌红，苔薄白或黄腻，脉弦。间隔一日，又有相同的症状发作。

【症状特点】寒战壮热，休作有时。

【治疗原则】祛邪截疟，和解表里。

【方药】柴胡截疟饮。方中以小柴胡汤和解表里，导邪外出；常山、槟榔祛邪截疟；配合乌梅生津和胃，以减轻常山致吐的副作用，口渴甚者，可加葛根、石斛生津止渴。胸脘痞闷、苔腻者，去滞气碍湿之参、枣，加苍术、厚朴、青皮理气化湿。烦渴、苔黄、脉弦数，为热盛于里，去辛温补中之参、姜、枣，加石膏、花粉清热生津。

2. 温疟

【症状特征】寒少热多，汗出不畅，头痛，骨节酸痛，口渴引饮，尿赤便秘，舌红，苔黄，脉弦数。

【治疗原则】清热解表，和解祛邪。

【方药】白虎加桂枝汤。方中以白虎汤清热生津，桂枝疏风散寒。可加青蒿、柴胡以和解祛邪。津伤较甚，口渴引饮者，酌加生地黄、麦门冬、石斛养阴生津。

3. 寒疟

【症状特征】寒多热少，口不渴，胸脘痞闷，神疲体倦，舌苔白腻，脉弦。

【治疗原则】和解表里，温阳达邪。

【方药】柴胡桂枝干姜汤。方中以柴胡、黄芩和解表里，桂枝、干姜、甘草温阳达邪，天花粉、牡蛎散结软坚。可加蜀漆或常山祛邪截疟。脘腹痞闷、舌苔白腻者，为寒湿内盛，加草果、厚朴、陈皮理气化湿，温运脾胃。

4. 热瘴

【症状特征】寒微热甚，或壮热不寒，头痛，肢体烦痛，面红目赤，胸闷呕吐，烦渴饮冷，大便秘结，小便热赤，甚至神昏谵语。舌质红绛，苔黄腻或垢黑，脉洪数或弦数。

【治疗原则】解毒除瘴，清热保津。

【方药】清瘴汤。方中以青蒿、常山解毒除瘴；黄连、黄芩、知母、柴胡清热解毒；半夏、茯苓、陈皮、竹茹、枳实清胆和胃；滑石、甘草、辰砂清热、利水、除烦。若壮热不寒，加生石膏清热泻火。口渴心烦，舌红少津为热甚津伤，加生地黄、玄参、石斛、玉竹清热养阴生津。神昏谵语，为热毒蒙蔽心神，急加安宫牛黄丸或紫雪丹清心开窍。

5. 冷瘴

【症状特征】寒甚热微，或但寒不热，或呕吐腹泻，甚则神昏不语，苔白厚腻，脉弦。

【治疗原则】解毒除瘴，芳化湿浊。

【方药】加味不换金正气散。加味不换金正气散有芳化湿浊，健脾理气之效。方中以苍术、厚朴、陈皮、甘草燥湿运脾；藿香、半夏、佩兰、荷叶芳香化浊，降逆止呕；槟榔、草果理气除湿；石菖蒲豁痰宣窍。神昏谵语合用苏合香丸芳香开窍。但寒不热，四肢厥冷，脉弱无力，为阳虚气脱，加人参、附子、干姜益气温阳固脱。

6. 劳疟

【症状特征】倦怠乏力，短气懒言，食少，面色萎黄，形体消瘦，遇劳则复发疟疾，寒热时作，舌质淡，脉细无力。

【治疗原则】益气养血，扶正祛邪。

【方药】何人饮。方中以人参益气扶正，制何首乌、当归补益精血，陈皮、生姜理气和中。在疟发之时，寒热时作者，应加青蒿或常山祛邪截疟。食少面黄，消瘦乏力者，可加黄芪、白术、枸杞子增强益气健脾养血之功。

7. 疟母

【症状特征】久疟不愈，胁下结块，触之有形，按之压痛，或胁肋胀痛，舌质紫暗，有瘀斑，脉细涩。

【治疗原则】软坚散结，祛瘀化痰。

【方药】鳖甲煎丸。本方由23种药物组成，攻补兼施，寒热并用，具有活血化瘀、软坚消痞的作用，自《金匮要略》即已作为治疟母的主方。有气血亏虚的证候者，应配合八珍汤或十全大补丸等补益气血，以虚实兼顾，扶正祛邪。

五、疟疾的食疗药膳

1. 醋炙鳖甲

【配方】鳖甲、黄酒各适量。

【制法】鳖甲研末。

【服法】每次3~9克，每日3次，调黄酒服下。连服2~3日。

【功效】主治疟疾，热多寒少，汗出不畅，口渴。

2. 独头蒜

【配方】独头蒜7头，米酒适量。

【制法】蒜捣烂，用热酒冲服。

【服法】每日2次，连服数日。

【功效】主治疟疾，热少寒多，口不渴，神疲体倦。

3. 糖水马兰

【配方】马兰、白糖各30克。

【制法】将二味放入杯中以沸水冲泡。

【服法】发病前半小时服用。

【功效】治疗疟疾寒热症。

4. 白酒蛋清

【配方】新鲜鸡蛋1个，白酒20毫升。

【制法】取鸡蛋清和入酒内，调匀。

【服法】1次口服完。每周1次，连服2~3次预防作用；用于治疗时量加倍，发作前1~2小时顿服。

【功效】清热解毒。预防和治疗疟疾。

5. 炖甲鱼

【配方】团鱼（甲鱼）1只，猪油20克，盐少许。

【制法】将团鱼宰杀，去肠及杂物，切块，连同甲壳、裙放入炖盅内，加入猪油、清水适量及盐少许，隔水炖4个小时。

【服法】鱼肉熟时趁热吃肉饮汤。

【功效】滋阴、凉血，止疟。适用于慢性疟疾久治不愈患者。

第五章
《黄帝内经》与肺系病证治疗

第一节　咳嗽

一、什么是咳嗽

咳嗽是从肺经喉发出"咳、咳"有声的症状。多因六淫外邪袭肺，有害气体刺激、痰饮停肺、气阴亏虚等而致肺失清肃、肺气上逆所致。咳嗽是肺系疾患的一个常见证候。古代曾将无痰而有声者称为咳，无声而有痰者称为嗽，既有痰而又有声者称为咳嗽。但究之临床，很难将两者截然分开，故一般均通称咳嗽。

西医所称的呼吸道感染、急性支气管炎、慢性支气管炎等亦可参考本篇辨证防治。

二、咳嗽的症状体征

咳嗽是一个以症状为名的病证，所以凡是以咳嗽、咯痰作为主要临床表现者，都可以诊断为咳嗽。但不包括肺胀、肺痨、肺痈等病而有咳嗽表现者。

三、《黄帝内经》对咳嗽的论述

《黄帝内经》对咳嗽的成因、症状及证候分类、病理转归及治疗等问题作了较系统的论述，并出现了讨论咳嗽的专篇——《素问·咳论》。从其成因来说，《黄帝内经》指出了内、外两个方面。外因主要是外感风寒，由皮毛而入，合于肺而为病，所谓："皮毛者，肺之合也，皮毛先受邪气，邪气以从其合也。"（《素问·咳论》）《素问·阴阳应象大论》、《素问·气交变大论》、《素问·至真要大论》等篇还详细论述了风、寒、暑、湿、燥、火六气胜复的变化对咳嗽产生的影响。如谓："秋伤于湿，冬生咳嗽。"（《素问·阴阳应象大论》）《素问·气交变大论》谓："岁火太过，炎暑流行，金肺受邪，民病疟少气咳喘。"《素问·至真要大论》有"少阳司天、火淫所胜，则温气流行，金政不平，民病头痛疮疡、咳""阳明司天，燥淫所胜……民病……咳"等，均说明《黄帝内经》十分重视咳嗽与气候变化的关系。内因则指出寒饮入胃，则冷饮之邪，循胃口上膈，从肺系上于肺而致咳。从临床表现及证候分类来说，《素问·咳论》详细论述了五脏咳与六腑咳的症状，确立了以脏腑分类的方法。从病理转归来说，《黄帝内经》首先认为咳嗽是肺的病变，故《素问·宣明五气论》说："肺为咳。"《灵枢·经脉》又说："肺手太阴之脉，是动则病肺胀满，膨膨而喘咳……是主肺所生病者，咳上气喘……"但《素问·咳论》又指出："五脏六腑皆令人咳，非独肺也。"说明其他脏腑受邪，皆可影响于肺而发生咳嗽。其传变规律是，五脏之咳，日久不愈则传于六腑，从脏腑表里关系相传。而五脏六腑之咳"皆聚于胃，关于肺"。认为胃为五脏六腑之海，而肺主气为百脉之朝会，故脏腑受邪，必聚于胃，并循肺脉而影响于肺。从治疗来说，则提出五脏之咳，应取腧穴；六腑之咳，应取合穴；有浮肿者，可取脏腑之经穴而分治之。《黄帝内经》的上述内容，为后世对咳嗽的研究，奠定了理论基础。

四、现代中医临床的辨证施治

（一）外感咳嗽

外邪侵犯于肺引起咳嗽，主要是风、寒、热、燥4种外邪，且往往是两种以上的外邪共同引起，临床上以风寒咳嗽、风热咳嗽、温燥咳嗽、凉燥咳嗽、火热咳嗽为多见。

1. 风寒咳嗽型

风寒之邪外束肌表，内郁肺气，以致肺卫失宣为本证的主要病机。风寒客肺，肺气闭郁不宣，故咳嗽、咯痰、鼻塞流涕；风寒束表，皮毛闭塞，卫外之阳气被遏，故恶寒、无汗、头痛、骨节酸痛；舌苔薄白、脉浮，为风寒之邪束表客肺之象。

【症状特征】咳嗽，痰稀薄色白，咽痒。常伴鼻塞、流清涕、喷嚏、恶寒、无汗、头痛、骨节酸软，舌苔白，脉浮。

【治疗原则】疏散风寒，宣通肺气。

【方药】杏苏散或金沸草散加减。杏苏散由紫苏、前胡、杏仁、桔梗、枳壳、陈皮、半夏、茯苓、甘草、生姜、大枣等组成，咳嗽较甚者，加金沸草、紫菀；咳而气急者，去紫苏加麻黄、苏子宣降肺气；表邪较甚者，可酌加防风、羌活；若见气虚者加党参。

兼证防治：

（1）外寒内热　症见咳嗽声重音嘎，痰稠不易咯出，咳引胸痛，恶寒，鼻塞，或有身热，口渴咽痛，甚则气逆而喘，舌苔白腻而黄，舌质红，脉滑数。此证为风寒外束，肺热内郁所致，俗称"寒包火咳"，治宜散寒清热，用麻杏石甘汤（麻黄、杏仁、石膏、甘草）。此证与燥邪伤肺不同，不宜早投清润之剂。

（2）风寒兼湿　症见咳嗽痰多，兼有胸脘作闷，舌苔白腻，脉濡。此为湿邪内郁，复感风寒之邪，肺气失于宣畅所致。治宜疏散风寒，兼予燥湿去痰，用杏苏散加厚朴、苍术之类，杏苏散由杏仁、苏叶、前胡、甘草、桔梗、半夏、橘皮、茯苓、枳壳、生姜、大枣等组成。

（3）风寒夹饮　主要症状与风寒证相同，但见咳逆上气，胸闷气急，舌质淡红，苔薄白滑利，脉浮紧或弦滑，此属风寒外束，饮邪内犯，肺失宣降而发咳嗽，治以疏散风寒以除表邪，温化寒饮以逐内患，用小青龙汤加减，药用麻黄、桂枝、芍药、干姜、半夏、甘草、细辛、五味子等。

2. 风热咳嗽型

风热犯肺、肺失清肃、营卫失和为本证的主要病机。风热犯肺、热灼肺津，故见咳嗽、痰黄稠、咯痰不爽、口干；风热之邪从口鼻而入，鼻咽部先受其邪，故鼻流黄涕、咽痛；风热客表，营卫失和，故头痛、发热、汗出、恶风、舌苔薄黄、脉浮数，为风热初犯肺卫之象。

【症状特征】咳嗽，痰稠或黄稠，咯痰不爽，口干，咽痛，鼻流黄涕，发热，汗出，恶风，头痛，舌苔薄黄，脉浮数。

【治疗原则】疏风清热，宣肺止咳。

【方药】桑菊饮加减。药用桑叶、菊花、薄荷、杏仁、桔梗、甘草、连翘、芦根。如见咳甚者，加鱼腥草、枇杷叶、浙贝母、矮地茶；若热邪较重，咽痛明显加射干；若风热伤络，见鼻衄或痰中带血者，加白茅根、藕节。

兼证防治：

（1）风热兼湿　症见咳嗽痰多，胸闷汗出，舌苔白腻中黄，脉濡数，此为风热夹湿蕴蒸，邪在上焦，肺气失肃所致，宜于桑菊饮中加入杏仁、薏苡仁之类，以宣气化湿。

（2）风热夹暑　症见咳嗽胸闷，心烦口渴，舌红苔薄，脉濡数。由于外感风热，夹时令之暑湿，肺气不宣，其邪不能从汗外泄所致。宜用香薷、前胡、鲜藿香、佩兰、六一散（滑石、甘草）之类，以疏风解暑。

3. 温燥咳嗽型

燥热犯肺，耗伤津液，故咳嗽少痰，或略有黏痰，不易咯出；热伤阳络，则痰中带血；燥胜则见咽干，唇鼻干燥；初起或见表证，乃属燥热外客，营卫不和；舌尖红，苔薄黄而干，脉细软，均属燥热之征象。

【症状特征】咳嗽少痰，或略有黏痰不易咯出，或痰中带有血丝，咽干，咽痛，唇、鼻干燥。咳甚则胸痛，初起或有恶寒，发热等表证。舌苔薄黄而干，舌尖红，脉细数或无变化。

【治疗原则】清肺润燥，疏风清热。

【方药】桑杏汤加减。药用桑叶、豆豉、栀子、杏仁、贝母、沙参、梨皮。燥热现象明显者，加麦门冬、知母、石膏；头痛、发热甚者，加薄荷、连翘、蝉衣；咽痛明显者加玄参、马勃；鼻衄，加白茅根、生地黄；或用清金润燥天门冬丸，该药由天门冬、百合、前胡、贝母、半夏、桔梗、桑白皮、防己、紫菀、赤茯苓、生地黄、杏仁等组成。

4. 凉燥咳嗽型

凉燥之气，袭表犯肺，使肺气失宣、表卫失和，为本证的主要病机。与温燥比较，干咳无痰或咳嗽痰少，咯痰不利，咽干唇燥等症，同是燥胜则干的表现，不同之处在于，凉燥兼见风寒袭表的症状，如头痛、恶寒、发热、无汗、苔薄白、脉浮紧等。

【症状特征】咳嗽，痰少或无痰，咽痒，咽干唇燥，头痛，恶寒，发热，无汗，舌苔薄白而干，脉浮紧。

【治疗原则】疏散风寒，润肺止咳。

【方药】止嗽散加减。药用百部、紫菀、桔梗、白前、陈皮、荆芥、甘草等。

5. 火热咳嗽型

火邪伤肺，故见干咳痰血；热聚胸膈，故烦渴胸痛；火灼津伤，燥热内结，故见便秘；脉数舌红，属火邪为患之象。

【症状特征】干咳少痰，或痰中带血，烦渴面赤，胸胁疼痛，便秘，脉洪数或弦数，舌红等。

【治疗原则】清肺泻火。

【方药】凉膈散加减。药用薄荷、竹叶、连翘、栀子、黄芩等，咳甚者，可加枇杷叶、马兜铃清肺止咳；烦渴甚者，可加天花粉、知母以清热生津除烦。

（二）内伤咳嗽

1. 痰湿咳嗽型

脾虚健运失常，以致痰湿内生，上渍于肺，阻碍气机，故咳嗽痰白而黏，"脾为生痰之源，肺为贮痰之器"，即此之谓；痰阻胸膈，气机不畅，则胸脘作闷；纳减，四肢乏力，既因脾胃虚弱，也因湿困脾胃；舌苔白腻，脉象濡滑，为痰湿内聚，气失宣发之征。

【症状特征】咳嗽多痰，痰白而黏，胸脘作闷，食纳不佳，四肢乏力，舌苔白腻，脉象濡滑。

【治疗原则】健脾燥湿，理气化痰。

87

【方药】二陈汤化裁。药用半夏、茯苓、陈皮、甘草。若痰湿较重，痰多，脘闷明显，加苍术、厚朴、薏苡仁、杏仁。

2. 痰热咳嗽型

痰热蕴肺，肺失宣降，故咳嗽痰黄难出；痰热化火，灼肺伤络故见痰血咽痛；痰热壅盛，气机不利，故胸闷；口干而苦为热甚伤津；苔黄，脉滑数均为痰热之象。

【症状特征】咳嗽，痰色黄稠而难排出，甚或痰中带血，胸闷，口干，口苦，咽痛，舌苔黄腻或黄白相兼，脉滑数。

【治疗原则】清热肃肺，豁痰止咳。

【方药】清金化痰汤。药用黄芩、栀子、知母、桑白皮、陈皮、桔梗、栝楼仁、麦门冬、贝母、甘草：茯苓。若肺热壅盛，咳而喘满、壮热、口渴者，去桔梗、陈皮，加金银花、鱼腥草、石膏、葶苈子等清热泻肺。

3. 肝火犯肺型

情志不遂，肝气郁结化火，逆乘于肺，肺失清肃之权，故气逆咳嗽不已；木火刑金，肺络损伤则咳吐鲜血或痰带血丝；胁为肝之分野，肝火肆逆，故胁痛；性急易怒，灼热口苦，咽喉干燥，面红目赤，均为肝火炽盛之象；脉弦数、苔薄黄少津，为肝郁肺热津亏之证。

【症状特征】咳嗽气逆，咳则连声，甚则咳吐鲜血，或痰带血丝，胸胁串痛，性急易怒，烦热口苦，咽喉干燥，面红目赤，舌苔薄黄少津，脉象弦数。

【治疗原则】清肝泻肺。

【方药】黛蛤散合泻白散加味。黛蛤散清肝豁痰；泻白散泻肺清热、平喘止咳。火热较盛，咳嗽频作者，可加栀子、牡丹皮、川贝母、枇杷叶等，以增强清热止咳之功效。

4. 阴虚咳嗽型

阴虚内燥，肺失滋润，以致肃降无权，肺气上逆为本证的主要病机。阴虚肺燥，故干咳无痰或痰少而黏，口干舌燥；咳伤肺络，则见咯血；舌红少苔、脉细数，为阴虚内热之征象。

【症状特征】干咳无痰，或痰少不爽，口干舌燥，或见咯血，舌红少苔，脉细数。

88

【治疗原则】养阴润肺，宁嗽止咳。

【方药】二冬二母汤。方由天门冬、麦门冬、知母、川贝母等组成。方中用麦门冬、天门冬滋阴润燥，知母、川贝母清润止咳。口干舌燥甚者，加沙参、百合、生地黄养阴润燥；咳嗽甚者，加百部、紫菀、款冬花润肺止咳；痰黏不利者，加海蛤粉清热化痰；咯血者加白及、茜草、藕节止血。

阴虚咳嗽而见心烦口干，心惊不寐，口舌生疮等症者，为心阴偏虚，可改用玄妙散。方中以玄参、沙参、麦门冬养阴清热；竹叶、灯心草清热降火；复用柏子仁、合欢花、丹参、茯神养心安神；川贝母、桔梗、杏仁润肺止咳；全方共奏清心降火、宣肺止咳之功。

阴虚咳嗽而见咳声连连、五心烦热，腰膝酸软、梦遗滑精者，为肾阴偏虚，可改用八仙长寿丸（熟地黄、山药、山萸肉、茯苓、泽泻、牡丹皮、麦门冬、五味子）。方中以六味丸滋阴泻火；麦门冬、五味子滋肾润肺、敛肺止咳。

5. 气虚咳嗽型

久咳伤肺，或平素体弱，肺气不足，或脾虚运化不健，水谷精微不能上荣于肺，则肺气日虚。肺气亏损，肃降失司则咳嗽、声低、气短。肺气虚则卫外不固、腠理不密，故畏风、自汗、易感冒；神疲、舌淡苔白、脉弱，均为气虚之象。

【症状特征】咳嗽，声低，气短，畏风，自汗，舌淡苔白，脉弱。

【治疗原则】补益肺气，化痰宁嗽。

【方药】补肺汤加减。方中以人参、黄芪益气补肺；熟地黄、五味子滋肾敛肺，共同起到肺肾双补的作用；配以紫菀、桑白皮止咳平喘。痰多清稀者，可去桑白皮，加白术、茯苓、款冬花，以增强益气健脾、化痰止咳的功效。白术并可协同人参、黄芪增强益气固表的作用。

若气虚咳嗽而见痰多、色白易排出，脘腹痞胀，食少便溏，面色萎黄或微黄，舌质淡，苔白腻者，为脾气偏虚。治宜健脾化湿、补肺祛痰，常用六君子汤加味。本方以人参益气补中，扶脾养胃；白术健脾燥湿，以资运化；茯苓渗湿，辅白术以健脾；甘草和胃，佐人参以益气；更加半夏、陈皮燥湿化痰，共奏健脾化痰之功。或加厚朴、杏仁者以加强降气、化痰之力。若中焦阳虚，气不化水，湿聚成饮，而见咳嗽反复发作，痰涎清稀，则治宜温阳化饮，用苓桂术甘汤加味。

6. 阳虚咳嗽型

脾肾阳虚，水气上泛，为本证的主要病机。阳虚不运，水饮内停，上干于肺，故咳嗽、痰涎清稀；阳气虚衰，卫外不固，易感外邪而诱发，故咳嗽反复发作；水气上泛故头眩、心悸；水气游溢肢体，故肢体沉重；肾阳亏虚，不能化气行水，则小便不利；阳虚生外寒，故见畏寒；苔白润，脉沉滑，为阳气不足，寒水内停之象。

【症状特征】咳嗽，痰涎清稀，头眩，心悸，肢体沉重，小便不利，苔白润，脉沉滑。

【治疗原则】温阳散寒，化气行水。

【方药】真武汤加味。方中用附子、干姜、茯苓、白芍、白术。咳甚者，可加细辛、五味子散寒化饮，敛肺止咳；气机不利，胸胁满闷者，加白芥子、旋复花祛痰降气；短气甚者，加党参益气补虚；大便稀溏者，加干姜温中散寒。

另外，对于胸背跌仆损伤，瘀血内阻，肺气不利，症见咳嗽不愈，夜间加剧，呛咳少痰，痰中时带极少血丝或血点，胸背受伤部位有阵发性刺痛，舌淡紫或见瘀斑、脉弦等的瘀血咳嗽，治疗当以清瘀肃肺为主，常用旋复花汤加减痰中带血者，加三七、白茅根活血化瘀、止血。其中白茅根每次可用至30克，煎汤代水煎药。如吐血紫黑，咳嗽气急只能侧卧一边，可用血府逐瘀汤（甘草、枳实、赤芍、柴胡、桃仁、红花、川芎、当归、生地黄、牛膝）加杏仁、五味子。

五、咳嗽的食疗药膳

1. 葱白粥

【配方】糯米100克，生姜5片，连须葱5根，食醋15毫升。

【制法】糯米以常法煮粥，临熟时加姜、葱、醋拌匀。

【服法】每日2次，趁热食用。

【功效】主治风寒闭肺引起的咳嗽。

2. 冰糖黄精汤

【配方】黄精 30 克，冰糖 50 克。

【制法】先将黄精洗净，用冷水泡发 3～4 小时，然后将黄精捞起放入锅内，再放冰糖和清水适量，武火烧沸后，转用文火煨熬，直至黄精熟烂即成。

【服法】每日 2 次，吃黄精喝汤。

【功效】补虚止咳，滋肺平喘。适用于肺脾阴虚所致的咳嗽痰少，或干咳无痰、咳血、食少等。

3. 燕窝汤

【配方】燕窝 3 克，冰糖 30 克。

【制法】将燕窝放入碗中，用温水浸泡至松软时除去燕毛，并用清水洗净，沥干水分，撕成条，放入干净碗中备用；取无油净锅，加清水 250 克和冰糖，文火烧沸至冰糖溶化，撇去浮沫，用纱布滤净糖液；净锅内放燕窝和冰糖液，用文火烧沸后即成。

【服法】不拘时食用。

【功效】养阴润燥，补中益气。适用于虚损劳疾、咳嗽气喘、咯血、吐血、久痢等。

4. 玉竹猪瘦肉汤

【配方】玉竹 30 克，瘦猪肉 150 克，盐、味精各适量。

【制法】先将玉竹洗净切片，用纱布包好，瘦猪肉洗净切块，然后一同放入砂锅内，加清水适量煎煮，熟后加盐及味精调味即成。

【服法】每日 2 次，吃肉喝汤。

【功效】养阴，润肺，止咳。适用于热病伤阴之咽干咳嗽、心烦口渴、秋冬肺燥干咳、肺结核干咳、冠心病、轻度心功能不全、阴虚盗汗等。

5. 猪肺敛肺汤

【配方】猪肺 250～300 克，北沙参 10～15 克，五味子 10 克，诃子 6～9 克。

【制法】先将猪肺切成块，挤尽血污，冲洗干净，与北沙参、五味子、诃子一同入锅，然后加水适量，用武火煮沸，再用文火慢炖约 1 小时即成。

【服法】佐餐食用。

【功效】补肺敛肺。适用于肺气阴虚所致的久咳、痰少、气短等。

6. 沙参心肺汤

【配方】沙参、玉竹各 15 克，猪心、猪肺各 1 具，葱 25 克，盐 3 克。

【制法】先将沙参、玉竹择净后用清水漂洗干净，放入纱布袋内；猪心、猪肺冲洗干净，挤尽血污；再将沙参、玉竹、猪心、猪肺、葱和清水适量一同入锅，武火烧沸后转用文火炖约 1 小时，至猪心、猪肺熟透时，加盐即成。

【服法】佐餐食用。

【功效】润肺止咳，养胃生津，养心安神。适用于老年人肺虚咳嗽、秋燥干咳，或痰中带血丝、津伤口渴、胃热炽盛、夜间心烦失眠、多梦、大便燥结等。

7. 蜂蜜鸡蛋汤

【配方】蜂蜜 35 克，鸡蛋 1 个。

【制法】将蜂蜜加水 300 克煮开，打入鸡蛋，煮至微沸。

【服法】顿服，早、晚空腹服用。

【功效】润肺止咳。适用于肺燥干咳、久咳。

8. 胡萝卜红枣汤

【配方】胡萝卜 120 克，红枣 40 克。

【制法】先将红枣洗净，浸泡 2 小时，再将胡萝卜洗净，与红枣一并放入砂锅内，加入清水，煮约 1 小时，以红枣熟烂为度。

【服法】日服 1 剂，分早、晚服用。

【功效】养阴益气，利气止咳。适用于气阴不足、肺气上逆所致的呛咳阵作、口干、自汗、精神疲乏等。

9. 百合鸡蛋汤

【配方】百合 60 克，鸡蛋 2 个。

【制法】先将百合、鸡蛋洗净后一同入锅内，加水适量，煮至蛋熟，去蛋壳即成。

【服法】日服 1 剂，饮汤，吃蛋和百合。

【功效】适用于肺虚久咳。

10. 沙参百合鸭汤

【配方】北沙参、百合各 30 克，肥鸭肉 150 克。

【制法】将北沙参、百合、鸭肉分别洗净，一同入锅，加水适量，先用武火烧沸，再用文火炖至鸭肉熟烂即成。

【服法】饮汤吃鸭肉。

【功效】养阴润肺，清热化痰。适用于肺热阴虚所致的咳嗽咯痰、口燥咽干、结核咳嗽等。

11. 牛百叶萝卜汤

【配方】牛百叶 500 克，萝卜 1 千克，陈皮 5 克，盐适量。

【制法】先将牛百叶放在开水中泡 3 分钟，取出刮去黑衣，洗净切碎，再将萝卜洗净切块，陈皮水浸去白，与牛百叶一同放入砂锅内，加水适量，用武火煮沸，再转用文火 2 小时，加盐调味即成。

【服法】佐餐食用。

【功效】润肺化痰，降气止咳。适用于肺燥咳嗽、咯痰不易、食少难消、咽干呛咳等。

第二节　哮病

一、什么是哮病

哮病是一种突然发作以呼吸喘促、喉间哮鸣有声为临床特征的疾病。痰浊内伏，是哮病的宿根，常因感受外邪或饮食不当而诱发。由于哮必兼喘，所以哮病又称作哮喘，亦有称之为哮吼或齁喘者。

西医的支气管哮喘和哮喘型支气管炎以及其他原因引起的哮喘，如肺气肿、支气管扩张、慢性气管炎、风湿性心脏病、嗜酸性红细胞增多症等疾病与本篇所论相类者，均可参考本篇进行辨证论治。

二、哮病的症状体征

哮病以呼吸迫促，喉间痰鸣有声以及咳嗽、咯痰、胸闷为特点。其发作时的表现：常突然发作，或先有寒热、喷嚏、鼻痒、咽痒、咳嗽或胸闷、恶心、呕吐、腹胀、情绪不宁等症状而后出现哮喘，并逐渐加重。患者呼吸困难，呼气延长，往往不能平卧，伴有哮鸣，咳嗽，痰多呈黏液样或稀水样，咯吐不利，如能咯出黏痰，痰鸣气喘可得暂时平息，而移动时复作。

哮喘严重时，甚至张口出气，两肩高耸，心跳心慌，额部冷汗淋漓，面唇紫黑，睛突，烦躁不安，痛苦异常。每次发作可持续数分钟、数小时或数日不等。

哮病在缓解期，可有轻度咳嗽、咯痰、呼吸紧迫感等表现，但也有毫无症状者；病程日久，反复发作者，平时亦可见气喘、咳嗽、咯痰，呼吸时喉间有声，以及自汗畏风、神疲形瘦、腰痠、浮肿等症状。

三、《黄帝内经》对哮病的论述

《黄帝内经》中虽无哮病之名，但在许多篇章里，都有有关哮病症状、病因病机的记载。如《素问·阴阳别论》说："争于内，阳扰于外，魄汗未藏，四逆而起，起则熏肺，使人喘鸣。"

可见，《黄帝内经》不但对哮病的临床特征有所掌握，而且还认识到本病主要是肺的病变，且与其他脏腑有关外邪入侵，影响脏腑（特别是肺）的生理功能，是哮病主要的病因病机。

四、现代中医临床的辨证施治

（一）发作期

1. 冷哮

感受风寒，或坐卧寒湿，或进食生冷，或气候突变，新邪引动在里之伏痰于气道，痰气相搏，故呼吸迫促，哮鸣有声。恶寒、发热、头痛、无汗、鼻痒、喉痒，皆风寒束表之征；咳吐稀痰，背部冰冷，面色苍白或青灰，为寒痰在里之象。痰气阻于气道，肺失清润宣发，气机不得流通，故胸闷如窒，不能平卧；中外皆寒，故不溺；渴者，亦非津液之虚，而是痰气交阻，津液不升，故虽渴不思饮，即饮亦喜饮热汤。

【症状特征】初起恶寒，发热，头痛，无汗，咳嗽，呼吸紧迫感，喉痒，鼻痒或身痒，鼻流清涕如水样；继则喘促加剧，喉中痰鸣如水鸡声，咳吐稀痰，不得平卧，胸膈满闷如窒，面色苍白或青灰，背冷，口不渴，或渴喜热饮，舌质淡，苔白滑，脉浮紧。也有一开始就突然发作，咳喘哮鸣皆呈，而兼见恶寒发热头痛等表证者。

【治疗原则】宣肺散寒，豁痰平喘。

【方药】初起用九宝汤（麻黄、杏仁、薄荷、肉桂、紫苏、陈皮、腹皮、葱白、生姜）加半夏、赤茯苓。

哮喘大作，可选用厚朴麻黄汤、射干麻黄汤、小青龙汤。冷哮久发可合冷哮丸温肺化痰，或紫金丹开关劫痰。

如经过治疗后，哮喘未完全平复，可用神秘汤或苏子降气汤消痰理气；继用六君子汤做丸常服，或服参苏温肺汤即六君子汤加肉桂、紫苏、五味子、木香、桑白皮、生姜，温肺畅气，健脾化痰，以善其后。

2. 热哮

肥甘厚味，酿痰积热，熏灼肺胃，引动宿痰，窒塞关隘，使肺失清肃下行之常，故胸高气粗，痰喘哮鸣；痰火壅盛，故胸闷烦躁，痰黄黏稠难出，咳呛不已；痰火内蒸，则汗出，身热，头痛，口渴饮冷，大便秘结；舌红、苔黄，脉滑数，亦皆痰热内盛之象。

【症状特征】发热，头痛，有汗，气促胸高，喉中哮鸣，声若曳锯，张口抬肩，不能平卧，痰色黄而胶黏浓稠，呛咳不利，胸闷，烦躁不安，面赤，口渴喜饮，大便秘结，舌质红，苔黄腻或滑，脉滑数。

【治疗原则】宣肺消热，涤痰利气。

【方药】越婢加半夏汤。药用麻黄、石膏、半夏、生姜、大枣、甘草。痰稠而黏者，去甘草、大枣，合苇茎汤（苇茎、冬瓜子均需用大量），竹沥、川

95

贝母、全栝楼、鱼腥草、海浮石、桑白皮等清化热痰药物，亦可酌加。哮喘较剧者，加杏仁、地龙。热痰壅盛，阻塞气道，气急欲死者，加吞猴枣粉，每日2次，每次0.3克。

厚味积热，痰热化火，或热哮当盛夏而发，面赤，身热，汗出，口渴饮冷，脉洪大者，用白虎汤（石膏、知母、粳米、甘草）泻火清金为主，加黛蛤散、黄芩、全栝楼、川贝母、枳壳、滑石、桑白皮、苇茎。痰火熏灼，津液销铄，舌苔黄燥，大便秘结者，用礞石滚痰丸坠下痰热，或三化汤，或大承气汤合小陷胸汤以通腑泻热，腑气得通，痰垢得下，其喘自平。

如服药后哮喘渐平，而痰热留恋于肺，气急、咳嗽、痰黄者，用定喘汤，或费氏鹅梨汤（煅鹅管石、蜜炙麻黄、栝楼仁、杏仁、川贝母、茯苓、橘红、竹沥、半夏、苏子、射干、梨汁、姜汁）以清化之。如肺阴伤者，去麻黄，酌加沙参、麦门冬、玉竹、百合之类以润肺保金。

（二）缓解期

1. 脾肺气虚

哮病反复发作，正气日伤，脾虚则运化失职，其症见食少、便溏、多痰、浮肿；咳喘既耗肺，脾性母气亏虚，土不生金，而肺气更虚，皮毛不固，则自汗畏风，藩篱空疏，外邪易侵。

【症状特征】咳嗽短气，痰液清稀，面色㿠白，自汗畏风，食少，纳呆，便溏，头面四肢浮肿，舌淡，有齿痕，苔白，脉濡弱。

【治疗原则】健脾益气，补土生金。

【方药】四君子汤加减。常加山药、薏苡仁、五味子；表虚自汗加炙黄芪、浮小麦、大枣，无效加制附片、龙骨、牡蛎以敛汗固卫。食少、腹胀、痰多者，加半夏、陈皮、前胡。面色白，形寒，心悸者，四君子汤合保元汤或黄芪建中汤温阳益气。平时可常服六君子丸或资生丸。

2. 肺肾两虚

肺为气之主，肾为气之根；久病不已，穷必及肾。咳嗽、短气、自汗、畏风，为肺气不足；动则气喘，腰酸耳鸣等症状，为肾气不纳、肾精亏乏的表现。

【症状特征】咳嗽短气，自汗畏风，动则喘促，腰膝酸软，脑转耳鸣，盗汗遗精，舌淡脉弱。

【治疗原则】肺肾双补。

【方药】四君子汤合金水六君煎。药用熟地黄、人参、白术、茯苓、炙甘草、陈皮、当归、半夏等。以肺气虚为主者，加黄芪、山药之类；以肾虚为主者，加杜仲、怀牛膝、菟丝子、淫羊藿之类，或用大补元煎；咳嗽气喘者，兼以川贝母、杏仁、车前子、前胡、苏子、旋复花之类出入，可常服金匮肾气丸、六君子丸或嵩崖脾肾丸（熟地黄、山萸肉、山药、补骨脂、益智仁、砂仁、牡丹皮、茯苓、泽泻、肉桂、附子、车前子、牛膝）以培其根本。

（三）哮病危证

阳气暴脱

哮病屡发，正气日虚，或因内外诸寒，格阳外越，或凉下太过，克伐真阳，而致阳气暴脱的危证。阳气浮于外，阴邪盛于内，故吐泻不止，汗出如油，神倦气怯，肢厥脉微，种种败象悉呈。

【症状特征】哮病发作过程中，陡见吐泻，肉瞤筋惕，神气怯倦，面色青紫，汗出如油，四肢厥冷，脉微欲绝，舌色青暗，苔白滑。

【治疗原则】回阳救脱。

【方药】四逆汤加人参。药用附子、干姜、人参、炙甘草。面色青紫，舌紫暗，加桃仁、红花活血化瘀。阳气津液两脱者，宜回阳固阴，益气生脉，用陶氏回阳急救汤（人参、附子、肉桂、干姜、炙甘草、麦门冬、五味子、麝香）。

五、哮病的食疗药膳

1. 甲鱼贝母汤

【配方】甲鱼1只，贝母10克，盐、料酒、葱、姜、味精各少许。

【制法】将甲鱼杀后洗净，在甲鱼腹内加入贝母、盐、料酒、葱、姜、味精少许，然后放入蒸钵内，用文火蒸烂，即可。

【服法】分两餐服完。

【功效】滋阴补肺。适应于肺虚型哮喘。

2. 八宝鸡

【配方】母鸡1只，糯米60克，莲肉20克，芡实30克，虾仁5克，豌豆75克，香菇20克（切丁），火腿30克（切丁），盐和其他调料各适量。

【制法】母鸡去毛、内脏及爪，洗净，把已泡涨的糯米、莲肉、芡实、虾仁、豌豆、香菇、火腿以及盐和调料适量，拌匀后放入鸡腹内，切口处用线缝合，隔水蒸2小时，熟烂即可。

【服法】分3~4餐服完。

【功效】健脾去湿。适应于脾虚型哮喘。

3. 人参核桃饮

【配方】人参6克（切片），核桃肉3个。

【制法】一并放入砂锅内，加水适量，用急火煮沸后，改用文火熬煮1小时即成。

【服法】可代茶饮用。

【功效】滋阴养肾。适应于肾虚型哮喘。

4. 黑木耳粥

【配方】黑木耳5克，粳米100克，红枣50克。

【制法】将黑木耳放入温水中泡发，摘去蒂，除去杂质，撕成数瓣后放入锅内；另将淘洗干净的粳米、红枣一并放入锅内，加水适量，用急火煮沸后，改用文火炖熬至黑木耳烂熟，并加入适量冰糖即可。

【服法】分3餐服完。

【功效】补肾润肺。适应于肺肾两虚的哮喘患者。

5. 蜂蜜姜汁蒸南瓜

【配方】南瓜1个（约500克），冰糖、蜂蜜各50克，姜汁适量。

【制法】南瓜外表洗净，切开顶盖，除去瓤及瓜子，放入姜汁、冰糖及蜂蜜，盖上顶盖，用竹签固定，隔水蒸2小时即成。

【服法】每日吃一半，每日分2次食用。

【功效】补肺肾、止咳喘。可辅助治疗肺肾两虚型哮喘。

6. 麦芽姜汁南瓜膏

【配方】南瓜1个，麦芽300克，姜汁15毫升。

【制法】南瓜去子洗净切块，加水与麦芽同煮至烂熟，用纱布绞取其汁，再浓煎至一半，放入姜汁，以文火熬成膏状，即可。

【服法】每晚服50克。

【功效】温中、止咳、定喘。对寒性哮喘有一定的辅助治疗作用。

7. 萝卜煮豆腐

【配方】生萝卜汁1杯，麦芽糖100克，豆腐500克。

【制法】混合煮开。

【服法】每日1剂，分2次服用。

【功效】润肺清热，化痰平喘和中。用于热性哮喘。

8. 萝卜炖猪肺

【配方】鲜萝卜500~1000克，猪肺1具。

【制法】萝卜洗净切块，猪肺反复洗净切块，一起炖烂熟，调味食用。

【服法】佐餐食用。

【功效】补肺降逆、顺气化痰。可治虚性哮喘。

9. 萝卜汁蜜

【配方】白萝卜汁300毫升，蜂蜜30克。

【制法】混合拌匀备用。

【服法】每日3次，每次用温水冲服100毫升。

【功效】润肺补中、润肠通便、化痰止咳平喘。可用于哮喘的辅助治疗。

10. 丝瓜凤衣粳米粥

【配方】丝瓜10片，鸡蛋膜2张，粳米30克。

【制法】用鸡蛋膜煎水取汁，煮至粳米粥1碗量，加入丝瓜再煮熟，加盐、味精、香油少许调味。

【服法】每日1次，趁温热服完。

【功效】清热化痰，止咳平喘，调和脾胃。用于热性哮喘。

11. 杏仁猪肺粥

【配方】杏仁10克，猪肺90克，粳米60克。

【制法】将杏仁去皮尖，洗净。猪肺洗净，切块，放入锅内焯水后，再用清水漂洗净。将洗净的粳米与杏仁、猪肺一起放入锅内，加清水适量，文火煮成稀粥，调味即可。

【服法】随量食用。

【功效】宣肺降气，化痰止咳。适用于哮喘属于痰饮内盛者，症见咳嗽、痰多、呼吸不顺，甚则气喘、喉中哮鸣、胸脯满闷、脉滑等。

12. 莱菔子粳米粥

【配方】莱菔子20克，粳米50克。

【制法】莱菔子取汁约100毫升，加入粳米，再加水350毫升左右，煮为稀粥。

【服法】每日2次，温热服食。

【功效】下气定喘，健脾消食。可作为哮喘的辅助治疗，特别是痰多气急，食欲不振，腹胀不适的病人。

3. 芡实核桃粥

【配方】芡实30克，核桃仁20克，红枣10枚，粳米50克。

【制法】以上各味与粳米同煮成粥。

【服法】分次服食，可常食。

【功效】补肾、纳气、定喘。适于哮喘缓解期，属于肾虚不能纳气者。

14. 参蛤粉

【配方】白参、蛤蚧各100克。

【制法】先将蛤蚧去鳞皮及头足，以黄酒浸渍后，微火焙干，与白参同研细末，瓶装备用。

【服法】每日2次，每次4克，温水送服。也可装胶囊服用。

【功效】补肺气，纳肾气，止咳平喘。用于支气管哮喘缓解期之肺肾两虚者。症见气短，语言低微，动则喘甚，苔白滑，脉沉细。

15. 参核桃仁糊

【配方】白参100克，核桃仁500克，白糖100克。

【制法】先将白参烘干，研成细末。将核桃仁研成粗末，与白参粉混合，加入白糖，拌匀，瓶装备用。

【服法】每日2次，每次15克，用少量开水调成糊状服食。

【功效】补益肺肾，纳气定喘。用于支气管哮喘缓解期，辨证属肺肾两虚之虚寒哮喘。

16. 黄芪炖乳鸽配方

【配方】炙黄芪40克，乳鸽1只，调料各适量。

【制法】先将乳鸽宰杀后去毛及内脏，与黄芪同入炖盅内。加盐、葱、姜、料酒、味精等调料，隔水蒸90分钟，即成。

【服法】每日佐餐服食之，每周2次，连服1个月。

【功效】补脾益肺，固本定喘。用于支气管哮喘缓解期，证属肺脾两虚者。

17. 冬虫夏草炖老鸭

【配方】冬虫夏草20克，老鸭1只（1.5千克左右），调料各适量。

【制法】先将老鸭洗净，再将洗净的冬虫夏草纳入鸭腹中，加料酒、葱、姜、精盐、味精适量，入锅中煮至老鸭肉烂熟，即成。

【服法】佐餐，随量服用。

【功效】补肾益精，止嗽平喘。用于支气管哮喘缓解期。辨证属肾阴亏虚者，症见气短，呼吸急促，动则喘甚，低热或潮热，头昏耳鸣，舌偏红苔少，脉细无力。

18. 紫河车粉胶囊

【配方】新鲜紫河车2个。

【制法】紫河车去除膜及脐带，用清水洗净，竹片撑开烘干，研为细末，装入胶囊之中。

【服法】每日2次，每次5克。

【功效】补肾益精，纳气平喘。用于支气管哮喘缓解期，辨证属肾阳虚弱及肺肾两虚者。症见呼吸短促，动则气喘，咳嗽，吐泡沫痰，畏寒肢冷，腰膝酸软，头昏耳鸣，小便清长，舌淡，苔白滑，脉沉细。

第三节 肺痨

一、什么是肺痨

肺痨是由于痨虫侵蚀肺叶引起的一种具有传染性的慢性衰弱性疾病。其病理本质为阴虚，正气虚弱，发病过程中常因辗转传变而致五脏亏损。肺痨病包括肺结核病。

二、肺痨的症状体征

以咳嗽、咯血、潮热、盗汗、胸痛、消瘦为特征。

三、《黄帝内经》对肺痨的论述

《素问·玉机真藏论》说："大骨枯槁，大肉陷下，胸中气满，喘息不便，内痛引肩项，身热、脱肉破䐃。"《灵枢·玉版》说："咳，脱形，身热，脉小以疾。"生动地描述了肺痨的一些主要表现，以及慢性衰弱性表现。

四、现代中医临床的辨证施治

（一）阴虚肺热型

本证为肺痨初期表现，主要反映出"阴虚生内热"的病变，而以肺阴虚与肺失清肃最为突出，故见阴虚症状与肺热症状。但此种肺热是为阴虚阳亢所致，与外感六淫所致实热性质相反，应当仔细辨别。

【症状特征】午后潮热，手足心热，夜间盗汗，两颧发赤，皮肤干灼，唇红咽干，形体消瘦，干咳无痰，或痰少不易咯出，咳则胸痛，或痰中带血，如丝如点，口燥鼻干，舌苔薄，边尖质红，脉细数。

【治疗原则】滋阴杀虫，润肺清热。

【方药】月华丸。药用沙参、麦门冬、天门冬、生地黄、熟地黄、阿胶、山药、茯苓、桑叶、菊花、獭肝、百部、三七、川贝母等。

（二）肺肾阴虚型

此型为肺病及肾，肺肾阴伤，水亏火旺，虚火内灼的病理变化，多见于肺痨病中期或晚期。此时劳热阴精大耗，其影响是全身性的，故会出现涉及多个脏腑系统的脉症。

【症状特征】骨蒸潮热，盗汗更甚，腰脊酸软，头晕耳鸣，心烦失眠，五心烦热，两颧潮红，男子遗精，女子经闭，形体更加消瘦，咳呛气急，痰少质黏，或吐稠黄痰，时咯血，血色鲜红，其量较多，或胸胁掣痛，舌质红，苔薄黄少津，或光剥，脉细数无力。

【治疗原则】补益肺肾，滋阴降火。

【方药】百合固金汤。药用百合、生地黄、麦门冬、熟地黄、玄参、龟板、阿胶、冬虫夏草、五味子、白芍、桔梗、甘草、贝母、当归、胡黄连、银柴胡。

（三）气阴亏耗型

阴伤气耗，肺脾同病，致使肺清肃，脾失健运，多是肺痨中期或后期的病变。肺气虚故咳而无力，气短声低；气不化津酿成痰，故痰多而清稀；气虚不能卫外而为固，则现身热，自汗与盗汗并见。

【症状特征】午后潮热，热势不高，常伴恶风、畏冷，自汗与盗汗并见，食少，腹胀，便溏，神疲，短气声低，面色㿠白，午后颧红，咳嗽无力，咯痰清稀色白、量多、偶带淡红色血，舌质淡，舌边有齿印，苔薄白，脉细弱而数。

【治疗原则】益气养阴，肺脾同治。

【方药】保真汤加减。药用人参、黄芪、白术、茯苓、大枣、甘草、天门

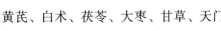

冬、麦门冬、生地黄、五味子、熟地黄、莲须、当归、白芍、银柴胡、地骨皮、陈皮、生姜。

（四）阴阳两虚型

阴损及阳，阴阳两虚，形成肺、脾、肾三脏同病，表明病势已进入晚期。由于"阴虚生内热"，故有潮热、盗汗、口糜等虚热之证候；"阳虚生外寒"，故有形寒肢冷等症。阴阳俱虚，元气衰败，反映出多个脏腑功能衰竭，预后不佳。

【症状特征】潮热不休，形寒肢冷，自汗盗汗，面浮肢肿，大肉尽脱，心慌气怯，口唇紫暗，或口舌生糜，或五更泄泻，男子滑精、阳痿，女子经少、经闭，舌光剥而淡，或呈紫暗，或有黄苔，少津，脉微细而数，或虚大无力。咳逆喘息，少气不续，动则更甚，痰呈泡沫状，或夹暗淡色血，舌质淡，或紫暗，苔黄而花剥、少津，脉微细而数，或虚大。

【治疗原则】滋阴补阳，培元固本。

【方药】补天大造丸。药用人参、白术、山药、茯苓、黄芪、当归、白芍、酸枣仁、远志、枸杞子、龟板、熟地黄、紫河车、鹿角胶。兼咳嗽者，轻者选加贝母、杏仁、桑白皮、马兜铃、款冬花、百部等配合主方治疗，重者频咳不止，可酌用紫菀汤（紫菀、知母、贝母、桔梗、阿胶、五味子、茯苓、甘草）或加味百花膏（百合、紫菀、款冬花、百部、乌梅）。痰中带血，或轻度咯血，须静卧，并酌加白茅根、白及、藕节、仙鹤草、小蓟、侧柏叶、血余炭等，配合主方治疗。咯血久发不已，可选用补络补管汤（牡蛎、龙骨、三七、山茱萸）冲服云南白药1克，每日3次。

五、肺痨的食疗药膳

1. 白及冰糖燕窝

【原料】燕窝10克，冰糖适量，白及15克。

【制作】燕窝制如食法，与白及同放瓦锅内，加水适量，隔水蒸炖至极烂，滤去滓，加冰糖适量，再炖片刻即成。

【服法】每日服 1~2 次。

【功效】补肺养阴，止嗽止血。适用于肺结核咯血、老年气管炎、慢性支气管炎、肺气肿、哮喘。

2. 贝母蒸甲鱼

【原料】甲鱼 1 只，川贝母 5 克，鸡清汤 1 千克，料酒、盐、花椒、生姜、葱各适量。

【制作】将甲鱼切块放入蒸钵中，加入鸡汤、川贝母、盐、料酒、花椒、姜、葱，上蒸笼蒸 1 小时即成。

【服法】佐餐，趁热食。

【功效】滋阴补肺。适用于阴虚咳嗽、喘、低热、盗汗等。健康人食用更能防病强身。

3. 冰糖黄精汤

【原料】黄精 30 克，冰糖 50 克。

【制作】黄精用冷水泡发，加冰糖，用文火煎煮 1 小时即成。

【服法】吃黄精，喝汤，每日 2 次。

【功效】滋阴，润心肺。适用于身体虚弱、肺虚咳嗽及肺结核或支气管扩张、低热、咯血以及妇女低热等病症。

4. 虫草怀山炖乌鸡

【配方】乌鸡肉 100 克，冬虫夏草 9 克，怀山药 50 克。

【制法】乌鸡肉清洗干净，与两药共煮汤。

【服法】吃肉喝汤，宜常食用。

【功效】滋阴养肺，健脾益肾。适用于老年人肺结核潮热不退、身体消瘦者。

5. 百合柏参汤

【配方】黄柏 9 克，百合、北沙参各 4.5 克，冰糖适量。

【制法】以上四物加水煎煮即可。

【服法】宜常服。

【功效】润肺补肺。适用于肺结核属肺阴亏虚者。

6. 银耳冰糖羹

【配方】干银耳 2 克，冰糖 20 克，鸽蛋 1 个。

【制法】干银耳清水泡 20 分钟，撕碎，加水 1 碗，用武火煮沸，加冰糖，用文火煮烂。将已蒸好的鸽蛋羹加入银耳冰糖羹中，煮沸即成。

【服法】宜常服。

【功效】养阴润肺，益胃生津。对虚痨久咳、干咳有疗效。

7. 猪肺花生米

【配方】猪肺 1 具，洗净切块，花生米 100 克。

【制法】猪肺洗净，切块，与花生米共入锅内慢炖 1 小时，去浮沫，加黄酒 2 匙，再炖 1 小时即可。

【服法】每日 3 次，每次 1 碗。

【功效】补虚润肺。治肺结核咳嗽带血。

8. 百合甲鱼

【配方】甲鱼 250 克，百合 20 克。

【制法】将剖洗干净的甲鱼与百合共炖，至熟即可。

【服法】每日 1 次。

【功效】生津养血。用于肺结核病的低热和盗汗。

9. 蜂蜜萝卜

【配方】白皮大萝卜 1 个。

【制法】萝卜洗净，挖空中心，将蜂蜜 100 克装入，置大碗内，加水蒸熟服用。

【服法】每日 2 次。

【功效】顺气止咳，润肺除燥。用于肺结核之咽干久咳，痰中带血。

第四节　喘证

一、什么是喘证

喘即气喘、喘息，以气息迫促为其主要临床表现。作为一个症状，喘可以出现在许多急、慢性疾病过程中。当喘成为这些疾病某一阶段的主证时，即称作喘证。

西医的急、慢性支气管炎，肺部感染，肺炎，肺气肿，慢性肺原性心脏病以及心力衰竭等疾病过程中所出现的呼吸迫促或呼吸困难，均可参照喘证辨证论治。

二、喘证的症状体征

喘证以呼吸迫促为主要临床症状。实喘病势骤急，声粗息高，甚至张口抬肩；虚喘病势徐缓，慌张急促，呼多吸少，活动时加剧。

三、《黄帝内经》对喘证的论述

《黄帝内经》一书最早记载了"喘"的名称、症状表现和病因病机。如《灵枢·五阅五使》说："肺病者，喘息鼻张。"《灵枢·本脏》也说："肺高则上气肩息。"《黄帝内经》认为，喘主要是肺与肾的病变，如《素问·藏气法时论》说："肺病者，喘咳逆气，肩背痛，汗出……虚则少气不能报息……肾病者，腹大胫肿，喘咳身重。"《灵枢·经脉》亦谓："肺，手太阴之脉……是动则病肺胀满膨膨而喘咳。""肾，足少阴之脉……是动则病饥不欲食，咳唾则有血，喝喝而喘。"至其病因，则与"风热"、"水气"、"虚邪贼风（泛指六淫之邪）"、"岁火太过"、"岁水太过"、"气有余"等有关。

四、现代中医临床的辨证施治

（一）实喘

1. 风寒束肺型

风寒表证以恶寒、发热、无汗、苔白、脉浮为特点、由于肺合皮毛、主气、司呼吸，风寒之邪，袭于表分，肺气不得正常宣降，津液留聚为痰，故咳嗽气喘。寒主收引，故初起兼见恶寒、发热、无汗、头痛等表证；鼻痒、喉痒，是风邪干于清道的表现。舌、脉亦均系风寒外束之象。

【症状特征】咳嗽、气喘，胸闷，痰色白而清稀，口不渴；初起多兼恶寒、发热、无汗、头痛、身痛、喉痒、鼻痒等，舌质不红，舌苔薄白，脉浮紧。

【治疗原则】辛温解表，宣肺平喘。

【方药】麻黄汤加减。药用麻黄、桂枝、杏仁、甘草。如表证不重，可去桂枝；喘甚加苏子、前胡降气平喘；痰多加半夏、橘红，或制南星、白芥子燥湿化痰；胸闷加枳壳、桔梗、苏梗。如得汗后，喘尚未平，有发热、汗出、恶风、脉浮缓者，可用桂枝朴杏子汤调营卫而兼下气平喘。高龄、气虚之体，因用麻黄、桂枝有顾忌者，可选用参苏饮。

2. 外寒内饮型

饮邪内伏以背冷，痰多而清稀，肠漉漉有声，小便不利等症状为特征。由于患者脾肾阳气不足，所以水饮得以产生和留聚。触冒风寒，甚至加换衣服稍一不慎，外寒即可引动内饮，阻塞气道，肺气不得降，遂发气喘。

【症状特征】喘息、咳嗽、痰多稀薄如水状，恶寒、发热、无汗，形寒肢冷、背冷，面色青晦，口不渴或渴喜热饮，舌苔白滑，脉弦紧。

【治疗原则】温肺散寒，解表化饮。

【方药】小青龙汤。药用麻黄、桂枝、细辛、干姜、五味子、半夏。如咳喘重者，加杏仁、射干、前胡、紫菀。

痰鸣，咳喘不得息，可合葶苈大枣泻肺汤；兼烦躁面赤，呛咳内热者，小青龙汤加生石膏、芦根，药煎好后，稍凉服。

由于痰饮系脾肾阳虚，水饮不化所致，故在用药后喘证缓解，即当改从治本入手，常服苓桂术甘汤、六君子汤、金匮肾气丸之类处方，脾肾双补，温阳化饮。阳虚体质，外有风寒，内有水饮，而不任发越者，可用小青龙汤去麻黄、细辛，或以六君子汤加干姜、细辛、五味。阳虚水泛、阴寒内盛，症见恶寒肢冷，面目虚浮，口唇青紫，脉细微，苔白滑者，可选用真武汤、或四逆汤加人参、肉桂、茯苓、麻黄。

3. 痰湿壅肺型

湿痰上壅于肺，肺气不得宣畅，故为喘、嗽、胸闷、恶心诸症。湿痰流连体内，既影响脾的运化，又成为喘证的内在病因，一受风寒或因疲劳汗出、饮食不当，则喘息加剧。湿痰久蕴，亦可化热而成为痰火。

【症状特征】气喘，咳嗽，痰多而黏腻，咯吐不利，胸中满闷，恶心，舌苔白腻，脉滑。

【治疗原则】祛痰降逆，宣肺平喘。

【方药】三子养亲汤、二陈汤。兼热宜加清化之品，如黄芩、栝楼仁、胆南星、海蛤壳、桑白皮等。

4. 风热犯肺型

风热之邪外袭，肺卫首当其冲，肺气郁闭，发为咳喘。邪热迫肺，灼津为痰，故痰黄而黏稠；稠灼津伤，故口渴欲饮；舌尖红、苔薄黄，或薄白而干，脉浮数，均为风热犯肺之象。

【症状特征】发热、恶风、有汗，口渴欲饮，咳喘气粗，张口抬肩，痰黄而黏稠，舌尖红，苔薄黄或薄白，脉浮数。

【治疗原则】祛风、清热、宣肺。

【方药】桑菊饮加味。常加金银花、连翘、板蓝根、桑白皮、黄芩、鱼腥草、射干、栝楼等。如果肺热较甚，口渴饮冷，舌干燥，面赤唇红，加生石膏、知母清热泻火；有里实热结便秘者，加凉膈散；如喘促较甚，改用麻杏石甘汤加味，宣肺清热平喘。

5. 燥热伤肺型

此证多系感受秋令燥热之邪所致，燥热伤肺，清肃失司，咳喘作矣。燥热耗伤肺阴，故痰少而咯吐不易；灼伤肺络，则痰中带血。所见口鼻干燥等症状，均为燥热之征。

【症状特征】发热、恶风，咳喘气急，痰少而咯吐不易，胸膺疼痛，痰中带血，口干，鼻干，大便干结，舌尖红，苔黄而干，脉浮数。

【治疗原则】清金润燥，宣肺平喘。

【方药】桑杏汤、清燥救肺汤。桑杏汤用桑叶、杏仁、淡豆豉、沙参、梨皮、栀子皮、浙贝母。若病情较重者，用清燥救肺汤，药用桑叶、石膏、阿胶、胡麻仁、麦门冬、杏仁、枇杷叶、人参、甘草。如嫌其性温，可改用西洋参、沙参、玉竹之类。燥热化火而迫肺者，治宜泻火清金，常用泻白散、黛蛤散加竹沥、贝母、马兜铃、杏仁、石膏、寒水石等。如喘咳痰稠，大便不通，苔黄脉实者，可加莱菔子、葶苈子、牵牛子、大黄等，以清下痰热。

6. 痰热壅肺型

风寒入里化热，或肺胃素有蕴热，或饮食厚味积热，或湿痰蕴久化热，皆可成为痰热，纠结于肺，壅塞气道，而为咳嗽、喘息。

【症状特征】喘急面红，胸闷炽热，口干，痰黄而稠，面白而枯，咯吐不利，舌苔黄腻而干，舌质红，脉滑数。

【治疗原则】清热化痰，宣肺平喘。

【方药】麻杏石甘汤（麻黄、杏仁、石膏），常加薏苡仁、冬瓜仁、苇茎、地龙等，清热、化痰、定喘。如里热重，可加黄芩、大青叶、板蓝根、七叶一枝花以清热解毒；如喘甚痰多，可加射干、桑白皮、葶苈子；便秘腹胀加草决明、栝楼仁、大黄。

7. 外寒里热型

风寒之邪，在表不解，入里化热，或里有蕴热，复受风寒，则寒束于外，热郁于内，肺气既不得宣散，又不得清肃下行，因而喘急奔迫。如失治，肺中邪热炽盛，炼液为痰，不仅可使喘满加剧，还可进一步影响心、肝等脏，而为高热、神昏、痉厥、动风等内闭外脱的危证。

【症状特征】恶寒发热，无汗或有汗不多，喘急烦闷，痰黄而浓，咳吐不利，口渴，舌尖红，舌苔薄白微黄，脉浮数。

【治疗原则】解表清里，化痰平喘。

【方药】定喘汤。药用麻黄、杏仁、黄芩、桑白皮、苏子、半夏、白果、款冬花、甘草。此外，大青龙汤、越婢加半夏汤亦可因证选用。

此外，尚有因饮食积滞而致喘者，当和降肺胃，消导食滞，化痰平喘。常用保和丸加减。药用神曲、山楂、半夏、茯苓、陈皮、莱菔子、连翘。如气喘、大便不通，或见肚腹胀满拒按者，必下之，腑气得通，其喘始平，用大承气汤。如哮喘而发热烦躁，腹泻不爽、肛门灼热者，用葛根芩连汤加桑白皮、栝楼、杏仁等，清热平喘。

若由气郁不舒，气火郁结上冲而发哮喘者，治宜疏肝达郁，方用逍遥散去白术加郁金、香附、川芎、栀子、牡丹皮。气郁甚者，可合用四磨饮以行气通滞。

（二）虚喘

1. 脾肺两虚型

因肺主气，肺气不足，故短气而喘，言语无力，咳声低弱；肺合皮毛，肺气虚弱则卫外不固，故自汗畏风；肺阴虚则虚火上炎，故见面红，口干，盗汗，舌红苔少，脉细数等；脾肺两虚，则食少，喘息，痰多。

【症状特征】喘促短气，乏力，咳痰稀薄，自汗畏风，面色苍白；或见面红，口干，咽喉不利，盗汗，舌红苔少或剥，脉细数；或兼食少，食后腹胀不舒，便溏或食后即便，或大便有不尽感，肌肉瘦削，痰多。

【治疗原则】健脾益气，补土生金。

【方药】补中益气汤合生脉散。药用人参、黄芪、炙甘草、五味子、升麻、柴胡、麦门冬、白术、当归、陈皮。如咯痰稀薄，形寒，口不渴，为肺虚有寒，可予上方去麦门冬加干姜以温养阳气；肺阴虚者，以生脉散（人参、麦门冬、五味子）为基础方，加百合、南沙参、北沙参、玉竹或用百合固金汤。脾虚湿痰内聚之哮喘，用六君子汤加干姜、细辛、五味子。平时可常服六君子丸。

妇女产后、月经后期、慢性失血、大病之后见喘促气短者，应以大补气血为主，不能见喘平喘，可选用生脉散、当归补血汤、归脾汤、十全大补汤等。如肺肾气虚，喘咳欲脱，急需峻补，固脱，先用独参汤，继进大剂生脉散合六

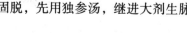

味地黄丸。

2. 肾阳虚衰型

病由房劳伤肾，或大病久病之后，精气内亏，或肺之气阴不足，金不生水，因肾为气之根，肾虚则气失摄纳，故喘促甚而气不接续，阳虚阴盛，不能温煦、固摄，故汗出肢冷。病及于肾，已是根本动摇，如病情进一步发展，可致心肾之阳暴脱，而见喘促加剧，冷汗如珠如油，肢冷，脉微，烦躁不安，脉浮大无根，面唇青紫等危候。

【症状特征】喘促日久，呼多吸少，稍一活动则其喘更甚，呼吸不能接续，神怯，汗出，肢冷，腰酸，夜尿多，面浮，胫肿，精神委靡，痰多清稀，舌质淡，脉沉细无力或弦大而虚。

【治疗原则】温肾纳气。

【方药】金匮肾气丸。尚可加用人参，以补益肺气。

如喘甚而烦躁不安，惊悸，肢冷，汗出如珠如油，脉浮大无根，或疾数模糊，为阴阳欲绝之危疾，急用参附汤合龙骨、牡蛎、桂心、蛤蚧、紫石英、五味子、麦门冬等味配合黑锡丹以扶元救脱，镇摄肾气。

如阳虚不能化水，水饮上泛，可用真武汤合苓桂术甘汤，重用附子。兼痰多壅盛，上实下虚，可酌加苏子、前胡、海蛤壳、杏仁、橘红、车前子等以降气豁痰。

3. 肾阴不足型

肾阴不足，精气不能互生，气不归元，故喘促乏力；阴虚则火炎于上，故面赤，咽干，盗汗、潮热。由于阴阳互根，阴虚日久，亦必损及阳气，进而成为阴阳两虚之证。

【症状特征】喘促气短，耳鸣，腰酸，动则喘甚，口干，心烦，手足心热，面赤，潮热，盗汗，尿黄，舌质红，脉细数。

【治疗原则】滋阴填精，纳气平喘。

【方药】常用七味都气丸或河车大造丸。如正气不支，气喘较甚，可配用人参胡桃汤、参蛤散或紫河车粉；兼肺阴虚者，合生脉散、百合固金汤。肾阴阳两虚者，可合左归丸、右归丸。或用金匮肾气丸，河车大造丸二方，平时常服。

五、喘证的食疗药膳

1. 白果萝卜粥

【配方】白果 6 粒，白萝卜、糯米各 100 克，白糖 50 克。

【制法】萝卜洗净切丝，放入热水焯熟备用。先将白果洗净与糯米同煮，待米开花时倒入白糖文火再煮 10 分钟，拌入萝卜丝即可出锅食之。

【服法】每日 2 次。

【功效】固肾补肺，止咳平喘。

2. 南瓜皮煮牛肉

【配方】老南瓜皮 200 克，牛肉 100~200 克。

【制法】南瓜皮、牛肉皆洗净切块，共煮烂熟。

【服法】吃肉、喝汤，每日 2 次，可常食用。

【功效】补脾胃、益气血、止咳定喘。

3. 香酥山药

【配方】鲜山药 500 克，白糖 125 克，豆粉 100 克，植物油 750 克（实耗 150 克），醋、味精、淀粉、香油各适量。

【制法】山药洗净，上锅蒸熟，取出后去皮，切 3 厘米长段，再一剖两半，用刀拍扁。锅烧热倒入植物油，等油烧至七成热时，投入山药，炸至发黄时捞出待用。另烧热锅，放入炸好的山药，加糖和水两勺，文火烧五六分钟后，即转武火，加醋、味精，淀粉勾芡，淋上香油起锅装盘即成。

【服法】随意食用。

【功效】健脾胃，补肺肾。对于脾虚食少，肺虚咳嗽、气喘者更为适合。

4. 苏子粳米粥

【配方】苏子 20 克，粳米 75 克，冰糖适量。

【制法】苏子捣成泥状，水煎 10 分钟，去渣，入粳米 75 克，冰糖适量同煮为粥。

【服法】空腹食用。

第五章 《黄帝内经》与肺系病证治疗

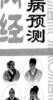

【功效】止咳化痰，降气平喘。

5. 饴糖豆腐

【配方】豆腐500克，饴糖60克，生萝卜汁1酒杯。

【制法】豆腐洗净切块，与生萝卜汁、饴糖混合煮沸即可。

【服法】每剂每日分2次服用。

【功效】清凉滋养，健脾消食，化痰定喘。用于治疗支气管炎。

6. 杏仁粥

【配方】甜杏仁（去皮、尖）10克，大米50克。

【制法】将甜杏仁研成泥状，将大米淘洗干净，两味相合加适量水煮开，再用慢火煮烂即成。

【服法】每日2次，可作早、晚餐。温热服食。

【功效】止咳平喘。用于咳嗽、气喘。

7. 蜜饯双仁

【配方】甜杏仁和核桃仁各250克。

【制法】先将甜杏仁炒熟，之后水煮1小时，加核桃仁收汁，快干锅时，加蜂蜜500克，搅匀煮沸即可。

【服法】每日3次，每次1~2匙。

【功效】补肾益肺，止咳平喘润燥。用于咳喘。

第六章
《黄帝内经》与心脑病证治疗

第一节　失眠

一、什么是失眠

失眠也称不寐，是由于外感或内伤等病因，致使心、肝、胆、脾、胃、肾等脏腑功能失调，心神不安而成本病。不寐在古代书籍中称为"不得眠"、"目不瞑"，亦有称为"不得卧"者。

西医所说的神经官能症、高血压、脑动脉硬化、贫血、肝炎、更年期综合征以及某些精神病等都可引起失眠。

二、失眠的症状体征

不寐以睡眠时间不足，睡眠深度不够及不能消除疲劳、恢复体力与精力为主要症状。其中，睡眠时间不足者可表现为入睡困难；睡而易醒，醒后难以再寐；严重者甚至彻夜难眠。

睡眠深度不够者常表现为夜间时醒时寐，寐而不酣，或夜寐梦多。由于睡眠时间不足及深度不够，致使醒后不能消除疲劳，表现为头晕、头痛、神疲乏力、心悸、健忘，甚至心神不宁等。

三、《黄帝内经》对失眠的论述

《灵枢·大惑论》较为详细地论述了"目不瞑"的病机，认为"卫气不得入于阴，常留于阳。留于阳则阳气满，阳气满则阳蹻盛；不得入于阴则阴气虚，故目不瞑矣。"《灵枢·邪客》对"目不瞑"更提出了具体的治法和方药："补其不足，泻其有余，调其虚实，以通其道而去其邪，饮以半夏汤一剂，阴阳已通，其卧立至。"这种治疗方法至今对于临床仍有一定的指导意义。《灵枢·营卫生会》还论述了老年人"不夜瞑"的病因病机，认为"老者之气血衰，其肌肉枯，气道涩，五藏之气相搏，其营气衰少而卫气内伐，故昼不精，夜不瞑"。《难经·四十六难》的观点基本与此相同，这对于现代中医治疗不寐有很重要的参考价值。

四、现代中医临床的辨证施治

（一）心脾两虚型

由于心脾两虚，营血不足，不能奉养心神，致使心神不安，而生失眠、多梦、醒后不易入睡；血虚不能上荣于面，所以面色少华而萎黄；心悸、心慌、神疲乏力均为气血不足之象；脾气虚则饮食无味，脾不健运则食后腹胀，胃气虚弱则不思饮食，或饮食减少；舌质淡，脉缓弱，均为气虚、血少之征。

【症状特征】患者不易入睡，或睡中多梦，易醒，醒后再难入睡，或兼见心悸、心慌、神疲、乏力、口淡无味，或食后腹胀，不思饮食，面色萎黄，舌质淡，舌苔薄白，脉象缓弱等症状。患者目前或既往有崩漏、月经过多、贫血、大手术等病史，此种不寐临床上比较多见。

【治疗原则】补益心脾，养血安神。

【方药】归脾汤（党参、黄芪、白术、茯神、炒酸枣仁、桂圆肉、木香、甘草、当归、远志、生姜、大枣）。

脾虚便溏者，宜温脾安神，选用景岳寿脾煎（人参、白术、山药、干姜、炒酸枣仁、远志、莲肉、炙甘草）。偏于气虚者，可选用六君子汤加炒酸枣仁、黄芪。

（二）阴虚火旺型

心阴不足，阴虚生内热，心神为热所扰，所以心烦、失眠、手足心发热；阴虚津液不能内守，所以盗汗；心阴不足，则虚火上炎，所以口渴、咽干，口舌糜烂；舌质红，脉细数，为阴虚火旺之征，舌尖红为心火内炽。

【症状特征】心烦，失眠，入睡困难，同时兼有手足心发热，盗汗，口渴，咽干，或口舌糜烂，舌质红或仅舌尖红，少苔，脉细数。

【治疗原则】滋阴降火，清心安神。

【方药】黄连阿胶汤（黄连、黄芩、生地黄、白芍、阿胶、鸡子黄等）。具有滋阴润燥、清心安神之功。此外，朱砂安神丸、天王补心丹亦可酌情选用。

（三）心肾不交型

心主火在上，肾主水在下，在正常情况下，心火下降，肾水上升，水火既济，得以维持人体水火、阴阳之平衡。水亏于下，火炎于上，水不得上济，火不得下降，心肾无以交通，故心烦不寐。

【症状特征】心烦不寐，头晕耳鸣，烦热盗汗；咽干，精神委靡，健忘，腰膝酸软；男子滑精、阳痿，女子月经不调；舌尖红，苔少，脉细数。

【治疗原则】交通心肾。

【方药】交泰丸，适用于心火偏旺者；若以心阴虚为主者，可用天王补心丹；如以肾阴虚为主者，可用六味地黄丸加夜交藤、酸枣仁、合欢皮、茯神之类。

（四）肝郁血虚型

郁怒伤肝，肝气郁结，郁而化热，郁热内扰，魂不守舍，所以不能入睡，或通宵不眠，即使入睡，也多梦易惊悸。

【症状特征】难以入睡，即使入睡，也多梦易惊，或胸胁胀满，善叹息，

117

平时性情急躁、易怒，舌红，苔白或黄，脉弦数。

【治疗原则】疏肝、养血、安神。

【方药】酸枣仁汤（酸枣仁、甘草、知母、茯神、川芎）加柴胡。肝郁化火者，可用丹栀逍遥散加忍冬藤、夜交藤、珍珠母、柏子仁之类。

（五）心虚胆怯型

心气虚则心神不安，终日惕惕，虚烦不眠，眠后易惊醒，心悸，气短，自汗；胆气虚则遇事易惊，胆怯恐惧；心胆气虚、血虚表现为舌质淡，脉弦细。

【症状特征】虚烦不得眠，入睡后又易惊醒，终日惕惕，心神不安，胆怯恐惧，遇事易惊；并有心悸、气短、自汗等症状；舌质正常或淡，脉弦细。

【治疗原则】益气镇惊，安神定志。

【方药】安神定志丸（人参、茯苓、茯神、远志、石菖蒲、龙齿）加炒酸枣仁、夜交藤、牡蛎。亦可选用温胆汤（半夏、橘皮、茯苓、竹茹、枳实、甘草、生姜、大枣）加党参、远志、五味子、炒酸枣仁。心虚胆怯，昼夜不睡，病情重者，可用高枕无忧散（人参、石膏、陈皮、半夏、茯苓、枳实、竹茹、麦门冬、桂圆肉、甘草、酸枣仁）。

（六）痰热内扰型

肝胆之经有热、有痰，痰火内盛，扰乱心神，则现心烦、失眠；痰瘀郁阻气机所以头重、胸闷、嗳气；舌质红，舌苔黄腻，脉象滑数，为痰热之象。

【症状特征】失眠，心烦，口苦，目眩，头重，胸闷，恶心，嗳气，痰多，舌质偏红，舌苔黄腻，脉象滑数。

【治疗原则】化痰清热，养心安神。

【方药】清火涤痰汤（丹参、橘红、胆南星、姜蚕、菊花、杏仁、麦门冬、茯神、柏子仁、贝母、竹沥、姜汁）。

（七）胃气不和型

饮食不节，胃有食滞未化，胃气不和，升降失常，故脘腹胀痛、恶心、呕吐、嗳腐吞酸以致不能安睡，即所谓："胃不和则卧不安。"热结大肠，大便秘结，腑气不通，所以腹胀、腹痛。舌苔黄腻或黄燥，脉弦滑或滑数，均系胃肠积热的征象。

【症状特征】失眠而兼食滞不化的症状，如脘腹胀满或胀痛，时有恶心或呕吐，嗳腐吞酸，大便异臭，或便秘，腹痛，舌苔黄腻或黄糙，脉弦滑或滑数。

【治疗原则】和胃化滞。

【方药】轻证可用保和丸（茯神、山楂、茯苓、半夏、陈皮、连翘、莱菔子）或越鞠丸（川芎、苍术、香附、栀子、神曲）加山楂、麦芽、莱菔子。

重证宜用调胃承气汤（大黄、芒硝、生甘草），胃气和，腑气通即止，不可久服。如积滞已消，而胃气未和，仍不能入睡者，用半夏秫米汤，以和胃气。

五、失眠的食疗药膳

1. 酸枣仁粥

【配方】酸枣仁末15克，粳米100克。

【制法】先以粳米煮粥，临熟，下酸枣仁末再煮，至熟即可。

【服法】空腹食用。

【功效】宁心安神。适用于心悸、失眠、多梦、心烦。

2. 秫米粥

【配方】秫米30克，制半夏10克。

【制法】先煎半夏去渣，入米煮作粥。

【服法】空腹食用。

【功效】和胃安眠。适用于食滞不化、胃中不适而引起失眠者。

3. 远志莲粉粥

【配方】远志30克，莲子15克，粳米50克。

【制法】先将远志泡去心皮与莲子均研为粉待用，将粳米煮粥，待熟入远志和莲子粉，再煮一二沸。

【服法】随意食用。

【功效】补中，益心志，聪耳明目。适用于健忘、怔忡、失眠等。

4. 小米粥

【配方】小米 50 克，鸡蛋 1 个。

【制法】先以小米煮粥，取汁，再打入鸡蛋，稍煮。

【服法】临睡前以热水泡脚，并饮此粥，然后入睡。

【功效】养心安神。用于心血不足、烦躁失眠。

5. 小米枣仁粥

【配方】小米 100 克，酸枣仁末 15 克，蜂蜜 30 克。

【制法】小米煮粥，待熟，入酸枣仁末，搅匀。

【服法】食用时，加蜂蜜，日服 2 次。

【功效】补脾润燥，宁心安神。治纳食不香、夜寐不宁、大便干燥。

6. 柏子仁粥

【配方】柏子仁 10 ~ 15 克，粳米 50 ~ 100 克，蜂蜜适量。

【制法】先将柏子仁去尽皮、壳、杂质，捣烂，同粳米煮粥，待粥将熟时，加入蜂蜜，稍煮一二沸即可。

【服法】每日服 2 次，2 ~ 3 日为 1 个疗程。

【功效】润肠通便，养心安神。适用于心悸、失眠健忘、长期便秘或老年性便秘。

7. 夜交藤粥

【配方】夜交藤 60 克，粳米 50 克，大枣 2 枚，白糖适量。

【制法】取夜交藤用温水浸泡片刻，加清水 500 毫升，煎取药汁约 300 毫升，加粳米、白糖、大枣，再加水 200 毫升熬至粥稠，关火，盖紧焖 5 分钟即可。

【服法】每晚睡前 1 小时趁热食，连服 10 日为 1 个疗程。

【功效】养血安神，祛风通络。适用于虚烦不寐、顽固性失眠、多梦以及风湿痹痛。

8. 八宝粥

【配方】芡实、薏苡仁、白扁豆、莲肉、山药、红枣、桂圆、百合各 6 克，大米 150 克。

【制法】先将各药煎煮 40 分钟，再加入大米继续煮烂成粥。

【服法】分顿调糖食用，连吃数日。

【功效】健脾胃，补气益肾，养血安神。适用于失眠以及体虚乏力虚肿、泄泻、口渴、咳嗽少痰等。

9. 玫瑰花烤羊心

【配方】鲜玫瑰花、羊心各 50 克，食盐适量。

【制法】将鲜玫瑰花 50 克（或干品 15 克）放入小砂锅，加食盐、水煎煮10 分钟，待冷备用。将羊心洗净，切成块状，穿在烤签上边烤边蘸玫瑰盐水，反复在明火上炙烤，烤熟即成。

【服法】宜热食，可边烤边食。

【功效】补心安神。适用于心血亏虚所致惊悸失眠以及郁闷不乐等。

10. 乌灵参炖鸡

【配方】剖洗净母鸡 1 只，乌灵参 100 克，酒、姜、葱、盐各适量。

【制法】乌灵参用温水浸泡 4～8 小时，洗净切片，放入鸡腹内。将鸡放入砂锅内，清水淹过鸡体，放入酒、姜、葱适量，武火烧开后，改文火清炖，待鸡熟后，加盐少许即成。

【服法】每日 2 次，食鸡肉，饮汤。

【功效】补气健脾，养心安神。适用于神经衰弱。

11. 茯苓饼

【配方】茯苓细粉、米粉、白糖各等份。

【制法】上三味加水适量，调成糊，以微火在平锅里摊烙成极薄的煎饼。

【服法】可经常随量吃。

【功效】健脾补中，宁心安神。适用于气虚体弱所致的心悸、气短、神衰、失眠以及浮肿、大便溏软等。

12. 养心粥

【配方】红枣 5 枚，莲子 20 克，桂圆 10 个，山药 15 克，粳米 100 克。

【制法】将红枣、莲子、桂圆、山药、粳米洗净，同煮至烂熟放温服用。

【服法】可经常随量吃。

【功效】养血安神，健脾养心。适用于神经衰弱。

13. 百合枸杞龙骨鸡

【配方】百合、枸杞子各30克，龙骨15克，鸡肉200克（选用两年以上的老母鸡腿肉为佳）。

【制法】先将百合、枸杞子、龙骨用纱布包好，与切成小块的鸡肉共煲熟烂。

【服法】每日1~2次。

【功效】百合清心润肺利咽，枸杞子滋阴益肾，龙骨重镇安神。合为滋阴清热、交通心肾。适用于失眠。

14. 生地黄枣仁粥

【配方】生地黄、酸枣仁各30克，大米60克，白糖适量。

【制法】先将生地黄、酸枣仁煮后取汁，用药汁煮大米成粥，粥熟后加入适量白糖放温服用。

【服法】每晚1次，不宜多食。

【功效】生地黄清热凉血、养阴，酸枣仁养血安神。适用于心悸、失眠。

第二节　胸痹心痛

一、什么是胸痹心痛

胸痹心痛是因胸阳不振，阴寒、痰浊留踞胸廓，或心气不足，鼓动乏力，使气血痹阻，心失血养所致。以胸闷及发作性心胸疼痛为主要表现的内脏痹病类疾病。临床上以"两乳之中，鸠尾之间"，即膻中部位以及左胸部发作性憋闷、疼痛为主要临床表现。胸痹心痛的重证是真心痛，指的是胸阳虚损，或气阴不足，或瘀痰阻痹，心脉闭塞所致。以心胸剧痛，甚至持续不解，似汗出肢冷，面白唇青，脉微欲绝为主要表现的痛病类疾病。

胸痹心痛病相当于西医的冠心病心绞痛，胸痹心痛重症即真心痛相当于西医学的缺血性心脏病。

二、胸痹心痛的症状体征

本病多发于40岁以上的中老年人。情绪、气候变化、饮食劳倦等因素常可诱发本证。其临床表现以膻中及左胸部疼痛，突然发作或发作有时为特点。疼痛有闷痛、隐痛、刺痛、灼痛等不同，有的可引及咽、肩背、臂、心窝等部位，且常兼见胸闷、气短、心悸等。

三、《黄帝内经》对胸痹心痛的论述

胸痹病名首见于《黄帝内经》，并将其分为心痹和肺痹两种，对本病的病因病机、一般症状及真心痛的表现均有记载。如《举痛论》云："心痹者，脉不通，烦则心下鼓，暴上气而喘。"心痛之名最早见于马王堆古汉墓出土的《五十二病方》，但远不如《黄帝内经》中论述的详细。如《素问·标本病传论》有"心病先心痛"之谓，《素问·缪刺论》又有"卒心痛"、"厥心痛"之称，《灵枢·厥病》把心痛严重，并迅速造成死亡者称为真心痛，谓："真心痛，手足青至节，心痛甚，旦发夕死，夕发旦死。"对于本证的临床表现和病因，《黄帝内经》中也有较为明确的记载。如《素问·厥论》云："手心主少阴厥逆，心痛引喉，身热，死不可治。"《素问·藏气法时论》云："心病者，胸中痛，胁支满，胁下痛，膺背肩甲间痛，两臂内痛。"至于本证的病因病机《素问·举痛论》指出："经脉流行不止，环周不休。寒气入经而稽迟，泣而不行。客于脉外则血少，客于脉中则气不通，故卒然而痛。"此虽非专指心痛而论，但若结合同篇"心痹者，脉不通"之说，显然可以认为本证与寒凝、气滞、血瘀有关。此外，《素问·刺热》又有"心热病者，先不乐，数日乃热，热争则卒心痛"之说，提示本证与热邪也有关系。在治疗方面，《黄帝内经》则较少药物治疗，对针刺治疗有较系统的论述。总之，《黄帝内经》有关本证的记述，为后世对心痛的辨证论治奠定了基础。

四、现代中医临床的辨证施治

（一）寒凝心脉型

本证受寒邪多易发，因诸阳受气于胸中，心阳不振，以致阴寒盛于心胸，阳气失展，寒凝心脉，营血运行失畅，发为本证。心脉不通故心痛彻背；寒为阴邪，本已心阳不振，感寒则阴寒更盛，故易作心痛；阳气失展，营血运行不畅，故见心悸气短，手足不温，冷汗出等，苔白脉紧为阴寒之候。

【症状特征】卒然心痛如绞，形寒，天时寒冷或迎寒风则心痛易作或加剧，甚则手足不温，冷汗出，短气心悸，心痛彻背，背痛彻心，脉紧，苔薄白。

【治疗原则】祛寒活血，宣痹通阳。

【方药】当归四逆汤（桂枝、细辛、当归、芍药、甘草、通草、大枣）。若疼痛发作较剧而彻背者，可进一步应用乌头赤石脂丸；若痛剧而见四肢不温，冷汗出等症者，可急予含化苏合香丸，芳香化浊，温开通窍，每能获瞬即止痛之效。

（二）火邪热结型

因感受温热之邪，或气郁化火，或由湿浊日久蕴热，致热结于内，火邪犯心。热灼津液而为痰，热与血结而成瘀，闭阻心脉而为心中灼痛；火邪扰心故烦；津液灼伤则口干、便秘、舌糙；热邪内盛则发热、脉数。正如《家藏蒙荃》所云："因燥结热闭作痛，项有烦热、焦渴、秘结、淋涩等症。"《辨汪录·心痛门》也谓："夫真心痛原有两证，一寒邪犯心，一火邪犯心也。"

【症状特征】心中灼痛，口干，烦躁，气粗，痰稠，或有发热，大便不通，舌红，苔黄或糙，脉数或滑数。本证候以心中灼痛，舌红苔黄，脉数为主证。

【治疗原则】清热泻火，散结活血。

【方药】小陷胸汤（黄连、半夏、栝楼实），或可合用导赤散以清心火。

若大便秘结者，合小承气汤以泻火而通热结；若热伤津液，大便不通者，可与增液承气汤合用。

（三）气滞心胸型

情志抑郁，气滞上焦，胸阳失展，血脉不和，故胸闷隐痛，时欲太息；气走无着，故痛无定处；肝气郁结，木失条达，每易横逆犯及中焦，故有时可兼有脾胃气滞之症状。若见口干、心烦易怒、面颊时红等，为气郁化热之象。本证候的主证是胸闷隐痛，痛无定处，脉弦，为临床所常见，正如《杂病源流犀烛·心病源流》云："心痛之不同如此，总之七情之由作心痛。"

【症状特征】心胸满闷，隐痛阵阵，痛无定处，时欲太息，遇情怀不畅则诱发、加剧，或可兼有脘胀，得暖气、矢气则舒等，苔薄或薄腻，脉细弦。

【治疗原则】疏调气机，理脾和血。

【方药】柴胡疏肝饮（柴胡、枳壳、香附、川芎、芍药、甘草）。如胸闷心痛较明显，为气滞血瘀之象，可合失笑散，以增强活血行瘀、散结止痛之功。若兼有脾胃气滞之症状，可予逍遥散，疏肝行气，理脾和血；苔腻者为兼脾湿，合丹参饮，调气行瘀、化湿畅中。气郁日久而化热者，可与丹栀逍遥散以疏理清热，见有大便秘结者，可适当配合应用当归龙荟丸，以泻郁火。

（四）痰浊闭阻型

痰为阴邪，其性黏滞，停于心胸，则窒塞阳气，络脉阻滞，酿成此证。痰饮多兼寒，故其痰清稀，遇阴天易作；"脾为生痰之源"，脾虚运化无权，既能生痰，又多兼温。浊者，厚浊之义，故病痰浊者，其胸闷心痛可比痰饮者重；痰浊蕴久，则可生热，见痰稠、便干、苔黄腻等痰热之象。

【症状特征】胸闷而兼心痛时作，痰黏，苔白腻，或淡黄腻，脉滑；若痰稠色黄，苔腻或干或黄腻，大便偏干，则为痰热。

【治疗原则】温化痰饮，或化痰清热，或泻火逐痰，或熄风化痰等法为主，佐以宣痹通阳。

【方药】痰饮者以栝楼薤白半夏汤（栝楼、薤白、半夏、厚朴、枳实、茯苓、甘草、干姜、细辛）或枳实薤白桂枝汤，合苓甘五味姜辛汤去五味子治疗。痰浊者，用温胆汤（半夏、茯苓、橘红、甘草、竹茹、枳实），可加入栝楼以助通阳宣痹之力。痰浊化热者，可用黄连温胆汤加郁金，清热而解痰郁血滞；痰火为患，则更加海浮石、海蛤壳化痰火之胶结；若心烦不寐，可合朱砂安神丸清心宁神；痰火耗伤阴津则加生地黄、麦门冬、玄参之属；大便秘结加生大黄或礞石滚痰丸。证属风痰，选用涤痰汤，方在温胆汤的基础上加天南星、石菖蒲化痰、熄风通窍。

（五）瘀血痹闭型

因于寒凝、热结、痰阻、气滞、气虚等因素，皆可致血脉郁滞而为瘀血。血瘀停着不散，心脉不通，故作疼痛如刺如绞，而痛处不移。故《素问·脉要精微论》云："脉者，血之府也……涩则心痛。"血为气母，瘀血痹阻，则气机不运，而见胸闷；暴怒则肝气上逆，气与瘀交阻，闭塞心脉，故作卒然剧痛；痛则脉弦，舌紫暗、瘀斑，均瘀血之候；瘀血蓄积，心阳阻遏则脉涩或结代。

【症状特征】心胸疼痛较剧，如刺如绞，痛有定处，伴有胸闷，日久不愈，或可由暴怒而致心胸剧痛。苔薄，舌暗红、紫暗或有瘀斑，或舌下血脉青紫，脉弦涩或结代。

【治疗原则】活血化瘀，通脉止痛。

【方药】血府逐瘀汤（牛膝、桔梗、当归、川芎、桃仁、红花、赤芍、柴胡、枳壳、生地黄）。若心痛较剧，可加乳香、没药，或合失笑散，以增强祛瘀定痛的效果。

（六）心气不足型

思虑伤神，劳心过度，损伤心气。盖气为血帅，心气不足，胸阳不振，则运血无力，血滞心脉，即《灵枢·经脉》篇谓："手少阴气绝则脉不通，脉不通则血不流。"故发心痛、胸闷、短气、喘息。

【症状特征】心胸阵阵隐痛，胸闷气短，动则喘息，心悸且慌，倦怠乏力，或懒言，面色白，或易汗出，舌淡红胖，有齿痕，苔薄，脉虚细缓或结代。

【治疗原则】补养心气而振胸阳。

【方药】保元汤合甘麦大枣汤加减。药用人参、黄芪、炙甘草、肉桂、生姜，加丹参或当归，养血行瘀；甘麦大枣汤益心气，宁心神，甘润缓急。若胸闷明显而伴心痛者，可加旋复花、红花。

（七）心阴不足型

素体阴虚，或思虑劳心过度，耗伤营阴，或火热、痰火灼伤心阴，以致心阴亏虚，心失所养，虚火内炽，营阴涸涩，心脉不畅，而心胸灼痛，心悸怔忡，脉细数或结代。

【症状特征】心胸疼痛时作，或灼痛，或兼胸闷，心悸怔忡，心烦不寐，头晕，盗汗口干，大便不爽，或有面红升火之象，舌红少津，苔薄或剥，脉细数，或结代。

【治疗原则】滋阴养心，活血清热。

【方药】天王补心丹（生地黄、玄参、天门冬、麦门冬、人参、炙甘草、茯苓、柏子仁、酸枣仁、远志、五味子、丹参、当归、桔梗、辰砂）。

（八）心阳亏虚型

素体阳气不足，或心气不足发展而为阳气亏虚，或寒湿饮邪损伤心阳，均可罹致本证。心阳亏虚，失于温振鼓动，故心悸动而胸闷，神倦气短，脉虚细迟或结代；阳虚则生内寒，寒凝心脉，不通则痛，故见心痛，遇冷加剧；阳气不达于四肢，不充于肌表，故四肢欠温而畏寒；舌淡胖，苔白或腻，为阳虚寒盛之象。

【症状特征】心悸动而痛，胸闷，神倦怯寒，遇冷则心痛加剧，气短，动则更甚，四肢欠温，自汗，苔白或腻，舌质淡胖，脉虚细迟或结代。

【治疗原则】补益阳气，温振心阳。

【方药】人参汤（人参、甘草、干姜、白术）。若心肾阳虚，可合肾气丸（附子、肉桂、泽泻、茯苓、牡丹皮、熟地黄、山药、山茱萸）。如突然心胸剧痛，四肢不温而汗出者，宜急含服苏合香丸。如心肾阳虚而见虚阳欲脱的厥逆之证时，亟当回阳救逆，用参附汤或四逆加人参汤回阳救逆；或予六味回阳饮。若兼大汗淋漓，脉微细欲绝等亡阳之证，应予固脱，用参附龙牡汤，重加山茱萸。

《素问病机气宜保命集·心痛论》中，根据临床表现不同，将本证分为"热厥心痛"、"大实心中痛"、"寒厥心痛"三种不同类型，并分别运用汗、散、利、温等法及有关方药治疗，并提出"久痛无寒而暴痛非热"之说，对本证的辨证论治具有一定指导意义。

《素问·上古天真论》谓："恬淡虚无，真气从之，精神内守，病安从来。"情志异常可导致脏腑病变，特别是与心的关系最为密切，所以《灵枢·口问》又云："心者，五脏六腑之大主也……故悲哀愁忧则心动。"说明精神情志变化可直接影响于心，导致心脏损伤，即沈金指出的"七情之由作心痛"。因此，注意精神的调摄，避免过于激动喜怒或思虑无度，保持心情愉快，这对预防心痛的发生、发展是很重要的。《素问·五脏生成》指出："多食咸，则脉凝泣而变色。"脉涩则气血不通，心痛可经常发生。可见，平素饮食注意调节是十分重要的。《素问·宣明五气》所说的"久视伤血，久卧伤气，久坐伤肉，久立伤骨，久行伤筋"，就是说明劳逸失宜会给人体带来损害，这对于心痛同样是重要的。过劳易耗伤心及其他脏腑的气血阴阳；好逸则易致气血停滞，对于心痛都是不利的。因此，必须强调在患者体力许可范围内的适当活动锻炼，也就是朱丹溪所强调的所谓"动而中节"。

五、胸痹心痛的食疗药膳

1. 红糖醋鸡蛋

【配方】生鸡蛋1个，米醋60克，红糖适量。

【制法】生鸡蛋打入碗中，加米醋、红糖调匀服用。

【服法】每日1~2次，连服数日。

【功效】宽胸行气。适合气滞血瘀型心绞痛。

2. 薤白粳米粥

【配方】薤白10~15克（鲜者30~45克），与粳米100克共煮粥。

【制法】粳米煮粥，半熟时加入薤白共煮粥。煮熟后加香油、盐调味食用。

【服法】空腹食用。

【功效】宽胸行气，止痛。适用于冠心病之胸闷不舒或心绞痛。老年人慢性肠炎菌痢等。

3. 桃仁粥

【配方】桃仁10克，粳米100克。

【制法】先将桃仁捣烂如泥，加水研汁去渣，与粳米同煮为稀粥。

【服法】每日1次，7日为1个疗程。

【功效】活血祛瘀，润肠通便。适用于高血压、冠心病、心绞痛等。

4. 干姜酒

【配方】干姜25克，白酒50克。

【制法】将干姜研成细末，装瓶备用。服时，先将酒温热，再将干姜末投入酒中调匀。

【服法】病发时，频服之。

【功效】温通心阳，散寒止痛。用于老人冷气逆心，心胸结痛，举动不得。

5. 西洋参三七散

【配方】西洋参3克，三七5克。

【制法】二者混合碾成粉末。

【服法】温开水送服，隔日1次。

【功效】益气养阴，祛瘀。主治气阴不足证，见心胸闷痛、心悸、气短。

6. 山楂粥

【配方】山楂20克，粳米100克。

【制法】先煎山楂，去渣取汁，入粳米煮粥饮食。

【服法】早、晚空腹食用。

【功效】活血化瘀。主治冠心病，症见胸部刺痛、心悸、胸闷。

7. 桃仁红枣粥

【配方】桃仁6克（去皮尖），红枣6枚（去核），大米100克。

【制法】上料同放锅内，加水 1 升，置武火上烧沸后改文火煮 45 分钟即成。

【服法】每日 1 次，早餐食用。每次食粥 50 克，吃红枣喝粥。

【功效】补气血，通瘀阻。主治心绞痛。

8. 桃仁墨鱼汤

【配方】墨鱼 150 克，桃仁 5 克，少许姜、葱和适量水。

【制法】墨鱼用水浸泡去骨，与桃仁、姜、葱和水，大火煮沸后改小火煮透。

【服法】佐餐食用，每日 2 次。

【功效】祛瘀通脉。主治冠心病。

9. 太子参奶

【配方】太子参 15 克，牛奶 250 毫升，白糖 15 克。

【制法】太子参放砂锅内，加水 50 毫升，中火烧沸后改文火煎 25 分钟，去太子参，留药液。牛奶用奶锅烧沸，与太子参液混匀，调入白糖 15 克即成。

【服法】每次 50 毫升，早、晚各 1 次。

【功效】生津止渴，滋补气血。主治心绞痛。

10. 玉米粉粥

【配方】玉米粉 50 克，粳米 100 克。

【制法】玉米粉入大碗，加冷水调稀，待用。粳米入锅，加清水适量，武火烧沸后转文火煮至米九成熟，将玉米粉糊倒入，边倒边搅，继续文火煮至玉米烂成粥。

【服法】每日 2 次，早、晚餐温食。

【功效】健脾化痰，降脂降压。主治心绞痛，高血脂。

11. 三七红花煮鸽蛋

【配方】三七 10 克，鸽蛋 10 个，鸡汤 200 毫升，葱花 10 克，姜丝 5 克，红花 6 克，盐 5 克。

【制法】田七研细粉；鸽蛋煮熟去壳；鸡汤入炖锅，加三七粉、红花、姜、葱、盐、熟鸽蛋同煮 25 分钟。

【服法】每日1次，吃鸽蛋喝汤，每次食鸽蛋3个。

【功效】补气血，祛瘀阻。主治心绞痛。

12. 三七炖猪心

【配方】猪心1个，三七5克。

【制法】猪心洗干净，三七打碎后灌入猪心，以小火久炖。

【服法】饮汤食肉。

【功效】养心通心脉。主治心悸，胸闷，心前区疼痛。

13. 冰糖海参羹

【配方】海参30克，大枣5枚，冰糖适量。

【制法】海参加适量水炖烂后，入大枣（去核）、冰糖再炖15分钟饮食。

【服法】作甜品食用。

【功效】益气养阴。主治老年人冠心病，症见心悸气短、心前区隐痛、失眠多梦、头晕、耳鸣。

14. 灵芝瘦肉汤

【配方】灵芝30克，瘦猪肉100克，红枣6枚。

【制法】灵芝切小块，瘦猪肉切细，与红枣共加适量水，大火煮沸后改小火煮2小时，调味服食。

【服法】此量6次吃完。

【功效】养心血，益心气。主治心气血不足型冠心病，症见心悸气短、心胸隐痛、头晕。

第三节　心悸

一、什么是心悸

心悸是指气血阴阳亏虚，或痰饮瘀血痹阻，致使心失所养，心脉不畅，引起心跳加剧、心慌、不能自抑的一种疾病。

心悸相当于西医学的心律失常。心律失常，指心脏冲动的频率、节律、起源部位、传导速度与激动次序的异常，主要为心脏传导系统病变所致。根据其发生机制，可分为冲动形成异常和冲动传导异常两大类，或两者兼而有之。其中，冲动形成异常，主要包括窦性心动过速、窦性心动过缓、窦性心律不齐和异位心律等；冲动传导异常则包括传导阻滞疾患及预激惹综合征。

二、心悸的症状体征

发作时，患者自觉心跳剧烈，心慌不安，难以自抑，而且常兼有胸闷气短，神疲乏力之症状，甚则不能平卧，出现晕厥；其发作时间一般为一过性、阵发性，或持续时间较长，或一日数发，或数日一发；其脉象表现为或数或迟，疏密不一，尤以结、代、促、涩脉常见。

三、《黄帝内经》对心悸的论述

对于心悸，《黄帝内经》并无其名，但对心悸脉象的变化已有深刻的认识。如《素问·三部九候论》所说："参伍不调者病"即指脉象乍疏乍数、参伍不调为心悸的主要征象，又如《素问·平人气象论》所说："人一呼脉四动以上曰死……乍疏乍数者死。"《灵枢·口问》说："心动则五脏六腑皆摇。"均强调了心悸对人体的危害性。《素问·玉机真藏论》曰："真脾脉至，弱而乍数乍疏……乃死。"形容脉律不匀，忽快忽慢，是脾气将竭之兆。又如《素问·平人气象论》曰："死脾脉来……如屋之漏，如水之流……曰脾死。"指出了脉时动复止而无规律，如屋之漏水点滴无伦，为脾脏将竭的凶兆。《素问·三部九候论》有"参伍不调者病"，"其脉乍疏乍数、乍迟乍疾者，日乘四季死"等则是提示心律失常危象的。

心悸无论脉律过速、过缓或不齐的产生原因皆与脏虚、七情过激，以及风、火、痰、瘀等因素有关，尤与心、胆、肝、肾的关系更为密切。但仍以心为病之本源，故其先兆之证常表现为心的虚实病变。

四、现代中医临床的辨证施治

（一）心虚胆怯型

该型人平素心虚胆怯，表现为怯弱胆小，优柔寡断，善惊易恐，多梦易醒，甚则夜不能寐，遇到惊吓常易发作。如《灵枢·四时气》曰："善呕，呕有苦，长太息，心中澹澹，恐人将捕之，邪在胆，逆在胃。"

【症状特征】心中悸动，善惊易恐，坐卧不定，少寐多梦，易醒。

【治疗原则】镇惊定志，养心安神。

【方药】安神定志丸（人参、朱砂、茯神、石菖蒲、远志、龙骨、琥珀、磁石等）。

（二）心气不足型

先天禀赋亏乏，心气本虚或久病气血虚弱，或年高体弱，心力日减，皆可导致心气不足；同时，思虑劳倦过度，亦可出现心气不足。因思发于脾成于心，思虑太过，脾失健运，气血生化之源，心气无以为继，或劳倦耗气，伤及于心，从而使心气不足。心失所养则见乏力、自汗，劳即心悸、舌质淡、脉细弱等。

【症状特征】自觉心中空虚，惶惶不安，多愁善恐，心悸气短，烦扰则作，动则为甚，静则悸缓，还伴有神疲乏力，自汗，懒言懒动。

【治疗原则】养心益气，安神定志。

【方药】四君子汤（人参、白术、茯苓、甘草）。

（三）心阳不振型

此型主要是心气不足的进一步发展，二者病因病机相互关联。症状有相似之处，所不同的是心阳不振必有阳气温煦失职之虚寒之象，有的还可伴有温运不足之瘀血证，或阳不化水的水停证，而气虚一般无此等表现。

【症状特征】自觉心中空虚，悸动不安，胸闷气短，动则加重，面色苍

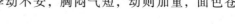

白，畏寒肢冷，舌淡苔白，脉虚弱，或沉细无力。

【治疗原则】温补心阳，安神定悸。

【方药】桂枝甘草龙骨牡蛎汤，形寒肢冷者，酌加黄芪、人参、制附片。

（四）阴虚火旺型

平时，情志不遂，耗伤心阴，或性情暴躁易怒，怒伤肝，肝火上犯，灼伤心阴，或热病后期，或热病缠绵不愈，均可使全身阴精不足；心阴亏乏，阴不制阳，则心火独亢，扰动心室为悸，从而出现心烦失眠、健忘多梦、五心烦热等虚火扰心之证。如《症因脉治·心血虚不得卧》论曰：“心血虚不得卧之症，心烦躁乱，夜卧惊起，口燥舌干，五心烦热，此心血不足，心火太旺之症也。”

【症状特征】心中悸动不安，烦躁难忍，五心烦热，口咽干，失眠多梦，思虑过度则重，常伴有耳鸣，头晕头眩，舌红少津，苔少或无，脉多细数。

【治疗原则】滋阴降火，养心安神。

【方药】黄连阿胶汤（黄连、阿胶、鸡子黄、白芍、黄芩），再配以天王补心丹或朱砂安神丸。

（五）痰火扰心型

此型人平素忧郁寡欢，多愁善感，胸闷胁胀，善太息，苔多腻，脉多弦。因长期忧郁寡欢，心肝之气郁结，易化火生痰，痰火扰心，则心神不宁而悸。

【症状特征】心悸时发时止，情绪不稳时易作，胸闷胁胀，失眠多梦，口干苦，小便赤，大便秘，舌红苔黄腻，脉多弦滑。

【治疗原则】清热化痰，行气解郁。

【方药】黄连温胆汤（黄连、枳实、竹茹、茯苓、法半夏、陈皮、甘草、生姜、大枣）。若气郁重者，可与柴胡、郁金、合欢皮、绿萼梅等；若心悸重者，可酌加远志、石菖蒲、龙骨、牡蛎等安心养神重镇之品。

（六）心脉瘀痹型

心脉瘀痹证主要是瘀血阻塞心脉，血不养心，而致心悸，为虚中夹实。其病因常为痰阻、寒凝、气滞、气虚。痰阻致瘀者，形体多胖，身重困倦；寒凝者，心悸遇寒则重，遇温则缓；气滞者，心悸常伴胸部疼痛作胀，其发作常与情志因素有关；气虚者，心悸，心胸闭闷，气短乏力。

【症状特征】心悸，胸闷，胸痛，痛如针刺，舌质紫暗或有瘀斑，舌下脉络怒张，色青紫，脉多涩或结代。

【治疗原则】活血祛瘀，理气通络。

【方药】桃仁红花煎（桃仁、红花、丹参、赤芍、延胡索、香附、青皮、川芎、生地黄、当归），或血府逐瘀汤（桃仁、枳实、红花、柴胡、赤芍、桔梗、甘草、川芎、生地黄、当归、牛膝），或丹参滴丸。同时，还要根据血瘀之成因，随证加减：痰阻者，加栝楼、半夏；寒凝者，加制附片、肉桂；气滞者，或重用柴胡、枳壳；气虚者，则去理气药，如香附、青皮，加黄芪、党参等补心气。

上述六种证型在心悸中最为常见，如能及早治疗，可阻断其发展。一旦失治，任其发展则易出现惊悸症状，症见心悸不安、焦虑紧张、心前区不适、胸闷气短等。其特点为在受惊、情绪激动及睡眠前后明显加重，并自始至终有焦虑紧张感出现。心脏神经官能症虽为非器质性的心疾，但如反复发作，日久也可致心质受到损害而演变为器质性的心脏病，故应引起警惕。

心悸危象主要表现是出现真脏脉。真脏脉属死脉，疾病危重期出现的脉象，提示脏气衰败，胃气将竭，其特点是无胃、无神、无根。元代危亦林《世医得效方》记载的"十怪脉"，即釜沸脉，鱼翔脉、虾游脉、屋漏脉、雀啄脉、解索脉、弹石脉、偃刀脉、转豆脉、麻促脉，皆为严重心律失常的征兆。因此，对真脏脉必须引起足够的重视。心悸在临床上出现真脏脉时，常见于以下几种情况：

1. 急性心力衰竭

心律失常心率小于 30 次/分或大于 180 次/分，常易诱发急性心力衰竭，表现为急性肺水肿，常有端坐呼吸，喘促气急，频频咳嗽，咳粉红色泡沫样痰，烦躁，大汗淋漓，面白唇紫。主要由于持续性心律失常导致心排血量骤减，全身脏腑器官缺氧缺血所致。如《灵枢·根结》曰："四十动一代者，一脏无气；三十动一代者，二脏无气；二十动一代者，三脏无气；十动一代者，四脏无气；不满十动一代者，五脏无气。"王叔和《脉经》亦曰："脉来五动而一止者，五脏无气，却后五日而死。"这种脉中医又称"屋漏脉"，为心气欲竭之危象，即脱证，预后往往不良。

2. 心房、心室扑动和心房、心室颤动

心房、心室扑动和心房、心室颤动为心律失常之重征，常发生于风湿性心脏瓣膜病、冠心病、高血压性心脏病及心肌病等心脏器质性损害病。属异位性心动过速，起搏点分别在心房或心室，心室率皆在每分钟150次以上，本病属于中医怔忡、惊悸范畴，中医文献有"釜沸脉"、"火薪脉"的记载，即形容脉率疾数，如锅釜里滚开的沸水，亦如燃烧的火焰无法定形计数。如《素问·大奇论》曰："脉至如火薪然，是心精之予夺也，草干而死。"实际上指出了相当于心房室扑、颤动的不良预后。

3. 猝死

严重的心律失常，如房室颤动、缓慢性心率失常、持续性室上性心动过速，皆可引起心脏骤停，导致脑血流突然中断，可致突然死亡。

五、心悸的食疗药膳

1. 草芪龙苓粥

【配方】炙甘草、黄芪、龙眼肉各10克，茯苓粉、大米各50克，白糖少许。

【制法】将炙甘草、黄芪择净，放入锅中，加清水适量，水煎取汁，加茯苓粉、大米、龙眼肉煮粥，待熟时调入白糖，再煮一二沸即成。

【服法】每日1剂，7日为1个疗程，连续2～3个疗程。

【功效】补气安神。适用于慢性心功能不全，表现为心悸怔忡、胸闷气短、活动后加剧、面色淡白或有自汗、舌淡苔白、脉结代等。

2. 生脉粥

【配方】党参、麦门冬、五味子各10克，大米50克，冰糖适量。

【制法】将诸药择净，水煎取汁，与大米加清水适量煮粥，待熟时调入冰糖，再煮一二沸即成，或将生脉口服液 1 支，调入稀粥中服食。

【服法】每日 2 剂，7 日为 1 个疗程，连续 2～3 个疗程。

【功效】补气养阴。适用于慢性心功能不全，表现为心悸怔忡、疲乏无力、失眠多梦、五心烦热、潮热盗汗、面色淡白无华、舌红苔薄、脉结代而细等。

3. 参粉归芪粥

【配方】高丽参粉 5 克，当归、黄芪、大枣各 10 克，大米 100 克，白糖适量。

【制法】将诸药择净，放入锅中，加清水适量，浸泡 5～10 分钟后，水煎取汁，加大米煮粥，待粥熟时调入高丽参、白糖，再煮一二沸服食。

【服法】每日 1 剂，7 日为 1 个疗程，连续 2～3 个疗程。

【功效】益气养血。适用于慢性心功能不全表现为心悸健忘、面色无华、头晕目眩、食欲不振、浮肿尿少、腹胀恶心、舌淡苔薄白、脉结代或细而无力等。

4. 三七三子粥

【配方】三七 5 克，苏子、白芥子、莱菔子各 10 克，大米 100 克，白糖适量。

【制法】将诸药择净，放入锅中，加清水适量，浸泡 5～10 分钟后，水煎取汁，加大米煮粥，待粥熟时调入白糖，再煮一二沸服食。

【服法】每日 1 剂，7 日为 1 个疗程，连续 2～3 个疗程。

【功效】除痰化瘀。适用于慢性心功能不全表现为心悸怔忡、胸闷心痛、头晕气短、唇甲青紫、苔白腻或有瘀点、脉弦结等。

5. 参附桂枝粥

【配方】红参粉 5 克，附片、桂枝各 10 克，大米 30 克，冰糖适量。

【制法】将诸药水煎取汁，加大米煮为稀粥服食，待熟时调入红参粉、冰糖，再煮一二沸即成。

【服法】每日 1 剂，7 日为 1 个疗程，连续 2～3 个疗程。

【功效】温肾通阳。适用于慢性心功能不全表现为心悸胸闷、头晕头痛、面色苍白、畏寒肢冷、神疲乏力、舌质淡胖、脉沉迟等。

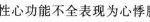

6. 红枣炖羊心

【配方】红枣 10 ~ 15 枚，羊心 1 个，盐、味精、香油各适量。

【制法】将红枣洗净，羊心洗净切块，同放入锅内，加水适量，先用武火煮沸，再在文火上熬炖，至羊心熟后即成。食用时加香油、盐、味精调味食用。

【服法】佐餐食用。

【功效】补心安神。此方适应于血虚心悸，思虑过度，烦躁不安等。

7. 茯苓麦门冬莲子糕

【配方】莲子、茯苓、麦门冬各 500 克，白糖、桂花各适量。

【制法】将莲子去心，与茯苓、麦门冬洗净后共研成细面，加入白糖、桂花拌匀，用水和面成糕，将糕上笼，用火蒸 15 ~ 20 分钟即成。

【服法】作主食用。

【功效】宁心健脾。此方适应于心悸不宁、气短乏力、失眠多梦、头晕目眩、耳鸣、健忘等。

8. 党参大枣糯米饭

【配方】党参 10 克，大枣 20 克，糯米 250 克，白糖 50 克。

【制法】将党参、大枣放于瓷锅内，加水泡发，然后煎煮 30 分钟左右，捞出党参、大枣，药液备用。将糯米淘洗后，放入大瓷碗中，加水适量，蒸熟后，扣在盘中，然后将党参、大枣摆在糯米饭上面。将药液加白糖，煎成浓汁倒在糯米饭上，即成。

【服法】作主食用。

【功效】健脾益气。此方适应于体虚气弱、乏力倦怠、心悸失眠、食欲不振、便溏浮肿等。

9. 莲子桂圆汤

【配方】莲子（去心）、茯苓、芡实各 8 克，龙眼肉 10 克。

【制法】上药文火炖煮 50 分钟，弃去药渣，煮成黏稠状，可搅入红糖，冷却后饮汤。

【服法】此为 1 日量，分 2 次饮服。

【功效】宁心安神。这款药膳适用于惊悸怔忡、失眠健忘、乏力肢倦、贫血、神经衰弱等。

第四节　狂病

一、什么是狂病

狂病即因情志刺激、阴阳失调、痰火内盛、瘀血阻滞等，扰乱神明，心神失主，而导致的以神志错乱、精神亢奋、打骂呼叫、躁妄不宁、动而多怒为主要表现的脑神经疾病。

狂证是精神失常的疾患，其表现类似于西医学的精神分裂症与躁狂型精神病，凡症状、舌苔、脉象等临床表现与本篇所述之狂病相同者，均可参考本篇进行辨证防治。

二、狂病的症状体征

本病以精神错乱、哭笑无常、动而多怒、喧扰不宁、躁妄骂詈、不避亲疏、逾垣上屋、登高而歌、弃衣而走、甚至持刀杀人为其临床表现。其特点是动而多怒、兴奋性精神失常。

三、《黄帝内经》对狂病的论述

狂病之名首见于《黄帝内经》。《黄帝内经》对于本病的症状、病因病机及治疗均有较详细的记载。在症状描述方面，如《灵枢·癫狂》篇说："狂始发，少卧，不饥，自高贤也，自辨智也，自尊贵也，善骂詈，日夜不休。"在病因病机方面，《素问·至真要大论》说："诸躁狂越，皆属于火。"《素问·脉解》又说："阳尽在上，而阴气从下，下虚上实，故狂巅疾也。"指出了火邪扰心和阴阳失调可以发病。《灵枢·癫狂》篇又有"得之忧饥"、"得之大恐"、"得之有所大喜"等记载。明确指出情志因素亦可导致狂病的发生。在治疗方面，《素问·病能论》说："帝曰：有病怒狂者，其病安生？岐伯曰：生于阳也。帝曰：治之奈何？岐伯曰：夺其食即已，夫食入于阴，长气于阳，故夺其食则已，使之服以生铁落为饮。夫生铁落者，下气疾也。"

四、现代中医临床的辨证施治

（一）痰火扰心型

五志化火，鼓动阳明痰热，上扰清窍，则见性情急躁，头痛失眠；阳气独盛，扰乱心神，神明昏乱，症见狂暴无知，言语杂乱，骂詈不避亲疏；四肢为诸阳之本，阳盛则四肢实，实则登高、逾垣、上屋，而气力超乎寻常；舌绛苔黄腻，脉弦而滑数，皆属痰火壅盛，且有伤阴之势；以火属阳，阳主动，故起病急骤而狂暴不休。

【症状特征】起病急，常先有性情急躁，头痛失眠，两目怒视，面红目赤，突然狂暴无知，情感高涨，言语杂乱，逾垣上屋，气力逾常，骂詈叫号，不避亲疏，或毁物伤人，或哭笑无常，登高而歌，弃衣而走，渴喜冷饮，便秘溲赤，不食不眠，舌质红绛，苔多黄腻，脉弦滑数。

【治疗原则】若狂证属胸膈痰浊壅盛，而形体壮实，脉滑大有力者，则用涌吐痰涎法。

【方药】三圣散（瓜蒂、防风、藜芦）。若痰火扰心所致的狂证，则用泻火逐痰，镇心安神法，方药为泻心汤（大黄、黄连、黄芩）加知母、生铁落，送服礞石滚痰丸。礞石滚痰丸方用青礞石、沉香、大黄、黄芩、朴硝。如属阳明热结，躁狂谵语，神志昏乱，面赤腹满，大便燥结，舌苔焦黄起刺或焦黑燥裂，舌质红绛，脉滑实而大者，宜先服大承气汤急下存阴，再投凉膈散加减清以泻实火。证情重者，可酌用龙虎丸，由牛黄、巴豆霜、辰砂、砒石组成，服后往往吐泻交作，故本方只可暂用，功能荡涤痰火实热；若多服必损伤胃肠，消耗正气。病情好转而痰火未尽，心烦失眠，哭笑无常者，可用温胆汤送服朱砂安神丸。

（二）阴虚火旺型

狂乱躁动日久，必致气阴两伤，如气不足则精神疲惫，仅有时躁狂而不能持久。由于阴伤而虚火旺盛，扰乱心神，故症见情绪焦虑，多言善惊，烦躁不眠，形瘦面红等。

【症状特征】狂病日久，病势较缓，精神疲惫，时而躁狂，情绪焦虑、紧张，多言善惊，恐惧而不稳，烦躁不眠，形瘦面红，五心烦热，舌质红，少苔或无苔，脉细数。

【治疗原则】滋阴降火，安神定志。

【方药】二阴煎（生地黄、麦门冬、酸枣仁、甘草、玄参、茯苓、黄连、木通、灯心草、竹叶），可加用白薇、地骨皮清虚热；送服定志丸（人参、茯神、石菖蒲、远志、甘草）。

（三）气血凝滞型

本证由血气凝滞使脑气与脏腑气不相接续而成。如《医林改错》癫狂梦醒汤谓："癫狂一症……乃气血凝滞脑气，与脏腑气不接，如同做梦一样。"

【症状特征】情绪躁扰不安，恼怒多言，甚则登高而歌，弃衣而走，或目妄见，耳妄闻，或呆滞少语，妄思离奇多端，常兼面色暗滞，胸胁满闷，头痛心悸，或妇人经期腹痛，经血紫暗有块，舌质紫暗有瘀斑，舌苔或薄白或薄黄，脉细弦，或弦数，或沉弦而迟。

【治疗原则】活血化瘀，理气解郁。

【方药】癫狂梦醒汤（桃仁、柴胡、香附、木通、赤芍、半夏、陈皮、大腹皮、青皮、桑白皮、苏子、甘草）加减。送服大黄蟅虫丸（大黄、黄芩、甘草、桃仁、杏仁、芍药、干生地黄、干漆、虻虫、水蛭、蟅虫）等。

五、狂病的食疗药膳

1. 百合莲子羹

【配方】水发百合100克，莲子50克，水发黄花菜、冰糖各适量。

【制法】将发好的百合和黄花菜用水洗净，莲子去皮、去心洗净，同放入大汤碗内，汤碗内放入适量清水，上笼用武火蒸熟，放入冰糖再蒸片刻即成。

【服法】佐餐食用。

【功效】清心除烦，安神宁志。适用于躁狂抑郁症，情志抑郁，神态痴呆，不思饮食，多梦易惊。

2. 猪肉苦瓜丝

【配方】苦瓜300克，瘦猪肉150克。

【制法】苦瓜切丝，焯水。瘦猪肉切片，油煸后，入苦瓜丝同炒，加调味食用。

【服法】佐餐食用。

【功效】泻肝降火。适用于躁狂抑郁症，情绪高涨，烦躁性急，易打人毁物，面红目赤。

3. 杞叶炒猪心

【配方】猪心1个，枸杞叶150~200克。

【制法】猪心洗净切丁，用花生油按常法与枸杞叶炒熟佐餐。

【服法】佐餐食用。

【功效】补气血，益心肾。适用于躁狂抑郁症，性情烦躁，心神不宁，多言善惊，睡眠欠佳。

4. 二味猪脑汤

【配方】猪脑1个，怀山药50克，枸杞子15克。

【制法】上三味洗净后同放入锅中，加适量清水、食盐、葱、姜，煨熟即成。

【服法】佐餐食用。

【功效】补脾肾，安神志。适用于躁狂抑郁症，情绪低落，表情淡漠，失眠头昏，肢体困乏。

5. 菖蒲炖猪心

【配方】石菖蒲10克，猪心1个。

【制法】洗净后加水适量，放炖盅内隔水炖熟，加盐调味。

【服法】饮汤食猪心，佐餐食用。

【功效】补心安神，化痰开窍。适用于躁狂抑郁症，精神抑郁，神情淡漠，喃喃自语，痰多苔腻。

6. 百合鸡蛋羹

【配方】鸡蛋2个，百合60克，白糖（冰糖适量）。

【制法】百合加水3碗入锅中，煎至2碗，然后取鸡蛋，去蛋白，取蛋黄搅烂，倒入百合汤中拌匀，文火煮，再加适量白糖或冰糖调味。

【服法】此量分2次1日内服食。

【功效】适用于精神分裂症，情绪焦虑、多言善惊、烦躁不眠者。

7. 大枣莲心汤

【配方】莲心3克，大枣10枚。

【制法】莲心研末与大枣共同煎汤。

【服法】每日1次，饭后服。

【功效】益气补血，宁心安神。适用于躁狂抑郁症，情绪焦虑，烦躁不安，脾气暴躁。

第五节　癫痫

一、什么是癫痫

癫痫是因先天遗传，或大惊卒恐、情志失调、饮食不节，以及继发于脑部疾患、高热、中毒、头颅损伤等，使风痰、瘀血等蒙蔽清窍，扰乱神明。以突然仆倒，昏不知人，口吐涎沫，两目上视，肢体抽搐，移时自醒，或口中怪叫等为主要临床表现的一种发作性的疾病，又称痫证、癫疾，俗称"羊痫风"。

二、癫痫的症状体征

突然昏仆抽搐，起病急速而移时清醒，醒后一如常人，但多反复发作。其发作具有突然、短暂、反复三个特点。突然，指起病急，部分病例于发作前数小时或几天，先有精神紧张、易急躁等前驱症状，或临近发作时，先觉眩晕头痛，肢体麻木或筋惕肉𥆧等，但为时极短，旋即昏仆、抽搐发作。短暂，指发作时间短，一般发作至神志转清5～15分钟。但病情有轻重的不同，发作时间也有长短的区别。有的突然神志丧失仅几秒钟，有的神昏抽搐持续半小时以上而不能自止。反复，指反复发作，但其间歇长短亦因病情轻重而不同，严重者有一日数十次以上发作的，也有数日一发者，比较轻的病人有逾月或半年以上一发者。本病一般具有神志失常和肢体抽搐等特定的临床症状。但因证候轻重之异，发作表现也有不同。有表现为突然神志丧失而无抽搐，如病人突然中断活动，手中物件掉落，或短暂时间两目直视、呆木不动、呼之不应，经几秒钟即迅速恢复，事后对发作情况完全不知。也有的来势急骤，卒倒叫号，昏不知人，频频抽掣，口吐涎沫，经数分钟，甚至数十分钟，渐渐神志转清，苏醒后对发作情况一无所知，常觉全身倦怠，头昏头痛，精神委靡。一般说发作时间短，间歇时间长者病情轻，反之，则病情重。

本病休止期仍有一定的临床症状。以脾虚痰盛、肝火痰热、肝肾阴虚等脉证为多见。但部分病例休止期可毫无自觉症状。对无自觉症状的病人，应了解癫痫形式上的变化；追访病史，重视外伤病史、发热病史与癫痫的关系；询问患病以后体质、智力的变化，进行辨证分析。

三、《黄帝内经》对癫痫的论述

癫疾病名始见于《黄帝内经》。《素问·奇病论》云："人生而有病巅疾者，病名曰何，安所得之？岐伯曰：病名为胎病，此得之在母腹中时，其母有所大惊，气上而不下，精气并居，故令子发为巅疾也。"这里不仅提出了癫疾的病名，还指出癫疾又称胎病，发病与先天因素有关。《灵枢·癫狂》云："癫疾始作，先反僵，因而脊痛。"指癫疾在抽搐之初，先有肌肉僵直，故发作过后常有脊背疼痛。该篇还有"癫疾始作，而引口啼呼，喘悸者"，说明发作之初患者口中常有阵发的啼喘声。这些症状的描述，与后世医家的观察基本一致，可谓本病最早的临床资料。

四、现代中医临床的辨证施治

癫痫呈间歇性发作，由此可将其分为发作期和休止期，根据病机及临床症状的不同，发作期可分为阳痫、阴痫两类，阳痫偏于实热，阴痫偏于虚寒；休止期分为脾虚痰盛、肝火痰热、肝肾阴虚三种证候。

（一）发作期

1. 阳痫

内风挟痰横窜，气血逆乱于胸中，心神失守，故昏仆、不省人事；面色先见潮红系由风阳上涌而成，继之面色紫红、青紫或苍白，口唇青暗，皆由风痰、痰热蔽塞心胸，阳气受遏，或血行瘀阻，使清气不得入，而浊气不得出所致；重者发痫时手足冰冷，两目上视，牙关紧闭，颈项侧扭，四肢抽掣皆由内风窜扰筋脉所成。喉中痰鸣、口吐涎沫、并发出猪羊叫嚎之声等，按《张氏医通·痫》所论："惟有肝风故作搐搦，搐搦则通身之脂液逼迫而上，随逆气而吐出于口也。"唯风痰聚散无常，故反复发作而醒后一如常人。

【症状特征】常表现为头晕头痛、胸闷等先兆症状，旋即昏倒仆地，不省人事，面色先潮红、紫红，继之青紫或苍白，口唇青暗，两目上视，牙关紧闭，颈项侧扭，手足搐搦、抽掣，或喉中痰鸣，或口吐涎沫，或发时有类似猪羊的叫声，甚则二便自遗，不久渐渐苏醒，除感疲乏无力外，起居饮食如常，舌质红，苔多白腻或黄腻，脉弦数或弦滑。

【治疗原则】清化痰热，熄风定痫。

【方药】清热镇惊汤（柴胡、薄荷、麦门冬、栀子、黄连、龙胆草、茯神、钩藤、甘草、木通、竹叶、朱砂末）。此外，尚可用汤药送服定痫丸。服药后如大量咯痰，或大便排出黏痰样物者，均属顽痰泄化现象，为病情好转的表现。

2. 阴痫

本证在儿科常由慢惊风之后痰迷心窍而成。成人则因阳痫病久，频繁发作使正气日衰，痰结不化，逐渐演变而来。阴痫病主在脾肾先后天受损，一则气血生化乏源，再则命火不足，气化力薄，水寒上泛，故发痫时面色暗晦萎黄，手足清冷；湿痰上壅，蒙蔽神明，故双眼半开半阖，神志昏愦；如血不养筋，筋膜燥涩，虚风暗扇，则偃卧拘急或颤动抽搐时发；口吐涎沫乃内伏痰湿壅盛，随气逆而涌出；口不啼叫或叫声微小，是虽有积痰阻窍，而正不胜邪所致；呆木无知，是神明失灵之象；舌腻脉沉，均属阳虚湿痰内盛之征。

【症状特征】发痫时面色暗晦萎黄，手足清冷，双眼半开半阖而神志昏愦，偃卧拘急，或颤动、抽搐时发，口吐涎沫，一般口不啼叫或声音微小。也有仅表现为呆木无知，不闻不见，不动不语，但一日数十次频作。舌淡苔白厚腻，脉沉细或沉迟。醒后全身疲惫瘫软，数日后逐渐恢复。

【治疗原则】温阳除痰，顺气定痫。

【方药】五生丸以二陈汤送服。

（二）休止期

1. 脾虚痰盛型

因积痰内伏日久则伤脾，脾虚则痰浊口增，壅塞中州，升降失调，致食欲不佳、恶心泛呕、咯痰胸闷、大便溏薄；脾虚生化乏源，气血不足，故神疲乏力，身体瘦弱。

【症状特征】神疲乏力，身体瘦弱，食欲不佳，大便溏薄，咯痰或痰多，或恶心泛呕，或胸宇痞闷，舌质淡，苔白腻，脉濡滑或细弦滑。

【治疗原则】健脾化痰。

【方药】六君子汤（人参、茯苓、白术、炙甘草、陈皮、制半夏）加减。若痰多再加制南星、栝楼，呕恶者加竹茹、旋复花；便溏者加薏苡仁、白扁豆。若痰黄量多，舌苔黄腻者，可改用温胆汤（半夏、橘皮、甘草、枳实、竹茹、生姜）加减。

2. 肝火痰热型

平素情绪急躁，情绪急躁则肝火亢盛，口苦而干；痫止后急躁加重者，因风阳耗竭肝阴，虚火内扰而致；肝火扰乱心神，故心烦失眠；肝火煎熬津液，结而为痰，故痰黏稠咳吐不爽。

【症状特征】每因焦急郁怒诱发癫痫，痫止后，仍然烦躁不安，失眠，口苦而干，便秘，或咯痰黏稠，舌质偏红，苔黄，脉弦数。

【治疗原则】清肝泻火，化痰开窍。

【方药】龙胆泻肝汤（龙胆草、栀子、黄芩、木通、半夏、橘红、泽泻等）合涤痰汤加减。若项强直视，手足抽搐者，可兼用化风锭 1~2 丸。

3. 肝肾阴虚型

癫痫频发则气血先虚，肝肾俱亏，肾精不足，髓海失养，可见神思恍惚，面色晦暗，健忘诸症；肝血不足，两目干涩，血虚肝旺故头晕目眩；肾开窍于耳，主腰膝，故肾精虚亏则耳轮焦枯不泽，腰酸腿软；阴亏大肠失润则便秘；舌质红，脉细数，为精血不足之征。

【症状特征】痫病频发之后，神思恍惚，面色晦暗，头晕目眩，两眼干涩，耳轮焦枯不泽，健忘失眠，腰酸腿软，大便干燥，舌质红，脉细数。

【治疗原则】滋养肝肾。

【方药】大补元煎（人参、炒山药、熟地黄、杜仲、枸杞子、当归、山茱萸、炙甘草）加减。还可酌情加用鹿角胶、龟板胶、阿胶等以补髓养阴，或牡蛎、鳖甲以滋阴潜阳。若心中烦热者可加竹叶、灯心草以清热除烦；大便干燥者，加肉苁蓉、当归、火麻仁以滋液润肠。也可用定振丸，滋补肝肾，而熄风止痛。在休止期投以滋养肝肾之品，既能熄风，又能柔筋，对防止痫证的频发具有一定的作用。

此外，有因惊恐所触，而发痫者。其发时吐舌急叫，面色乍白乍红，痫止时惕惕不安如人将捕之状，脉象虚弦。治用镇惊安神法，可服金箔镇心丸，每次 1~2 丸，或兼用平补镇心丹。又有外伤病史而常发癫痫者，或癫痫病久频繁发作者，常可见瘀血之证，如头痛头晕，胸宇痞闷刺痛，气短，舌质暗或舌边有瘀点、瘀斑，脉沉弦。治疗应重视活血化瘀，并酌加顺气化痰，疏肝清火等品，如通窍活血汤加减。以上三种证候，临床上可互相转化。因癫痫总属神志疾患，故五志之火常是主要的诱发因素，心肝之火可以动痰，火与痰合则痰热内生，痰热耗气日久，必致中气虚乏，痰浊愈盛即成脾虚痰盛之证；痰热灼阴也可出现肝肾阴虚之证。另一方面，以痫久必归五脏，若病程长、发作频者，由肝肾阴精不足，虚火炼液生痰，可在阴虚的基础上出现肝火痰热之证；脾虚痰盛者，如遇情志之火所激，也可使痰浊化热而见肝火痰热的证候。

五、癫痫的食疗药膳

1. 甘遂朱砂煨猪心

【配方】猪心 1 个，甘遂 6 克，朱砂 6 克。

【制法】将甘遂研末，以猪心血做丸，放入猪心内，纸裹煨熟，取出甘遂，再研末，用水与朱砂和匀，分做 4 丸，将猪心洗净炖汤。

【服法】食猪心，并以肉汤送服 1 丸，以腹泻为度，不泻再食 1 丸。

【功效】逐痰饮，镇惊开窍。用于癫痫痰迷心窍者。

2. 石菖蒲炖猪心

【配方】猪心 1 个，石菖蒲 30 克。

【制法】猪心洗净，切片，放入砂锅中加水适量煮熟。石菖蒲研为细末，每次 3 ~ 6 克拌猪心。

【服法】空腹食之，每日 1 ~ 2 次。

【功效】豁痰开窍，宁心安神。用于癫痫痰蒙心窍者。

3. 杞子蒸羊脑

【配方】羊脑 1 个，枸杞子 30 克。

【制法】将枸杞子洗净与羊脑一起放入蒸锅，加清水适量，隔水炖熟，调味服食。

【服法】每日 1 次。

【功效】补肝肾，补脑安神。用于癫痫属肝肾亏损，脑海失养者。

4. 蓖麻根液冲鸡蛋水

【配方】红蓖麻根 60 克，鸡蛋 1 个，醋 10 毫升。

【制法】蓖麻根浓煎取汁，调入醋，上火煮至极沸，冲鸡蛋，顿服。

【服法】每日 1 剂，连服数日。

【功效】祛风通络，醒神开窍。用于癫痫。

5. 橄榄郁金明矾膏

【配方】橄榄 500 克，郁金、明矾各 250 克。

【制法】橄榄捣烂，同郁金加水适量成浓汁，去渣后再微火浓煎2次，过滤后加明矾，收成膏。

【服法】每次1匙，温水送服，每日2～3次。

【功效】宁心安神。主治小儿癫痫。

6. 蜜蜂羊胆

【配方】蜜蜂9只，羊胆1个，黄酒适量。

【制法】将蜜蜂装入羊胆内，外用黄表纸包7～8层，用绳扎好，黄酒封固，置木炭火上烧烤半小时，去尘土后研细末。

【服法】以黄酒冲服，每次服3～6克。

【功效】镇惊开窍。主治小儿癫痫。

7. 羚羊角石斛炖山鸡

【配方】山鸡2只，羚羊角、石斛各3克，盐、味精各适量。

【制法】山鸡剖洗干净，用沸水焯去血秽后，装入炖盅。投入羚羊角、石斛，加沸水数碗，调入盐和味精，隔水炖90分钟，至肉烂即成。食用前除去药渣。

【服法】佐餐食用。

【功效】补虚除热，调和脏腑。对小儿抽风、热病烦渴、白内障、癫痫、麻疹之毒等有显效。

8. 朱砂猪心

【配方】猪心1个，朱砂6克。

【制法】将猪心洗净，用竹篾割成多个小口，塞入朱砂，放入碗内，置笼中蒸熟即可。

【服法】7岁小儿分2口吃完（其他年龄患儿可依此来增减服食量），每日2次。连续服用数日。

【功效】镇静，安神，补心。适用于小儿癫痫，伴恐惧特别明显者。

9. 鳖肉汤

【配方】老鳖1只，盐少许。

【制法】老鳖杀后去肠清洗干净；入锅，加水适量，煮沸5分钟后，剥去老鳖的外壳，小火炖鳖肉，肉烂后加盐即可。

【服法】吃鳖肉喝汤，每日1次，连服7日为1个疗程。以在发病前服食为佳。

【功效】滋阴除热，散结消痞。主治小儿癫痫伴口干舌红，小便短赤。

10. 明矾红茶糯米丸

【配方】红茶、明矾各500克，糯米100克。

【制法】糯米煮成粥，取米汤备用。红茶及明矾研为细末，用米汤调匀捏成绿豆大小的丸。

【服法】发病前服49粒，用浓茶水送下。

【功效】凉肝胆，除烦躁。主治癫痫。

11. 龙眼炖羊脑

【配方】羊脑2个，龙眼肉25克。

【制法】加水共炖熟。

【服法】每日2次。

【功效】养血祛风。主治癫痫发作时昏倒，牙关紧闭，不省人事。

第六节　健忘

一、什么是健忘

健忘又称"喜忘"、"善忘"、"多忘"，系指记忆力差，遇事易忘的一种病。多因心脾虚损、心肾不交、痰瘀痹阻而致。

根据本病之临床表现，西医所称之神经衰弱、脑动脉硬化等疾病出现健忘症状者，可参考本篇进行辨证防治。

二、健忘的症状体征

健忘主要表现为遇事善忘，即《类证治裁·健忘》所谓："陡然忘之，尽力思索不来。"同时还有如下表现特点：

（一）健忘常伴他证出

健忘是一种临床症状，一般很少孤立出现，临床多伴其他证候出现，如怔忡、不寐、烦躁等。且因致生健忘的病因病机之差异，伴随症状亦不一致，如因心脾两虚致病者，多伴随心脾不足之临床证候；如因心肾不交致病者，又多兼见心肾两虚之临床证候。

（二）健忘亦可为主证

健忘之发生，临床有以此为主证者，亦有为兼证者。分主证与兼证之标准，主要以其证候表现之程度而定。如临床表现主要为健忘者，当属主证；反之，则为兼证。

三、《黄帝内经》对健忘的论述

本病之最早记载，见于《黄帝内经》，如《素问·五常政大论》云："太阳司天，寒气下临，心气上从……善忘。"《灵枢·大惑论》阐述了本病的病因病机："上气不足，下气有余，肠胃实而心肺虚，虚则营卫留于下，久之不以时上，故善忘也。"盖心肺虚而胃肠实，营卫留于下，则肾中之精气，不能时时上交于心，故健忘。

四、现代中医临床的辨证施治

（一）心脾两虚型

心脾不足则神志失藏，故遇事善忘；心血不足，故心悸、少寐；脾虚运化不健，故纳呆、气短；气血生化之源不充，则神倦乏力；血虚外不荣于面，故面色少华；舌质淡，有齿痕，脉细弱无力，均为气血亏损之征。

【症状特征】遇事善忘，精神倦怠，四肢无力，心悸少寐，纳呆气短，声

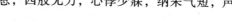

低语怯，面色少华，舌苔薄白或白腻，舌质淡，有齿痕，脉细弱无力。

【治疗原则】补益心脾。

【方药】归脾汤（人参、黄芪、白术、甘草、当归、龙眼肉、茯神、远志、酸枣仁、木香），或可合用孔圣枕中丹（龟板、龙骨、远志、石菖蒲）。

（二）心肾不交型

心肾失交，水火不济，心之神明不能下通于肾；肾之精华不能上达于脑，致令脑海空虚，而遇事善忘；阴虚火旺、扰于神明，则心烦失眠。

【症状特征】遇事善忘，腰酸腿软，或有遗精，头晕耳鸣，或手足心热，心烦失眠，舌苔薄白、质红，脉细数。

【治疗原则】交通心肾。

【方药】心肾两交汤（熟地黄、山茱萸、人参、当归、炒酸枣仁、白芥子、麦门冬、肉桂、黄连）。此外，朱雀丸（沉香、茯神共研为末，制蜜丸，绿豆大小，每服30丸，人参汤下）、生慧汤（熟地黄、山茱萸、远志、酸枣仁、柏子仁、茯神、人参、石菖蒲、白芥子），或六味地黄汤（熟地黄、山药、山茱萸、茯苓、泽泻、牡丹皮）加远志、酸枣仁、石菖蒲、五味子等，亦可因证而施。若心肾两虚，兼有肝郁气滞而健忘者，可用通郁汤（白芍、茯神、人参、熟地黄、玄参、麦门冬、当归、柴胡、石菖蒲、白芥子、白术）。

（三）年老神衰型

年迈之人，肾之阴阳俱损，命火衰微，无以温煦五脏六腑；以致脏腑生理功能衰退，气血俱虚，故形体衰惫；精微无以上达于脑，而致神志失聪，遇事善忘。

【症状特征】遇事善忘，形体衰惫，神志恍惚，气短乏力，腰酸腿软，纳少尿频，心悸少寐，舌苔薄白、质淡，脉细弱无力。

【治疗原则】养荣固本。

【方药】人参养荣汤（人参、黄芪、白术、茯苓、甘草、熟地黄、当归、白芍、川芎、远志、肉桂、陈皮、生姜、大枣）。若偏于气阴亏虚，可用加减固本丸（熟地黄、天门冬、麦门冬、炙甘草、茯苓、人参、石菖蒲、远志、朱砂），阴阳两虚，可用神交汤（人参、麦门冬、巴戟天、柏子仁、山药、芡实、玄参、丹参、茯神、菟丝子）。

（四）痰瘀痹阻型

痰浊内阻，神志为蒙，故遇事善忘，神思欠敏，表情迟钝；舌苔白腻，脉滑，提示痰浊内阻。若痰瘀互结，可见舌上有瘀点，脉涩不利，即所谓"瘀于上则忘"。

【症状特征】遇事善忘，兼见语言迟缓，神思欠敏，表情愚钝，舌苔白腻，脉多滑，或舌上有瘀点，脉细涩。

【治疗原则】涤痰化瘀。

【方药】导痰汤（半夏、陈皮、茯苓、甘草、枳实、胆南星）。痰瘀痹阻、心气不足用寿星丸（远志、人参、黄芪、白术、甘草、当归、生地黄、白芍、茯苓、陈皮、肉桂、胆南星、琥珀、朱砂、五味子、猪心血、姜汁糊丸）。

五、健忘的食疗药膳

1. 银耳大豆红枣鹌鹑蛋羹

【配方】银耳 15 克，大豆 100 克，红枣 5 枚，鹌鹑蛋 6 个。

【制法】银耳用清水泡发后洗净，撕成小块。鹌鹑蛋煮熟后去壳。在锅内加入适量清水，大豆和红枣用清水洗净，与银耳一同放入锅内，文火炖至烂熟，起锅前再把鹌鹑蛋加入，稍煮片刻后，根据个人不同口味，可适当加入少许盐或白糖调味，即可食用。

【服法】每日 1 次，可常服食。

【功效】益气健脾，养心安神。适用于健忘失眠，多梦易醒，神疲肢倦，少气懒言。

2. 桃仁杞楂菊花茶

【配方】核桃仁 50 克，枸杞子、山楂各 30 克，菊花 12 克，白糖适量。

【制法】核桃仁洗净，磨成浆汁，倒入瓷盆中，加清水稀释、调匀，待用。山楂、菊花洗净，水煎 2 次，去渣合汁 1 升。将山楂、菊花煎液同核桃仁

153

浆汁一同倒入锅内，加白糖搅匀，置火上烧至微沸即成。

【服法】代茶常饮，连服 3 ~ 4 周。

【功效】补肾活血、益脑安神。适用于健忘失眠，头晕心悸，耳鸣眼花，精神委靡，腰膝酸软，夜尿频多或遗尿。

3. 三七党参黄芪炖鸡汤

【配方】党参 30 克（或西洋参 10 克），黄芪 30 克，三七 10 克，酸枣仁 20 克，鸡 1 只。

【制法】把鸡剖洗干净，剔去内脏，切成小块，与党参、黄芪、三七、酸枣仁同入锅，加适量清水，小火慢炖 1 ~ 2 小时后，加入盐、味精调味。

【服法】吃肉喝汤，分顿食用，可常服食。

【功效】活血化痰、醒神开窍。适用于健忘失眠，头重、头沉如蒙，困倦嗜睡，手足麻木乏力，胸闷痰多。

4. 天麻山楂荷叶排骨汤

【配方】天麻、山楂各 15 克，荷叶半张，排骨 500 克，盐、味精各适量。

【制法】山楂洗净、切丝，天麻洗净后切成薄片，荷叶洗净后撕碎，排骨斩成小块，以上四味共入砂锅内，小火炖 1 ~ 2 小时。待炖至肉烂脱骨时，加入适量食盐、味精，调味后即可佐餐食用。

【服法】每日 1 次，可常服食。

【功效】活血化痰，醒神开窍。适用于健忘失眠，或头痛且痛有定处，胸闷痰多，恶心欲呕等。

5. 龙眼肉粥

【配方】龙眼肉、红枣各 15 克，粳米 100 克。

【制法】将粳米和龙眼肉、红枣放入锅内，加适量清水，大火煮沸后再用文火熬 30 分钟，米已熟烂，加适量白糖。

【服法】每日早、晚各热服 1 次，不宜过量。

【功效】健脾养心，补血安神。治心脾两虚，阳痿早泄，唇甲色淡，心悸怔忡，失眠健忘，食少便溏，神疲乏力，下肢浮肿。

6. 刺莓酒

【配方】刺莓果 100 克，米酒 500 克。

【制法】将刺莓果洗净，干燥，去果核，研碎，放入瓶内，加入米酒，密封瓶口。

【服法】每日振摇1次，浸泡7日以上。早、晚各服15毫升。

【功效】健脾益气，补心养血。治心脾气血不足，阳痿不举，肾疲乏力，健忘失眠。

7. 怀芡羊肉小米粥

【配方】怀山药30克，芡实20克，瘦羊肉100克，小米适量。

【制法】将怀山药、芡实捣碎，羊肉剁烂，小米洗净，同放锅里加适量清水煲粥，粥熟调味食。

【服法】每日1次，早餐服用。

【功效】怀山药健脾补肾，治耳鸣、健忘有良效；芡实能益精气，强智，令耳目聪明；羊肉功用温中祛寒，补益气血，开胃健脾，增肥加重；小米滋养肾气，健脾胃，健脑，治健忘有效。

8. 金针茯神牛心汤

【配方】牛心150克，金针菜20克，茯神30克，调料各适量。

【制法】牛心洗去血污、切片；金针菜用水洗净，同茯神放锅里，煲汤，调味后饮汤吃肉。

【服法】每日1次。

【功效】益心补血，安神健脑。适合健忘症患者。

第七章
《黄帝内经》与脾胃肠病证治疗

第一节　吞酸

一、什么是吞酸

　　凡饮食所伤，或情志失调，损伤咽嗌，症见咽嗌后下灼热疼痛，呕酸嗳气，吞咽困难等，称为吞酸。一般而言，凡酸水由胃中上泛，若随即咽下者，为吞酸；不咽下者而吐出者，则称为吐酸，临床上，二者虽名异而义实同，常并列讨论。吞酸，又名呕酸。男性多发，以中青年为多。临床有急、慢性之分，及时治疗，多可获愈。

　　吞酸、吐酸与西医之胃酸过多所产生之吞酸、吐酸含义大致相同。它包括胃溃疡、十二指肠溃疡、慢性胃炎和消化不良以及食管炎等所引起之吐酸症状。

二、吞酸的症状体征

　　吞酸以胃中酸水上泛，或随即咽下，或由口中吐出，兼有咽嗌后痛，或胸前下灼痛为主要临床表现。除吞酸泛酸、咽嗌痛外，还可见面色萎黄，头昏面白，气短无力，心悸不安，脘腹不适或痛，食欲不振，二便不调，部分还可见便血而黑，或食积不化，胀满腹痛。

三、《黄帝内经》对吞酸的论述

吞酸之病，见于《素问·至真要大论》，名吐酸，曰："诸呕吐酸，暴注下迫，皆属于热。"又曰："少阳之胜，热客于胃，烦心心痛，目赤欲呕，呕酸善饥。"以典型特征为病名，并指出吞酸的病因为热邪犯胃，酸来自胃。

四、现代中医临床的辨证施治

（一）火邪内盛

【症状特征】吞酸呕吐，胸骨后痛，吞咽困难，二便不调，或大便干结，腹胀腹痛，烦热不安，躁扰易怒，消化不良，脉弦数，舌红绛，苔黄，或黄燥。

【治疗原则】清热，泻火，解毒。

【方药】大柴胡汤（柴胡、大黄、枳实、黄芩、半夏、白芍、生姜、大枣），或左金丸（黄连、吴茱萸）加乌贼骨、煅瓦楞，或大陷胸汤（大黄、甘遂、芒硝）加乌贼骨、贝母。

（二）气滞血瘀型

【症状特征】胸骨后痛，呕吐泛酸，吞咽困难，腹胀腹痛，烦躁易怒，口苦口干，呕血，或便血而黑，心悸不安，脉弦数，或弦紧，舌红绛或青，苔白干。

【治疗原则】理气疏郁，化瘀散结。

【方药】膈下逐瘀汤（五灵脂、当归、川芎、桃仁、牡丹皮、赤芍、乌药、延胡索、甘草、香附、红花、枳壳），或桃红饮（桃仁、红花、川芎、当归、威灵仙）加郁金、佛手、煅瓦楞。

（三）痰湿内阻型

【症状特征】胸膈不适，或胀痛，吐酸呕恶，食欲不振，脘腹不适，大便不爽，口苦口腻，胃纳差少，脉滑实，或弦滑，舌淡，苔白腻或厚。

【治疗原则】除湿化痰，健脾和胃。

【方药】导痰汤（橘红、半夏、茯苓、甘草、胆南星、枳实、生姜）加吴茱萸、木香，或小陷胸汤（黄连、半夏、栝楼实）加枳壳、竹茹、牡蛎、泽泻。

（四）阴虚不足型

【症状特征】呕逆吐酸，口干口涩，心悸不安，夜热出汗，手足心热，尿赤便结，精神不振，眠少梦多，脉细数，或细弦，舌绛，苔少或干。

【治疗原则】滋阴清热，降逆制酸。

【方药】一贯煎（当归、枸杞子、川楝子、沙参、麦门冬、生地黄）或丹参百合饮（丹参、百合、台乌、檀香、砂仁）加生脉散（人参、麦门冬、五味子）。

五、吞酸的食疗药膳

1. 小儿消食导滞饼

【配方】炒牵牛子40克，炒莱菔子、焦山楂、焦麦芽、焦神曲、鸡内金各60克，芝麻、白糖各适量，面粉500克。

【制法】前六味药共研细末，加芝麻、白糖适量，面粉500克，混匀后烙成焦饼20个，让患儿嚼食。

【服法】1~3岁小儿每次吃1个；4~6岁每次吃2个；7~10岁每次吃3个。每日早、晚各1次。

【功效】健胃消食。此方适于食滞停积型患儿服用，症见不思饮食、食而不化、腹部胀满、嗳腐吞酸、恶心呕吐、大便溏泻或干结、小便黄浊或如米泔水样、烦躁爱哭、舌苔白而厚腻。

2. 七味鸡汤

【配方】党参15克，制半夏、生姜各10克，黄连5克，干姜10克，甘草5克，大枣10克，鸡肉500克，料酒10克，葱15克，胡椒粉3克，盐、鸡精各 6 克。

【制法】鸡肉洗净，切成块，葱切成段。将七味药物用纱布袋装好，扎紧口与鸡肉同放炖锅内，加水适量，放入料酒、葱、胡椒粉，置武火上烧沸，再用文火炖煮 40 分钟，加入盐搅匀即成。

【服法】每日 1 次，每次吃鸡肉 50 克，喝汤，佐餐食用。

【功效】健脾胃，益气血。对胃酸过多、胃功能减退患者尤佳。

3. 旋复花炖鱼头

【配方】旋复花、代赭石、人参各 15 克，半夏 10 克，制甘草 5 克，生姜 10 克，大枣 3 枚，鱼头 1 只，味精 3 克。

【制法】将以上七味药物洗净，放入纱布袋内扎紧口，放锅内，加入水适量，置武火上烧沸，再用文火煎煮 20 分钟，去渣，留药液待用。将鱼头洗净，切成四大块，放入炖锅内，放入药液，置武火上烧沸，再用文火炖 20 分钟，加入味精即成。

【服法】每日 1 次，每次吃鱼头 50 克，喝汤，佐餐食用或单食。

【功效】补元气，健脾胃，益气血。对胃酸过多，腹部无力，嗳气，胸闷患者尤佳。

4. 复元汤

【配方】怀山药 50 克，肉苁蓉 20 克，菟丝子 10 克，葱白 3 根，胡桃肉 2 个，大米 100 克，瘦羊肉 500 克，羊脊骨 1 具，生姜、料酒各 20 克，八角 3 克，盐 6 克。

【制法】将羊脊骨砍成数节，用清水洗净后，一起放入沸水锅内，淖去血水，再洗净。将怀山药、肉苁蓉、菟丝子、胡桃肉等药物用纱布袋装好扎口。生姜、葱白拍破。羊肉切成 4 厘米长、2 厘米宽的条。将以上食物和药包同时下入锅内，加入清水适量，置武火上烧沸，打去浮沫，放入料酒，再用文火继续炖至熟为止。将肉汤装碗后用胡椒、食盐调好味即成。

【服法】每日 1 次，每次吃羊肉 50 克，喝汤。佐餐食用。

【功效】暖脾胃，益中气。对胃酸过多虚劳羸瘦、腰膝腹部无力患者食用尤佳。

5. 冰糖蒸莲子

【配方】干莲子300克，冰糖150克，猪网油1张（约200平方厘米），棉纸1张，食用碱12克。

【制法】锅内注入热水（淹过莲子为度），加碱12克，置中火上，下入莲子，用刷把反复搓刷，待莲衣脱尽后，迅速离火，用温水冲洗干净，切去两头，用牙签捅出莲心。将加工后的莲子放入蒸盆内，加清水适量，上笼用武火蒸1小时取出。另用碗铺上猪网油，将莲子整齐地码在网油上，冰糖捣碎，撒在上面，用棉纸封口，再入笼蒸烂莲子。取出盛莲子容器，揭去棉纸，即成。

【服法】每日1次。每次吃莲子50克。既可佐餐又可单食。

【功效】补脾固肠，养心益胃。对胃酸多、心烦失眠患者尤佳。

6. 陈皮油淋鸡

【配方】公鸡1只（约1.5千克），陈皮20克，姜、葱、花椒、盐、冰糖、味精、香油、植物油各适量。

【制法】清水1～1.5升，加入一半陈皮及姜、葱、花椒、盐少量，把洗净的鸡放入煮至六成熟，捞出。卤汁入炒锅，烧沸，再入鸡，用文火煮熟，捞出待用。锅内留卤汁少许，放入冰糖及少许味精、盐收成汁，涂抹在鸡表面上。植物油入锅内，烧熟。另一半陈皮，切丝炸酥。将鸡倒提，用热油反复淋烫至颜色红亮为度，再往鸡的表面抹上香油，然后切成小块装盘，撒上炸酥的陈皮丝即成。

【服法】佐餐食用。

【功效】理气开胃。适用于胃脘胀痛，食欲减退，呕吐吞酸。

7. 金橘饮

【配方】金橘200克，白蔻仁20克，白糖适量。

【制法】金橘加水用中火烧5分钟，再加入白蔻仁、白糖，用小火略煮片刻即可。

【服法】每日1剂，或随意食之。

【功效】疏肝解郁，调和脾胃。适用于两胁胀痛，嗳气则舒，呕吐吞酸，遇情志失调则加重。

第二节　胃痛

一、什么是胃痛

胃痛又称胃脘痛，以剑突下的上腹部位疼痛为主要症状。多因忧思郁怒，肝木横逆犯胃或饮食劳倦，损伤脾胃之气所致。

胃痛是临床上常见的一种病证，西医的急、慢性胃炎，胃、十二指肠溃疡病，胃癌，胃神经官能症等病以上腹部疼痛为主症者，均可参考本篇进行辨证论治。

二、胃痛的症状体征

本病以胃脘疼痛为主要症状，其疼痛有胀痛、刺痛、隐痛、剧痛等程度的不同。在疼痛的同时，常伴见脘腹胀满、嗳腐吞酸、恶心呕吐、不思饮食、大便或结或溏等脾胃症状以及神倦乏、面黄、消瘦、浮肿等全身症状。

三、《黄帝内经》对胃痛的论述

本病的记载，始见于《黄帝内经》。如《素问·六元正纪大论》说："木郁之发，民病胃脘当心而痛，上支两胁，膈咽不通，食饮不下。"《素问·至真要大论》也说："厥阴司天，风淫所胜……民病胃脘当心而痛。"说明胃痛与木气偏胜，肝胃失和有关。《素问·至真要大论》还指出："太阳之胜，凝溧且至，寒厥入胃，则内生心痛，复见厥气上行，心胃生寒，胸膈不利，心痛痞满。"则表明寒凝气滞，也可发为胃痛。《素问·举痛论》云："寒气客于肠胃之间，膜原之下，血不得散，小络引急故痛；寒气客于肠胃，厥逆上出，故痛而呕也。"阐发了寒邪入侵，引起气血壅滞不通而作痛的机理。此外，《素问

·痹论》所说"饮食自倍，肠胃乃伤"亦为胃痛的常见原因之一。

《黄帝内经》对胃痛病因病机的论述，为后世医家研究和治疗胃痛奠定了基础。

四、现代中医临床的辨证施治

（一）寒凝气滞型

由于腹部受寒，或过食生冷，而致寒积于中。寒为阴邪，其性凝滞，阳气被寒邪所遏，胃失通降，故发胃痛；喜温熨，思热饮，舌苔白，均属寒象；弦脉主痛，紧脉及迟脉主寒，寒凝胃痛，故见弦紧或弦迟脉。

【症状特征】胃痛暴作，疼痛剧烈，畏寒喜暖，得热痛减，口不渴，喜热饮，舌苔白，脉弦紧或弦迟。

【治疗原则】温胃散寒，行气止痛。

【方药】良附丸（良姜、香附）。寒重者，加干姜、吴茱萸；气滞较甚者，加陈皮、木香；如寒热身痛有表证者，可加苏叶、生姜，以疏散风寒。

如寒邪郁久化热，寒热夹杂，症见胸痞脘胀、不思食、恶心呕吐、胃脘疼痛、有灼热感、口苦口干、舌红、苔黄腻、脉濡数者，用半夏泻心汤辛开苦降，寒热并调。

（二）饮食积滞型

食滞中焦，脾胃纳化失常，胃失和降，故胃脘胀痛拒按，呕恶不思食；食积胃脘，浊气上逆，故嗳腐吞酸，呕吐不消化食物，腑行不畅则大便难；苔厚腻，脉滑，均为食积内阻之象。

【症状特征】胃脘胀满疼痛拒按，嗳腐吞酸，或呕吐不消化之食物，吐后较舒，不思饮食，大便不爽，舌苔厚腻，脉滑。

【治疗原则】消导行滞，和胃止痛。

【方药】保和丸（山楂、神曲、莱菔子、陈皮、半夏、茯苓、连翘）。若胃脘胀痛不减，可加香附、枳壳；如食积化热，苔黄，便秘者，可加芒硝、大黄，以荡涤通腑。

（三）肝郁气滞型

恼怒忧思，肝郁气滞，不得疏泄，则横逆犯胃乘脾；肝胃不和故胃脘胀满而攻痛；气病多走窜；胁为肝之分野，连胁肋；气郁不舒，胃失和降，则胸闷嗳气，善太息；苔薄白，脉弦，均是肝胃气痛的表现。

若气郁日久而化火，火性急暴，则痛势急迫，兼见烦躁易怒，嘈杂泛酸；火热上熏，迫灼津液，则口干口苦；舌红、苔黄、脉数，均为肝胃火炽之象。

【症状特征】胃脘胀满，攻撑作痛，痛连两胁，胸闷嗳气，善太息，每因烦恼郁怒而痛作，苔多薄白，脉弦；甚则痛势急迫，心烦易怒，嘈杂吐酸，口干口苦，舌红苔黄，脉弦数。

【治疗原则】疏肝理气，和胃止痛。

【方药】用柴胡疏肝饮（柴胡、香附、枳壳、川芎、陈皮、白芍、甘草）。加减痛甚者加延胡索、川楝子、佛手以增强理气解郁止痛之功；嗳气加白豆蔻、沉香、旋复花以顺气降逆。

（四）瘀血阻络型

胃痛反复发作，气滞血瘀，瘀血阻络，故胃痛如针刺或刀割，痛有定处而拒按；瘀痛日久，损伤络脉，血不循经，上溢则吐血，下溢则便血，舌紫暗，脉涩，均为血瘀之象。

【症状特征】胃脘痛如针刺或刀割，痛处固定，拒按，或见吐血、黑便，舌质紫暗或有瘀斑，脉涩。

【治疗原则】活血化瘀。

【方药】失笑散（五灵脂，蒲黄）加味。痛甚者重加丹参、延胡索以通络止痛；由于气为血帅，气行则血行，故于用活血化瘀药的同时，每可酌加枳壳、青皮、砂仁、檀香以行气；气虚者可加党参、白术、黄芪、黄精以益气。

（五）脾胃虚寒型

胃痛日久不愈，脾胃阳虚，纳运不健，胃失温煦，中寒内生，故胃脘隐

163

痛，喜暖喜按；时泛清水，食少，乏力，亦脾胃虚寒之象；脾主四肢，阳气虚衰，不能达于四肢，则手足欠温；脾运失司则便溏；舌淡、脉弱，均为中焦虚寒、阳气不足的表现。

【症状特征】胃脘隐隐作痛，绵绵不断，喜暖喜按，得食则减，时吐清水，纳少，乏力神疲，手足欠温，大便溏薄，质淡，脉细弱。

【治疗原则】温阳、益气、建中。

【方药】黄芪建中汤（黄芪、饴糖、桂枝、芍药、甘草、生姜、大枣）加减。如泛吐清水较多者可加陈皮、半夏、茯苓以降逆和胃；若吐酸水者可去饴糖加左金丸（黄连、吴茱萸）；若胃寒痛甚，加良附丸以增强温中散寒、行气、止痛之效；便黑者加干姜炭、伏龙肝、白及、地榆炭。痛止之后，可服用一段时间六君子丸或香砂六君子丸，或黄精丹（黄精、当归）以温健脾胃，巩固疗效。

（六）脾胃阴虚型

胃痛日久，因寒邪化热，或气郁化火，或胃热素盛，或治疗上长期使用温燥之药，或肝阴虚，肝阳亢，迫灼胃阴，下汲肾水，而致胃液枯槁，郁火内盛，故症见胃脘灼痛，口燥咽干，烦渴思饮；阴伤肠燥则大便干；舌红少津，脉弦细数，亦是阴虚内热的征象。

【症状特征】胃脘隐隐灼痛，烦渴思饮，口燥咽干，食少，大便干，舌红少苔，脉细数或细弦。

【治疗原则】养阴益胃。

【方药】益胃汤合竹叶石膏汤（沙参、麦门冬、玉竹、生地黄、竹叶、石膏、半夏、甘草、大枣）。如肝胃火燔，劫烁肾阴，肾水不足，则肝木更失滋养，肝阴不足，则肝火愈加横暴，治疗上则宜滋肾养肝为主，佐以清胃清肝，常用一贯煎（生地黄、枸杞子、沙参、麦门冬、当归、川楝子）。或可加黄连、竹叶以增清火泻热之功；纳差者，可加少量陈皮及神曲、麦芽之类以助胃气通降。

五、胃痛的食疗药膳

1. 干姜花椒粥

【配方】干姜5片，花椒2克，粳米100克，红糖15克。

【制法】将前两味装入纱布袋，与淘净的粳米同煮，煮成粥，取出纱布袋。

【服法】每天早、晚吃粥，常服。

【功效】暖胃散寒、温中止痛。对心腹冷痛、呕吐、呃逆、脾胃虚寒、口吐清水有疗效。

2. 甘楞粥

【配方】煅瓦楞子20克，甘草10克，粳米100克。

【制法】把煅瓦楞子、甘草研成粉，与粳米同煮成粥。

【服法】每日3次，每次10克，温食。

【功效】活血散瘀、止酸止痛。对瘀血胃痛、胃痛日久、血瘀胃虚有疗效。

3. 胡椒粥

【配方】糯米30克，葱白3根，胡椒3克，红枣3枚。

【制法】把胡椒研成粉。把糯米、葱白、红枣同煮，快熟时，加入胡椒粉，改用文火，焖5分钟成粥。

【服法】每日3次，空腹温服。

【功效】温中健胃，助火散寒。对中焦虚寒、胃癌腹痛、呕吐清水、大便溏薄有疗效。

4. 干姜粥

【配方】干姜3克，粳米100克。

【制法】水煎干姜，取汁，与粳米同煮成粥。

【服法】早、晚食用，连服5日。

【功效】温暖脾胃、散寒止痛。对脾胃虚寒、心腹冷痛、呕吐、呃逆、泛吐清水有疗效。

5. 桃仁粥

【配方】桃仁、生地黄各 10 克，粳米 100 克，桂心粉 2 克，红糖 50 克。

【制法】桃仁浸泡后，去皮弃尖，与生地黄洗净后加入适量冷水，武火煮沸，改文火慢煎 30 分钟后，除去药渣，将粳米洗净加入药汁中煮粥。粥熟加入桂心粉、红糖。

【服法】每次食一小碗，每日 3~4 次。

【功效】祛瘀通经，活血止痛，滋养脾胃。适用于消化性溃疡出血停止后或无发生出血者，中医辨证为瘀血内停型，表现为胃脘痛如针刺，痛处固定不移，舌质紫暗或有瘀斑。若溃疡活动出血时，则禁食本粥。

6. 红枣老姜饼

【配方】老姜、红枣、猪油、面粉各 250 克。

【制法】把老姜洗净，抹干水分，和红枣一起用猪油炸酥后研为细末，再与面粉调匀，加水适量做成小饼，蒸熟后食用。

【服法】分 2 日食尽。

【功效】温中健脾，解痉止痛。用于十二指肠溃疡，常服此饼，效佳。

7. 包心菜汁

【配方】鲜包心菜、饴糖各适量。

【制法】将包心菜用冷开水洗净后捣烂，置消毒纱布中绞汁。每日早、晚饭前，取鲜包心菜汁 1 杯，加温后加入适量饴糖饮服。

【服法】每日 2 次，10 日为 1 个疗程。

【功效】清热止痛，促进溃疡愈合。适用于胃、十二指肠溃疡。早期疗效明显。

8. 蒲公英粳米粥

【配方】蒲公英 30 克，百合 15 克，粳米 100 克，冰糖 50 克。

【制法】先将蒲公英冲洗干净，放锅内加水适量，煎煮 30 分钟后去渣留汁，再将百合、粳米分别淘洗后放药汁中以文火煮粥，粥熟加冰糖煮化即可。

【服法】分 2 次温服，每日 1 剂。

【功效】清热、和胃、止痛。适用于胃脘灼热疼痛，痛势急迫，疼痛拒按，泛酸，嘈杂口渴，大便干结，小便短黄，舌红苔黄，脉弦数等。

9. 葱姜大枣粥

【配方】生姜20克，葱白15克，大枣10克，粳米100克，红糖适量。

【制法】将大枣去核、粳米淘洗后共放锅中，加水适量煮粥，煮至粥将熟时加入红糖，已切好的葱末、姜末，再煮沸5分钟即可。

【服法】分2次温服，每1日剂。

【功效】温胃、散寒、止痛。适用于胃痛剧烈，受寒痛增，得热痛减，呕吐清水者。

10. 山楂桃仁粳米粥

【配方】山楂20克，桃仁10克，粳米100克，红糖适量。

【制法】先将山楂去核、桃仁去皮、粳米淘洗后共放锅中，加水适量煮粥，粥熟加红糖煮化即可。

【服法】分2次温服，每日1剂。

【功效】活血、化瘀、止痛。适用于胃脘疼痛如针刺或如刀割，痛处固定而拒按，夜间更甚，日久不愈，舌质紫暗或有瘀点，脉涩。

11. 五味粥

【配方】党参20克，茯苓、白术各15克，桂枝、干姜各10克，粳米100克，饴糖适量。

【制法】先将药材洗净，放锅内加水适量煎煮30分钟后去渣留汁，再将粳米淘洗后放药汁中以文火煮粥，将熟时加入饴糖，稍煮沸片刻即可。

【服法】分2次温服，每日1剂。

【功效】健脾、暖胃、止痛。适用于胃脘隐痛，绵绵不休，喜暖喜按，饥时痛增，得食痛减，时泛清水，大便溏薄者。

12. 内金莱菔粥

【配方】鸡内金、莱菔子、粳米各100克。

【制法】先将鸡内金、莱菔子炒黄研末备用，再将粳米淘洗后放锅中，加水适量煮粥，煮至粥将熟时加入鸡内金、莱菔子末，再煮沸5分钟即可。

【服法】分 2 次温服，每日 1 剂。

【功效】消食、化积、止痛。适用于胃痛胀满，疼痛拒按，脘腹胀痛，嗳腐吞酸，呕吐纳呆，进食痛增。

13. 玫瑰佛手粳米粥

【配方】玫瑰花、佛手各 15 克，粳米 100 克，盐适量。

【制法】将玫瑰花、佛手切细丝，粳米淘洗后共放锅中，加盐调味即可。

【服法】分 2 次温服，每日 1 剂。

【功效】疏肝、理气、止痛。适用于胃脘胀痛，痛连两肋，每情绪波动而加重，嗳气胸闷，不思饮食。

第三节　腹痛

一、什么是腹痛

腹痛是指胃脘与季肋以下，耻骨毛际以上部位发生疼痛的症状。多因感受六淫之邪，虫积、食滞所伤，气滞血瘀或气血亏虚，经脉失荣等，损伤腹腔脏器，从而导致腹痛。

腹痛作为一种临床症状，多种疾病均可出现，如胃肠痉挛、嵌顿疝早期、神经官能性腹痛、消化不良腹痛，防治时均可参考本节所论。

二、腹痛的症状体征

临床上，凡以胃脘以下、耻骨毛际以上部位疼痛为主要表现者，即属腹痛之证候。

按其疼痛部位分又可分为脐腹痛、胁腹痛、少腹痛、小腹痛。疼痛性质可表现为虚痛、实痛、隐痛、胀痛、寒痛、热痛等，性质不同，其表现也有所不同，当细辨。虚痛，一般为久痛，多痛势绵绵不休，可按或喜按；实痛，多暴痛，常伴有腹胀、呕逆、拒按等表现。寒痛，因寒主收引，寒气所客，则痛多拘急，腹鸣切痛，寒实可兼气逆呕吐，坚满急痛；虚寒则痛势绵绵；热痛，即灼痛，多痛在脐腹，痛处亦热，或伴有便秘喜饮冷等症状；瘀血痛，多为刺痛，痛处固定不移，痛而拒按，经常在夜间加剧，多伴有面色晦暗，口唇色紫；气滞痛，多见胀痛，疼痛时轻时重，部位不固定，攻冲作痛，伴有胸胁不舒，嗳气，腹胀，排气之后暂得减轻；伤食痛，多因饮食太过，或食积不化，肠胃作痛嗳腐，痛甚欲便，得便则减。

三、《黄帝内经》对腹痛的论述

腹痛一证，首载见于《黄帝内经》。其对腹痛的论述，多从寒热邪气客于肠胃立论。《素问·举痛论》谓："寒气客于肠胃之间，膜原之下，血不得散，小络急引故痛。"又谓："热气留于小肠，肠中痛，瘅热焦渴，则坚干不得出，故痛而闭不通矣。"《灵枢·邪气脏腑病形》及《师传》、《胀论》、《经脉》等篇对感寒泄泻、肠鸣飧泄、胃热肠寒、热病夹脐急痛等腹痛亦有所论述。

四、现代中医临床的辨证施治

（一）寒实腹痛型

寒实内结，升降之机痞塞，阳气不通，故腹痛或胁下痛；手足厥冷，为阳气不能布达之象；大肠为传道之官，寒邪积滞阻结于内，传化失司，故大便秘结；舌白为寒；脉弦主痛，脉紧主寒。

【症状特征】腹痛较剧，大便不通，胁下偏痛，手足厥冷，苔白，脉弦紧。

【治疗原则】温里散寒，通便止痛。

【方药】大黄附子汤（大黄、附子、细辛）。若腹胀满，可加厚朴、木香以加强行气导滞作用；体虚而有积滞者，可用制大黄，以缓其峻下之力；如体虚较甚，可加党参、当归益气养血。卒然心腹胀痛，痛如锥刺，口噤暴厥者，可用三物备急丸（大黄、干姜、巴豆）。

169

（二）虚寒腹痛型

中阳虚寒，络脉不和，故腹中时痛或绵绵不休；寒得温散则痛减，虚痛得按则减；中虚不运，化源不足，则面色无华，伴见气短神疲；中阳不足，卫外之阳亦虚，故形寒畏冷；舌淡苔白，脉来无力，均为虚寒之征。

【症状特征】腹中时痛或绵绵不休，喜得温按，按之则痛减，伴见面色无华，神疲，畏寒，气短，舌淡苔白，脉细。

【治疗原则】温中补虚，缓急止痛。

【方药】小建中汤（桂枝、芍药、饴糖、生姜、炙甘草、大枣）。若失血虚羸不足，腹中疼痛不止，或少腹拘急，痛引腰背，不能饮食，属营血内虚，可于本方加当归，名当归建中汤；若兼气虚，自汗，短气困倦者，本方加黄芪，名黄芪建中汤。若阴寒内盛，脘腹剧痛，呕不能食，上冲皮起，按之似有头足，上下攻痛，不可触近，或腹中漉漉有声，用大建中汤温阳逐寒，降逆止痛。若男女同房之后，中寒而痛，属于阴寒，用葱、姜捣烂炒热，熨其脐腹，以解其阴寒凝滞之气，并用理阴煎（熟地黄、当归、炮姜、炙甘草）或理中汤（大黄、人参、甘草、干姜、附子）服。

（三）实热腹痛型

热结于内，腑气不通，不通则痛，故腹痛拒按，大便不通，矢气频转；实热积滞壅结肠胃，灼伤津液，故口干引饮，潮热，手足汗出；肠中实热积滞较甚，热结旁流，故下利清水，苔黄，脉沉实有力，均为实热之象。

【症状特征】腹部痞满胀痛，拒按，潮热，大便不通，并见口干引饮，手足汗出，矢气频转，或下利清水，色纯青，腹部作痛，按之硬满，所下臭秽，苔焦黄起刺或焦黑燥热，脉沉实有力。

【治疗原则】清热通腑。

【方药】大承气汤（大黄、芒硝、厚朴、枳实）。若属火郁腹痛，时作时止，按之有热感，其痛不减，用清中汤（黄连、栀子、陈皮、茯苓、半夏、生甘草、草豆蔻、生栝楼），或二陈汤加栀子、黄连、芍药、郁金。热厥腹痛、时作时止用金铃子散。伤暑腹痛宜香薷散加生姜、木瓜。

（四）气滞腹痛型

气机郁滞，升降失司，故腹痛且胀；病在气分，忽聚忽散，故攻窜不定，痛引少腹；嗳气后使气机暂得疏通，故痛势稍减；若遇郁怒，肝气横逆，气聚为患，故痛势增重，脉弦为肝气不舒之象。

【症状特征】腹痛兼胀闷不舒，攻窜不定，痛引少腹，嗳气则舒，情绪急躁加剧，脉弦。

【治疗原则】疏肝解郁，理气止痛。

【方药】四逆散（柴胡、甘草、枳实、芍药）。若少腹绞痛，腹部胀满，肠鸣漉漉，排气则舒，或阴囊疝痛，苔白，脉弦，用天台乌药散加减（天台乌药、木香、茴香、青皮、高良姜、槟榔、川楝子、巴豆）。若寒气滞痛而胀满者，用排气饮（香附、乌药、泽泻、陈皮、藿香、枳壳、木香、厚朴）加砂仁去泽泻。

（五）瘀血腹痛型

瘀血阻滞，阻碍气机，不通则痛，故无论积块之有无，而腹痛可见；瘀血入络，痹阻不移，故痛有定处，舌紫，脉涩，皆为瘀血之象。

【症状特征】少腹积块疼痛，或有积块不疼痛，或疼痛无积块，痛处不移，舌质青紫，脉涩。

【治疗原则】活血化瘀，理气止痛。

【方药】少腹逐瘀汤（当归、川芎、赤芍、小茴香、肉桂、干姜、生蒲黄、五灵脂、没药、延胡索）。加减若瘀血积于腹部，连及胁间刺痛，用小柴胡汤加香附、姜黄、桃仁、大黄；若血蓄下焦，则季肋、少腹胀满刺痛，大便色黑，用桃仁承气汤加苏木、红花。

（六）食滞腹痛型

饮食不节或暴饮暴食，以致食积不化，肠胃壅滞，故腹痛、胀满拒按；胃失和降，浊气上逆，故厌食呕恶，嗳腐吞酸；食滞中阻欲得外泄，故得便痛减；传化失司，腑气不行，故大便不通；苔腻脉滑，均为食积内停之象。

【症状特征】脘腹胀满疼痛，拒按，嗳腐吞酸，厌食呕恶，痛甚欲便，得大便痛减，或大便不通，舌苔厚腻，脉滑有力。

【治疗原则】消食导滞。

【方药】枳术汤（枳实、白术）加木香、砂仁送服保和丸（山楂、神曲、半夏、茯苓、陈皮、连翘、萝卜子）。若胸腹痞满、下痢、泄泻腹痛后重，或大便秘结、小便短赤、舌红、苔黄腻、脉沉实等用枳实导滞丸（大黄、枳实、神曲、茯苓、黄芩、黄连、白术、泽泻）。

五、腹痛的食疗药膳

1. 黄芪饴糖粥

【配方】黄芪 10 克，白米 50 克，饴糖 15 克。

【制法】取黄芪加适量水煎煮取汁，然后再加入白米煮成稠粥，即可。

【服法】服时加饴糖适量，分早、晚温服 1 次。

【功效】和脾健胃。适于脾胃气虚腹痛。

2. 扁豆山药粥

【配方】扁豆干 20 克，山药 20 克（鲜山药 100 克），粳米 30 克。

【制法】文火煮稠，食时加少许红糖。

【服法】空腹食用。

【功效】健脾养胃。适于脾胃虚弱型腹痛。

3. 茴香红糖水

【配方】小茴香 10 克，红糖适量。

【制法】水煎小茴香，取汁。

【服法】用时加红糖适量饮服，不拘时。

【功效】益气养胃。适用于气滞腹痛。

4. 丁香肉桂红糖煎

【配方】丁香 10 克，肉桂 1 克，红糖适量。

【制法】前二药煎水，红糖调服。

【服法】每日 3 次。

【功效】温中散寒。适用于虚寒腹痛。

5. 良姜粥

【配方】粳米 50 克,红枣 5 枚,白糖适量,葱白 2 根,良姜粉 5 克。

【制法】前四物放入砂锅内,加水 500 毫升,煮成米粥,然后取良姜粉 5 克,调入粥中,再煮片刻。

【服法】每日早、晚温热服,5 日为 1 个疗程。

【功效】驱寒暖胃。适用于脾胃虚寒型腹痛。

6. 花椒炒鸡蛋

【配方】花椒粉 10 克,鸡蛋 1 个。

【制法】在锅内放少许花生油(或香油),待油热后放入花椒粉,略炒片刻,打入鸡蛋炒熟。

【服法】每日 2 次。

【功效】温中散寒。能止虚寒腹痛。

7. 萝卜汁

【配方】生萝卜 250 克(或萝卜子 30 克)。

【制法】将生萝卜捣汁或萝卜子微炒水煎。

【服法】少量多次服用。

【功效】顺气消滞。适用于气滞型腹痛。

8. 二芽煎

【配方】生谷芽、生麦芽各 15 克。

【制法】将生谷芽、生麦芽用水煎服。

【服法】每次服 40～60 毫升,每日 3 次。

【功效】消食止痛。适用于消化不良型腹痛。

9. 消积止泻散

【配方】山楂、谷芽各 15 克,红糖适量。

【制法】上两味炒后研细末。

【服法】每日 2 次,每次 6 克,红糖水送服。

【功效】消食止泻。适用于慢性腹泻，属食滞肠胃型、腹痛、脘腹痞满。

10. 芡实粥

【配方】芡实末5克，粳米25克，白糖适量。

【制法】将粳米煮粥至熟，加入芡实末、白糖，略煮即可。

【服法】早、晚空腹食用。

【功效】补脾益肾。主治慢性腹泻，属肾阴虚衰型，表现为泄泻多在黎明之前，腹痛，肠鸣则泻，形寒肢冷，腰酸腿软，舌苔薄白，脉沉细者。

11. 茴香鸭蛋饼

【配方】小茴香15克，食盐4克，青皮鸭蛋2个。

【制法】将小茴香和食盐同炒熟研末，与打入碗中的鸭蛋拌匀，在油锅中煎成蛋饼。

【服法】每晚临睡时以温米酒送服，每4日为1个疗程。

【功效】行气止痛，消肿散结。主治疝气。

12. 柚子核

【配方】柚子核30克。

【制法】水煎服。

【服法】每日2次，连服1个月。

【功效】理气宽中，燥湿化痰。对疝气疼痛有一定效果。

13. 荔枝核

【配方】荔枝核30克，小茴香10克。

【制法】二者水煎成汁。

【服法】每日2次。

【功效】行气、散结、止痛。用于腹痛。

14. 橘楂核饮

【配方】橘核、山楂核各30克。

【制法】二者水煎成汁。

【服法】每日2次。

【功效】行气散结、通络止痛。用于气滞腹痛。

第四节　呕吐

一、什么是呕吐

呕吐又名吐逆，是指食物或痰涎等胃内容物从口中吐出的症状。有声有物谓之"呕"；无声有物谓之"吐"；有声无物谓之"哕"（干呕）；只吐涎沫谓之"吐涎"。由于临床上"呕"与"吐"常兼见，难以截然分开，故合称"呕吐"。本病是由胃失和降，气逆于上所起，凡外感、内伤或饮食失节以及他病有损于胃者，皆可发为呕吐。

呕吐是临床常见症状，可见于西医多种疾病，如急性胃炎、贲门痉挛、幽门痉挛、肝炎、胰腺炎、胆囊炎、某些急性传染病或颅脑疾患等，当以呕吐为主症时，可参考本篇进行辨证防治。

二、呕吐的症状体征

本证以呕吐宿食痰涎，或干呕等为主要表现，一是数次不等，持续或反复发作。常兼有脘腹不舒，恶心纳呆，泛酸嘈杂等。

三、《黄帝内经》对呕吐的论述

呕吐的证治，发源于《黄帝内经》。《素问·至真要大论》云："诸呕吐酸……皆属于热。……诸逆冲上，皆属于火。"即指出了火邪有炎上的特性，若其上逆为患，可致呕吐。但其病因并不限于此一端，如《素问·举痛论》云："寒气客于肠胃，厥逆上出，故痛而呕也。"则责之寒邪内扰，阳气不宣，于是痛呕交作。当然《黄帝内经》已认识到：呕吐一证，虽系胃气不降，但与其他脏腑息息相关，《灵枢·四时气篇》云："邪在胆，逆在胃，胆液泄则口苦，胃气逆则呕苦。"证称"呕胆"。而脾胃相表里，胃受水谷，若脾不能运，亦可见呕吐，诚如《素问·脉解篇》云："（太阴）所谓食则呕者，物盛满而溢，故呕也。"诸如此类，辨证地看待呕吐的成因及其病理机转，给后人以极大的启迪。

四、现代中医临床的辨证施治

（一）外邪犯胃型

外邪致吐，主要是由于感受风寒、风热、暑湿之邪，动扰胃腑，阻遏中焦，使胃失和降，浊气上逆，所以突然呕吐，来势较急；由于邪束肌表，故见发热头痛恶寒；暑湿秽浊之气阻于胸腹，气机失宣，胸脘痞闷，故舌苔黄腻，脉象濡数。

【症状特征】呕吐突然，起病较急，如感受寒邪，兼见发热恶寒，头痛，无汗，舌苔薄白，脉浮紧；如感受风热，兼见发热恶风，头痛自汗，舌质红，舌苔薄黄，脉浮数；如感受暑湿，多是时当暑令，呕吐兼见发热汗出，心烦口渴，舌质红，舌苔黄腻，脉濡数。

【治疗原则】疏解表邪，和胃降逆。因其有风寒、风热、暑湿之不同，故分而辨之。

1. 风寒犯胃者

【方药】藿香正气散（藿香、紫苏叶、厚朴、半夏曲、陈皮、茯苓、大腹皮、白术、白芷、甘草、大枣）为主方加减。如兼宿食，症见胸闷、腹胀者，可去白术、甘草、大枣，加神曲、麦芽、鸡内金等消食导滞。

2. 风热犯胃者

【方药】银翘散（牛蒡子、桔梗、连翘、金银花、薄荷、豆豉、芥穗、甘草）加减。可去桔梗，加竹茹、橘皮。

3. 暑湿致呕者

【方药】新加香薷饮及主方加减。新加香薷饮具有解表祛暑、化湿和中作用，药用香薷、扁豆花、厚朴、金银花、连翘，是暑湿犯胃作呕之常用方。

（二）饮食停积型

饮食不当，食滞停积，使脾胃运化失常，中焦气机受阻，胃气上逆，食随逆上，故呕吐酸腐；食伤胃脘，积滞内阻，不通则痛，脘腹胀满作痛；大便或溏或结，舌苔厚腻，脉滑，是食滞停阻之证。

【症状特征】呕吐酸腐，脘腹胀满，嗳气厌食，腹痛，吐后反觉舒服，大便或溏或结，舌苔厚腻，脉滑。

【治疗原则】消食化滞，和胃降逆。

【方药】保和丸（神曲、山楂、莱菔子、连翘、陈皮、半夏、茯苓）加减，本方为消食导滞常用方剂。胃热甚者，可加芦根、黄连；胃寒甚者，可去连翘加干姜、砂仁；如积滞较多，腹满便秘者，可加大黄、枳实。

如属饮食不治之物或饮食过量，症见脘腹疼痛，欲吐不得吐者，可先用盐水（温开水加食盐适量）内服，随用棉签探喉取吐，因势利导，以除其邪。

（三）痰饮内阻型

由于中阳不运，聚湿生痰，痰饮停聚，胃气不降，故脘闷食不得下，反上逆而呕吐清水痰涎；痰浊上泛，影响头目，并及心阳，使清阳之气不升，故眩晕心悸；舌苔白腻，脉滑，是痰浊内阻之象。

【症状特征】呕吐痰涎清水，胸脘痞闷，不思饮食，头眩心悸，或呕而肠鸣有声，舌苔白腻，脉滑。

【治疗原则】温化痰饮，和胃降逆。

【方药】二陈汤合苓桂术甘汤（半夏、陈皮、桂枝、白术、茯苓、甘草）加减。如痰郁化热，阳遏中焦，胃失和降而出现口苦胸闷，恶心呕吐，舌红，苔黄腻，脉滑数，可用温胆汤（半夏、茯苓、陈皮、甘草、枳实、竹茹、生姜、大枣）以清热和胃，除痰止呕。

（四）肝气犯胃型

肝气不舒，横逆犯胃，胃失和降，故呕吐吞酸，嗳气频作，胸胁满痛；由于气郁化热，热聚胸膈，则烦闷不舒；舌边红，苔薄腻，脉弦，是肝气郁滞之象。

【症状特征】呕吐吞酸，嗳气频作，胸胁满痛，烦闷不舒，每遇情志刺激，则呕吐吞酸更甚，舌边红，苔薄腻，脉弦。

【治疗原则】疏肝理气，和胃降逆。

【方药】初起可用半夏厚朴汤（生姜、紫苏、半夏、厚朴、茯苓）；如气郁化热，可用四逆散合左金丸（柴胡、甘草、枳实、芍药、黄连、吴茱萸）。

（五）脾胃虚寒型

脾主运化，胃主受纳，脾胃虚寒，中阳不振，腐熟与运化无能，故饮食稍有不慎，即易作呕。由于脾胃阳虚，气不外达，故面色㿠白，倦怠无力，四肢不温；又由于中焦虚寒，气不化津，故渴不欲饮或口淡不渴；脾虚失于健运，则大便清薄；舌质淡，苔白润，脉细弱，是虚寒之象。

【症状特征】饮食稍多即欲呕吐，时作时止，胃纳不佳，食入难化，胸脘痞闷，口干而不欲多饮，面白少华，倦怠乏力，喜暖恶寒，甚则四肢不温，大便溏薄，舌质淡，苔薄白，脉细弱。

【治疗原则】温中健脾，和胃降逆。

【方药】理中丸（人参、干姜、炙甘草、白术）或六君子汤（人参、甘草、茯苓、白术、半夏、陈皮）为主方。如呕吐痰涎清水者，可加桂枝、吴茱萸温中降逆。若泛吐清水，又兼脘冷肢凉者，还可加附子、肉桂等温阳散寒。

（六）胃阴不足型

热病之后，或肝郁化火，或反复呕吐，均能耗伤胃阴，以致胃失濡养，气火和降，导致呕吐反复发作，或时作干呕、恶心，似饥而不欲食；津液不得上承，因而口燥咽干；舌红津少，脉细数，为津液耗伤，阴虚有热之象。

【症状特征】呕吐反复发作而量不多，或时作呕，恶心，口燥咽干，饥不思食，脘部有嘈杂感，舌红津少，苔少，脉细数。

【治疗原则】养阴润燥，降逆止呕。

【方药】麦门冬汤（麦门冬、半夏、人参、甘草、粳米、大枣）。如阴伤过甚，半夏剂量不宜过大，以免温燥劫阴，并可酌加石斛、花粉等药，增加生津养胃作用。若呕吐频作者，可加姜、竹茹、橘皮、枇杷叶等和降胃气。大便干结者，加火麻仁、白蜜润肠通便，通降腑气。

五、呕吐的食疗药膳

1. 焦山楂饮

【配方】焦山楂 10 ~ 15 克。

【制法】水煎服。

【服法】少量频服。

【功效】消食积。治小儿油腻所伤及奶品所伤。

2. 内金麦芽饮

【配方】鸡内金 10 克，炒麦芽 15 克。

【制法】水煎服。

【服法】少量多次服。

【功效】消食积。治疗小儿一切饮食所伤之呕吐。

3. 煎莱菔子

【配方】莱菔子 30 克。

【制法】莱菔子 30 克微，炒水煎服。

【服法】少量多次服。

【功效】消食积。治小儿面食所伤。

4. 鸡胗莱菔粥

【配方】鸡内金 6 克，莱菔子 5 克，粳米 50 克，白糖或精盐适量。

【制法】将鸡内金焙干，莱菔子炒黄，共研细末，粳米按常法做粥，粥将熟前放入鸡内金、莱菔子末，再煮至粥熟。

【服法】早、晚食之，加白糖或精盐少许。

【功效】消食积。凡是食积蕴热，呕吐腹胀，大便秘结者食之颇宜。

5. 槟榔生姜饮

【配方】槟榔、莱菔子各 10 克，生姜 3 片，白糖少量。

179

【制法】莱菔子炒黄与槟榔一起打碎，放入砂锅，加水煎汤，煮沸后加入生姜片略煮片刻，取汁。

【服法】频频温饮。

【功效】消食积。用于宿食停滞，呕吐食少，脘腹胀痛，大便难下等。

6. 小米焦巴散

【配方】小米饭焦巴（饭锅巴）、白糖各适量。

【制法】取焦厚的小米饭焦巴焙干研面，每次服焦巴面10～15克，用白糖水冲食。

【服法】不拘时食用。

【功效】消食积。用于因过食面类食品而引起的宿食停滞、呕恶厌食之轻证。

7. 姜藕饮

【配方】藕90克，生姜10克。

【制法】将藕与生姜分别捣烂，绞取汁液，混匀即可。

【服法】徐徐饮用。

【功效】用于胃热而胃气不和、恶心呕吐、烦渴喜饮等。

8. 二豆粥

【配方】白扁豆、绿豆各50克，粳米100克，白糖少许。

【制法】前三味文火同煮成粥，加糖食之。

【服法】每日2次。

【功效】适宜暑湿困于脾胃，吐泻烦渴者食之。

9. 干姜粥

【配方】干姜1～2克，粳米100克。

【制法】干姜研末，同粳米水煎成粥。

【服法】每日早晨起来后空腹食之。

【功效】用于病程较长的胃寒呕吐。

10. 豆蔻粥

【配方】肉豆蔻5克，生姜3片，粳米100克。

【制法】先将肉豆蔻捣碎为细末，用粳米煮粥，煮沸后加入肉豆蔻末及生姜，同煮成粥。

【服法】随量服之。

【功效】用于脾胃虚寒之脘腹胀痛、食少呕吐等。

11. 丁香姜糖

【配方】丁香粉5克，生姜末30克，冰糖或白白糖50克，香油适量。

【制法】将糖加水少许放砂锅内，文火熬化，入生姜末、丁香粉，熬至挑起不粘手，另备一搪瓷盆涂以香油，将糖倒入摊平，稍冷后趁软切成小块，即可。

【服法】不拘时食用。

【功效】用于胃寒呕吐、反胃、不思饮食、手足欠温等。

12. 合欢花粥

【配方】干合欢花20克（鲜合欢花40克），粳米50克，红糖适量。

【制法】水煎煮成粥。

【服法】每日分多次内服。

【功效】适用于肝气犯胃型呕吐。

13. 酸枣仁粥

【配方】酸枣仁15克，粳米50克，红糖适量。

【制法】酸枣仁用纱布袋包扎，与粳米水煎煮成稠粥，取出纱布袋，加红糖适量。

【服法】每日温服。

【功效】适用于惊恐型呕吐。

第五节　便秘

一、什么是便秘

便秘是指由于大肠传导功能失常导致的以大便排出困难，排便时间或排便间隔时间延长为临床特征的一种大肠疾病。

便秘既是一种独立的疾病，也是一个在多种急、慢性疾病过程中经常出现的症状，这里仅讨论前者。如肠易激综合征，肠炎恢复期、直肠及肛门疾病所致之便秘，药物性便秘，内分泌及代谢性疾病所致的便秘，以及肌力减退所致的便秘等。

二、便秘的症状体征

本病主要临床特征为粪质干硬，排出困难，排便时间、排便间隔时间延长，大便次数减少，常三五日、七八日，甚至更长时间解一次大便，每次解大便常需半小时或更长时间，常伴腹胀腹痛、头晕头胀、嗳气食少、心烦失眠等；或粪质干燥坚硬、排出困难、排便时间延长，常由于排便努挣导致肛裂、出血，日久还可引起痔疮，而排便间隔时间可能正常；或粪质并不干硬，也有便意，但排便无力，排出不畅，常需努挣，排便时间延长，多伴有汗出、气短乏力、心悸头晕等。

由于燥屎内结，可在左下腹扪及质地较硬的条索状包块，排便后消失。本病起病缓慢，多属慢性病变过程，多发于中老年和女性。

三、《黄帝内经》对便秘的论述

《黄帝内经》中已经认识到便秘与脾胃、肠中有热和肾病有关，《素问·厥论》曰："太阴之厥，则腹满䐜涨，后不利。"《素问·举痛论》曰："热气留于小肠，肠中痛，瘅热焦渴，则坚干不得出，故痛而闭不通矣。"《灵枢·邪气脏腑病形》曰："肾脉微急，为不得前后。"

四、现代中医的临床辨证施治

（一）实秘

1. 肠胃积热

【症状特征】大便干结，腹胀腹痛，面红身热，口干口臭，心烦不安，小便短赤，舌红苔黄燥，脉滑数。

【治疗原则】泻热导滞，润肠通便。

【方药】麻子仁丸。方中大黄、枳实、厚朴通腑泻热，火麻仁、杏仁、白蜜润肠通便，芍药养阴和营。此方泻而不峻，润而不腻，有通腑气而行津液之效。若津液已伤，可加生地黄、玄参、麦门冬以养阴生津。

若兼郁怒伤肝，易怒目赤者，加服更衣丸以清肝通便；若燥热不甚，或药后通而不爽者，可用青麟丸以通腑缓下，以免再便秘。

2. 气机郁滞

【症状特征】大便干结，或不甚干结，欲便不得出，或便而不畅，肠鸣矢气，腹中胀痛，胸胁满闷，嗳气频作，饮食减少，舌苔薄腻，脉弦。

【治疗原则】顺气导滞。

【方药】六磨汤。方中木香调气，乌药顺气，沉香降气，大黄、槟榔、枳实破气行滞。可加厚朴、香附、柴胡、莱菔子、炙枇杷叶以助理气之功。若气郁日久，郁而化火，可加黄芩、栀子、龙胆草清肝泻火；若气逆呕吐者，可加半夏、旋复花、代赭石；若七情郁结，忧郁寡言者，加白芍、柴胡、合欢皮疏肝解郁；若跌仆损伤，腹部术后，便秘不通，属气滞血瘀者，可加桃仁、红花、赤芍之类活血化瘀。

3. 阴寒积滞

【症状特征】大便艰涩，腹痛拘急，胀满拒按，胁下偏痛，手足不温，呃逆呕吐，舌苔白腻，脉弦紧。

【治疗原则】温里散寒，通便导滞。

【方药】大黄附子汤。方中附子温毕散寒，大黄荡除积滞，细辛散寒止痛。可加枳实、厚朴、木香助泻下之力，加干姜、小茴香以增散寒之功。

（二）虚秘

1. 气虚

【症状特征】粪质并不干硬，也有便意，但临厕排便困难，需努挣方出，挣得汗出短气，便后乏力，体质虚弱，面白神疲，肢倦懒言，舌淡苔白，脉弱。

【治疗原则】补气润肠，健脾升阳。

【方药】黄芪汤。方中黄芪大补脾肺之气，为方中主药，火麻仁、白蜜润肠通便，陈皮理气。若气虚较甚，可加人参、白术；"中气足则便尿如常"，气虚甚者，可选用红参。

若气虚下陷脱肛者，则用补中益气汤；若肺气不足者，可加用生脉散；若日久肾气不足，可用大补元煎。

2. 血虚

【症状特征】大便干结，排出困难，面色无华，心悸气短，健忘，口唇色淡，脉细。

【治疗原则】养血润肠。

【方药】润肠丸。方中当归、生地黄滋阴养血，火麻仁、桃仁润肠通便，枳壳引气下行。可加玄参、何首乌、枸杞子养血润肠。若兼气虚，可加白术、党参、黄芪益气生血。

若血虚已复，大便仍干燥者，可用五仁丸润滑肠道。

3. 阴虚

【症状特征】大便干结，如羊屎状，形体消瘦，头晕耳鸣，心烦失眠，潮热盗汗，腰酸膝软，舌红少苔，脉细数。

【治疗原则】滋阴、润肠、通便。

【方药】增液汤。方中玄参、麦门冬、生地黄滋阴润肠，生津通便。可加芍药、玉竹、石斛以助养阴之力，加火麻仁、柏子仁、栝楼仁以增润肠之效。

若胃阴不足，口干口渴者，可用益胃汤；若肾阴不足，腰酸膝软者，可用六味地黄丸。

4. 阳虚

【症状特征】大便或干或不干，皆排出困难，小便清长，面色㿠白，四肢不温，腹中冷痛，得热痛减，腰膝冷痛，舌淡苔白，脉沉迟。

【治疗原则】温阳润肠。

【方药】济川煎。方中肉苁蓉、牛膝温补肾阳，润肠通便；当归养血润肠；升麻、泽泻升清降浊；枳壳宽肠下气。可加肉桂以增温阳之力。

若老人虚冷便秘，可用半硫丸；若脾阳不足，中焦虚寒，可用理中汤加当归、芍药；若肾阳不足，尚可选用金匮肾气丸或右归丸。

五、便秘的食疗药膳

1. 杏仁当归炖猪肺

【配方】杏仁、当归各 15 克，猪肺 250 克。

【制法】将猪肺洗净切片，在沸水中氽后捞起，与杏仁、当归同放入砂锅内，加清水适量煮汤，煮熟后调味即可。

【服法】每日 1 次，吃猪肺饮汤。可连续食用数日。

【功效】温通开秘。

2. 锁蓉羊肉面

【配方】锁阳、肉苁蓉各 5 克，羊肉 50 克，面粉 200 克，葱、盐各适量。

【制法】水煎锁阳、肉苁蓉，去渣留汁，待凉，以药汁和面做面条，用羊肉汤煮面，加葱、盐等调味即成。

【服法】作主食或点心食用。

【功效】温阳通便。

3. 苁蓉羊肾

【配方】肉苁蓉 30 克，羊肾 1 对，酱油、淀粉、黄酒、葱、姜、盐、味精、香油各适量。

【制法】羊肾剔去筋膜细切，用酱油、淀粉、黄酒拌匀稍腌渍。肉苁蓉加水适量，煮 20 分钟，去渣留汁。再入羊肾同煮至水沸，加葱、姜、盐、味精、香油调味即成。

【服法】每日 1 次，分早、晚 2 次服完。

【功效】温阳通便。

4. 松子粥

【配方】松子仁 15～20 克，粳米 60 克。

【制法】松子仁研碎，同粳米煮粥。

【服法】每日 2 次，或随意食之。

【功效】养阴润肠。

5. 柏子仁炖猪心

【配方】柏子仁15克，猪心1个，酱油少许。

【制法】将柏子仁放入猪心内，隔水炖熟，切片，加酱油少许调味。

【服法】佐餐食用。

【功效】养血滋阴，润肠通便。

6. 桑葚地黄蜜膏

【配方】桑葚500克，生地黄200克，蜂蜜适量。

【制法】将桑葚、生地黄加水适量煎煮。每30分钟取煎液1次，加水再煎，共取煎液2次。合并煎液，再以小火煎熬浓缩至较稠黏时，加蜂蜜是其1倍量，至沸停火，待冷装瓶备用。

【服法】每日2次。每次1汤匙，以沸水冲化。

【功效】养阴清热，润肠通便。

7. 香蕉蘸黑芝麻

【配方】香蕉500克，黑芝麻25克。

【制法】用香蕉蘸炒半生的黑芝麻嚼吃。

【服法】每日分3次食完。

【功效】养阴清热，润肠通便。

8. 松核蜜汤

【配方】松子仁250克，核桃仁250克，蜂蜜500克。

【制法】将松子仁、核桃仁去衣，烘干研为细末，与蜂蜜和匀即成。

【服法】每日早、晚各服2匙。

【功效】养阴润肠。

9. 杏仁芝麻糖

【配方】甜杏仁60克，黑芝麻500克，白糖、蜂蜜各250克。

【制法】甜杏仁打碎成泥，黑芝麻淘洗干净，倒入铁锅内。用小火炒至水汽散尽，芝麻发出响声立即盛碗，稍凉后，研碎。将杏仁泥、黑芝麻、白糖、蜂蜜倒入大瓷盆内，拌匀，瓷盆加盖，隔水蒸2小时，离火。

【服法】每日2次。每次1匙，饭后宜咀嚼咽下。

【功效】益气润肠。

10. 麻仁栗子糕

【配方】火麻仁10克，芝麻5克，栗子粉、玉米面各50克，红糖适量。

【制法】将火麻仁、芝麻打碎，与栗子粉、玉米面、适量红糖拌匀，以水和面蒸成糕。

【服法】点心服食。

【功效】补气、润肠、通便。

11. 油焖枳实萝卜

【配方】枳实10克，白萝卜、虾米、葱、姜丝、盐各适量。

【制法】水煎枳实，取汁备用。将萝卜切块，用猪油煸炸，加虾米，浇药汁适量，煨至极烂，加葱、姜丝、盐适量调味即可食之。

【服法】佐餐食之。

【功效】顺气通便。

12. 香参炖大肠

【配方】木香10克，降香5克，海参10克，猪大肠1具，葱、姜、盐、酱油各适量。

【制法】将海参泡发，洗净切片。猪大肠洗净，切细。降香、木香装入纱布袋中。锅内加水适量，放入猪大肠，煮沸去沫，加葱、姜，煮至猪大肠将熟时，放海参、药袋，煮至猪大肠极软，再加适量盐、酱油，稍煮即成。

【服法】佐餐食用。

【功效】行气、养血、通便。

13. 香槟粥

【配方】木香、槟榔各5克，粳米100克，冰糖适量。

【制法】先用水煎煮木香、槟榔，去渣留汁。再入粳米煮粥，粥将熟时加冰糖适量，稍煎待溶即可。

【服法】可作早、晚餐服食。

【功效】顺气、行滞、通便。

14. 鲜笋拌芹菜

【配方】鲜嫩竹笋、芹菜各 100 克，植物油、盐、味精各适量。

【制法】将竹笋煮熟切片。芹菜切段，用开水略焯，控尽水分与竹笋片相合，加入适量熟植物油、盐、味精调味。

【服法】佐餐食之。

【功效】清热通便。

15. 决明炖茄子

【配方】决明子 10 克，茄子 2 个。

【制法】先将决明子加水煎煮，取汁备用。茄子油炒后，放入药汁及适量的作料炖熟食之。

【服法】佐餐食用。

【功效】清热通便。

第六节　泄泻

一、什么是泄泻

泄泻是以大便次数增多，粪质稀薄，甚至泻出如水样为临床特征的一种脾胃肠病证候。泄与泻在病情上有一定区别，粪出少而势缓，若漏泄之状者为泄；粪大出而势直无阻，若倾泻之状者为泻，然近代多泄、泻并称，统称为泄泻。

泄泻是一种常见的脾胃肠疾病，一年四季均可发生，但以夏、秋两季较为多见。

本病主要见于消化器官功能性病变或器质性病变导致的腹泻，如急、慢性肠炎，肠结核，过敏性结肠炎，慢性胰腺炎，肠易激综合征，肠道肿瘤，吸收不良综合征等。

二、泄泻的症状体征

泄泻以大便清稀为临床特征，或大便次数增多，粪质清稀；或便次不多，但粪质清稀，甚至如水状；或大便清薄，完谷不化，便中无脓血。泄泻之量或多或少，泄泻之势或缓或急。常兼有脘腹不适，腹胀腹痛肠鸣，食少纳呆，小便不利等。

该病起病或缓或急，常有反复发作史。常由外感寒热湿邪，内伤饮食情志，劳倦，脏腑功能失调等诱发或加重。

三、《黄帝内经》对泄泻的论述

《黄帝内经》称本病为"鹜溏"、"飧泄"、"濡泄"、"洞泄"、"注下"、"后泄"等，且对本病的病机有较全面的论述，如《素问·生气通天论》曰："因于露风，乃生寒热，是以春伤于风，邪气留连，乃为洞泄。"《素问·阴阳应象大论》曰："清气在下，则生飧泄。"又曰："湿胜则濡泻。"《素问·举痛论》曰："寒气客于小肠，小肠不得成聚，故后泄腹痛矣。"《素问·至真要大论》曰："诸呕吐酸，暴注下迫，皆属于热。"说明风、寒、热、湿均可引起泄泻。《素问·太阴阳明论》指出："饮食不节，起居不时者，阴受之……阴受之则入五脏……下为飧泄。"《素问·举痛论》指出："怒则气逆，甚则呕血及飧泄。"说明饮食、起居、情志失宜，亦可发生泄泻。另外《素问·脉要精微论》曰："胃脉实则胀，虚则泄。"《素问·脏气法时论》曰："脾病者……虚则腹满肠鸣，飧泄食不化。"《素问·宣明五气》谓："五气所病……大肠小肠为泄。"说明泄泻的病变脏腑与脾胃大小肠有关。《黄帝内经》关于泄泻的理论体系，为后世奠定了基础。

四、现代中医临床的辨证施治

（一）急性泄泻

1. 寒湿泄泻

【症状特征】泄泻清稀，甚则如水样，腹痛肠鸣，脘闷食少，苔白腻，脉濡缓。若兼外感风寒，则恶寒发热头痛，肢体酸痛，苔薄白，脉浮。

【治疗原则】芳香化湿，解表散寒。

【方药】藿香正气散。方中藿香解表散寒，芳香化湿，白术、茯苓、陈皮、半夏健脾除湿，厚朴、大腹皮理气除满，紫苏、白芷解表散寒，桔梗宣肺以化湿。

若表邪偏重，寒热身痛，可加荆芥、防风，或用荆防败毒散；若湿邪偏重，或寒湿在里，腹胀肠鸣，小便不利，苔白厚腻，可用胃苓汤健脾燥湿，化气利湿；若寒重于湿，腹胀冷痛者，可用理中丸加味。

2. 湿热泄泻

【症状特征】泄泻腹痛，泻下急迫，或泻而不爽，粪色黄褐，气味臭秽，肛门灼热，或身热口渴，小便短黄，苔黄腻，脉滑数或濡数。

【治疗原则】清肠利湿。

【方药】葛根黄芩黄连汤。该方是治疗湿热泄泻的常用方剂。方中葛根解肌清热，煨用能升清止泻，黄芩、黄连苦寒清热燥湿，甘草甘缓和中。若热偏重，可加金银花、马齿苋以增清热解毒之力；若湿偏重，症见胸脘满闷，口不渴，苔微黄厚腻者，可加薏苡仁、厚朴、茯苓、泽泻、车前子以增清热利湿之力；夹食者可加神曲、山楂、麦芽；如有发热头痛，脉浮等风热表证，可加金银花、连翘、薄荷。若在夏暑期间，症见发热头重、烦渴自汗、小便短赤、脉濡数等，为暑湿侵袭，表里同病，可用新加香薷饮合六一散以解暑清热，利湿止泻。

3. 伤食泄泻

【症状特征】泻下稀便，臭如败卵，伴有不消化食物，脘腹胀满，腹痛肠

190

鸣，泻后痛减，嗳腐酸臭，不思饮食，苔垢浊或厚腻，脉滑。

【治疗原则】消食导滞。

【方药】保和丸。方中神曲、山楂、莱菔子消食和胃，半夏、陈皮和胃降逆，茯苓健脾祛湿，连翘清热散结。若食滞较重，脘腹胀满，泻而不畅者，可因势利导，据通因通用的原则，可加大黄、枳实、槟榔，或用枳实导滞丸，推荡积滞，使邪有出路，达到祛邪安正的目的。

（二）慢性泄泻

1. 脾虚泄泻

【症状特征】因稍进油腻食物或饮食稍多，大便次数即明显增多而发生泄泻，伴有不消化食物，大便时泻时溏，迁延反复，饮食减少，食后脘闷不舒，面色萎黄，神疲倦怠，舌淡苔白，脉细弱。

【治疗原则】健脾益气，和胃渗湿。

【方药】参苓白术散。方中人参、白术、茯苓、甘草健脾益气，砂仁、陈皮、桔梗、扁豆、山药、莲子肉、薏苡仁理气健脾化湿。若脾阳虚衰，阴寒内盛，症见腹中冷痛，喜温喜按，手足不温，大便腥秽者，可用附子理中汤以温中散寒；若久泻不愈，中气下陷，症见短气肛坠，时时欲便，解时快利，甚则脱肛者，可用补中益气汤，减当归，并重用黄芪、党参以益气升清，健脾止泻。

2. 肾虚泄泻

【症状特征】黎明之前脐腹作痛，肠鸣即泻，泻下完谷，泻后即安，小腹冷痛，形寒肢冷，腰膝酸软，舌淡苔白，脉细弱。

【治疗原则】温补脾肾，固涩止泻。

【方药】四神丸。方中补骨脂温阳补肾，吴茱萸温中散寒，肉豆蔻、五味子收涩止泻。可加附子、炮姜，或合金匮肾气丸温补脾肾。若年老体弱，久泻不止，中气下陷，加黄芪、党参、白术益气升阳健脾，亦可合桃花汤固涩止泻。

3. 肝郁泄泻

【症状特征】每逢抑郁恼怒，或情绪紧张之时，即发生腹痛泄泻，腹中雷鸣，攻窜作痛，腹痛即泻，泻后痛减，矢气频作，胸胁胀闷，嗳气食少，舌淡，脉弦。

【治疗原则】抑肝扶脾，调中止泻。

【方药】痛泻要方。方中白芍养血柔肝，白术健脾补虚，陈皮理气醒脾，防风升清止泻。若肝郁气滞，胸胁脘腹胀痛，可加柴胡、枳壳、香附；若脾虚明显，神疲食少者，加黄芪、党参、扁豆；若久泻不止，可加酸收之品，如乌梅、五倍子、石榴皮等。

五、泄泻的食疗药膳

1. 藿香煨姜粥

【配方】藿香、煨姜各6克，防风、白豆蔻各3克，粳米100克。

【制法】前四味水煎，滤汁去渣；另将粳米煮成粥，加入药汁，稍煮成稀粥即可。

【服法】趁热服粥，以出微汗为佳。每日2次。

【功效】适用于寒湿型或风寒型泄泻。

2. 干姜粥

【配方】干姜、高良姜各4.5克，白豆蔻3克，薏苡仁30克，粳米60克。

【制法】前三味水煎，滤汁去渣；将后两味放入药汁中，共煮为粥。

【服法】每日2次。

【功效】适用于寒湿型泄泻。

3. 复方荷叶茶

【配方】鲜荷叶、鲜竹叶、鲜扁豆花、鲜藿香各6克。

【制法】水煎。

【服法】代茶饮。

【功效】适用于湿热型或暑湿型泄泻。

4. 车前扁豆粥

【配方】车前草15克，淡竹叶、干荷叶各9克，白扁豆、薏苡仁各30克，粳米 60 克。

【制法】后三味共煮成粥，再将前三味煎好的药汁加入汁粥中，稍煮成稀粥。

【服法】每日 2 次。

【功效】适用于湿热型或暑湿型泄泻。

5. 八珍糕

【配方】薏苡仁、芡实、白扁豆、莲子、山药各 90 克，党参、茯苓各 60 克，白术 30 克，白糖 240 克。

【制法】除白糖外，余药共研细末，同白糖混匀，加水和匀，蒸熟为糕。若切块、烘干，可贮存，平素常食。

【服法】随意服用。

【功效】渗湿之效。

6. 山药莲芡粥

【配方】山药、芡实、莲子、白扁豆、薏苡仁各 15 克，大枣 10 枚，粳米 75 克。

【制法】加水适量，共煮成粥。

【服法】每日 2 次。

【功效】益气、健脾。慢性肠炎属脾虚泄泻者服之最宜。

7. 金樱子粥

【配方】金樱子 12 克，炮姜、肉豆蔻各 6 克，五味子 3 克，莲子、芡实、山药各 15 克，粳米 50 克。

【制法】金樱子、炮姜、肉豆蔻、五味子水煎，滤汁去渣；药汁中加莲子、芡实、山药、粳米及适量水，共煮成粥。

【服法】每日 2 次。

【功效】适用于慢性肠炎属肾阴虚泄泻者。

8. 加味附子粥

【配方】制附子、炮姜、肉豆蔻、补骨脂各 6 克，茯苓 15 克，粳米 100 克及适量水、红糖。

【制法】制附子、炮姜、肉豆蔻、补骨脂、茯苓水煎 2 个小时，滤汁渣，加粳米及水，共煮成粥，加入适量红糖。

【服法】每日 2 次。

【功效】补肾。适用于慢性肠炎属肾阴虚泄泻者。

9. 荔枝山药粥

【配方】荔枝 5 个，糯米 100 克，山药 20 克（或莲子 20 克）。

【制法】三者共煮粥。

【服法】每日早、晚餐食用，连服 3 日。

【功效】健脾补虚，生津养血。适用于老年人脾胃虚弱而引起的"五更泻"。

10. 莲子大枣糯米粥

【配方】糯米 100 克，莲子 10 克，大枣 5 枚，山药 50 克。

【制法】将山药洗净切片，大枣、莲子、糯米同入锅内，加水适量煮粥，加白糖调味。

【服法】每日服 1 次，连服 3～5 日。

【功效】暖胃温中，健脾止泻。对脾胃虚弱所致的泄泻有较好的疗效。

11. 红糖五眼果

【配方】五眼果（鲜品）2 个，红糖 30 克。

【制法】将五眼果捣烂后与红糖加适量水煎煮 10～15 分钟即可。

【服法】每日 2 次，连服 3～5 日。

【功效】健脾胃，收敛止痛。适用于肠炎引起的腹痛、腹泻。

12. 冰糖煮乌梅

【配方】乌梅 30 克，冰糖适量。

【制法】冰糖、乌梅同入锅内，加适量水煮半小时取汁。

【服法】每日 2 次，连服 3～5 日。

【功效】润肺清热，涩肠止泻。适用于肺热咳嗽、久痢久泻、蛔虫等。

13. 赤小豆煮鹌鹑蛋

【配方】赤小豆 30 克，鹌鹑蛋 2 个。

【制法】先将赤小豆洗净入锅中，加水煮至将熟，再把鹌鹑蛋打入锅内煮熟即成。

【服法】每日早、晚各服1次。

【功效】清热解毒，止泻止痢。适用于腹泻。

14. 柿饼陈皮粥

【配方】柿饼2个，陈皮2片，糯米60克。

【制法】将糯米、陈皮、柿饼同入锅内煮成稀粥。

【服法】每日1次，连服3日。

【功效】该粥健脾、润肺、止泻。适用于慢性肠炎、腹泻、下痢等。

15. 菱角糊

【配方】菱角鲜果90克，蜜枣2枚。

【制法】将菱角去壳取肉，与蜜枣同入锅内，加水少许，熬成糊状煮熟即可。

【服法】每日3次，连服3日。

【功效】补脾、养胃、止泻。适用于脾虚泄泻。

第七节　肠痈

一、什么是肠痈

肠痈是热毒内聚，瘀结肠中，而生痈成脓的一种病。肠痈是因饮食不节，劳伤过度，外邪侵袭，情志所伤等原因引起的。我们常说的急、慢性阑尾炎，阑尾脓肿，腹膜炎，盆腔炎，盆腔脓肿等疾病，都属于肠痈。

二、肠痈的症状体征

肠痈以少腹痛，腹皮紧急，按之痛甚，兼有发热、恶寒、自汗，或腿缩难

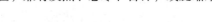

伸等。由于发病部位的不同，症状亦稍有区别。脐左部位疼痛，左腿不能屈伸者为小肠痈；脐右部位疼痛，右腿不能屈伸者为大肠痈；绕脐生疮或脓从脐中出者，为盘肠痈。妇人产后及小产恶露不尽、经行瘀血内阻，小腹部疼痛，腹皮紧急，小便涩滞等为瘀血蕴积成痈。

三、《黄帝内经》对肠痈的论述

《素问·厥论》云："少阳厥逆，机关不利；机关不利者，腰不可以行，项不可以顾，发肠痈。"这是我国医书中第一次提到"肠痈"这种病症。《灵枢·上膈》更对本病的病理作了阐发，认为"喜怒不适，食饮不节，寒温不时"是肠痈的病因，"卫气不营，邪气居之……积聚以留，留则痈成"是肠痈的病机。并且指出痈虽然发于内，但可以从疼痛，特别是"痈上皮热"来诊断。

此外，《灵枢·玉版》对痈脓的产生也有精辟的论述：如"阴阳不通，两热相持，乃化为脓"，"夫痈疽之生，脓血之成……积微之所生成"意即瘀热蓄积，酿而为脓。这是古代文献中有关本病的最早的资料。《灵枢·玉版》云："其已有脓血而后遭乎？不导之以小针治乎？岐伯曰：以小治小者，其功小，以大治大者，多害，故其已成脓血者，其唯砭石铍锋之所取也。"与现在的西医手术治疗阑尾炎有异曲同工之妙。

四、现代中医临床的辨证施治

（一）瘀滞型（痈未成脓）

湿热积滞，则腹痛阵作，阻于肠胃，气血凝聚，肠络不通所致。痈脓属实证，按之则痛更甚；右少腹部为肠痈之好发部位，故疼痛以此处为最剧；胃肠积滞，传化失职，故见脘腹胀闷，嗳气纳呆，大便秘结；胃气失降，则恶心欲吐；发热恶寒，为气血瘀阻，营卫失调，邪正交争之象；舌质暗红，舌苔薄黄为肠胃瘀热；脉象弦紧亦属气血瘀阻，不通即瘀之征。

【症状特征】腹痛阵作，按之加剧。腹皮微急，脘腹胀闷，嗳气纳呆，恶心欲吐，大便正常或秘结，稍有发热及恶寒，舌质正常或暗红，舌苔薄白或薄黄，脉象弦紧。

【治疗原则】通里攻下，泻热祛瘀。

【方药】大黄牡丹汤加减。药用大黄、牡丹皮、桃仁、冬瓜仁、芒硝。也可合用张景岳肠痈秘方（先用红藤 30 克，以好酒 2 碗，煎 1 碗，午前一服，醉卧之。午后用紫花地丁 30 克，亦如前煎服。服后痛必渐止，为效）。阑尾化瘀汤（川楝子、延胡索、牡丹皮、桃仁、木香、金银花、大黄）、白花蛇舌草汤（白花蛇舌草、赤芍）对本证也有效，可酌情使用。

（二）蕴热型（痈脓已成）

气血瘀滞，郁瘀化热，腐肉蒸脓，故疼痛更甚，并可在腹外触及成脓的痈肿；壮热，自汗，大便秘结，小便短赤，舌质红，西苔黄糙，脉弦数等为阳明热盛之征；胸脘痞闷，腹胀，呕吐，便溏而不爽，舌苔黄腻，脉滑数，则是湿热为患而致。

【症状特征】腹痛较瘀滞型剧烈，腹皮绷急，拒按，右少腹处或可扪及肿块，壮热，自汗，大便秘结，小便短赤，舌质红，舌苔黄糙，脉弦数。或见胸脘痞闷，腹胀，呕吐，便溏而不爽，舌苔黄腻，脉滑数。

【治疗原则】通里攻下，清热解毒，佐以活血化瘀。

【方药】仙方活命饮合大黄牡丹汤加减。药用大黄（重用）、金银花、牡丹皮、生甘草、当归、桃仁、冬瓜仁、陈皮、当归、防风、白芷、甘草、贝母、花粉、皂角刺、穿山甲、乳香、没药。若已扪及肿块者，可加入皂角、穿山甲等破瘀散结。热重者可酌加蒲公英、紫花地丁；湿重者可加入藿香、佩兰、薏苡仁。

（三）毒热型（痈脓已溃发）

腹痛剧烈，且弥漫至全腹部，腹皮绷急，手不可近，为痈脓已溃之征；大便秘结，矢气不通，腹胀，呕恶不能进食，为阳明腑实证；壮热，口干唇燥，面红目赤，小便赤涩，舌质红，舌苔黄，均属热毒炽盛；若见舌质红绛，则需警惕病邪已入营血。

【症状特征】腹痛甚剧，弥漫至全腹部，腹皮绷急，手不可近，心下满硬，腹胀，矢气不通，壮热，口干唇燥，面红目赤，呕吐不能进食，小便赤涩，舌质红绛，舌苔黄糙或黄腻，脉象洪数。

【治疗原则】通里攻下，清热解毒，活血化瘀。

【方药】选用复方大承气汤（大黄、芒硝、枳实、厚朴、木香、延胡索、川楝子、赤芍、桃仁、蒲公英、炒莱菔子）。若心下硬满，手不可近者，可参用大陷胸汤（甘遂、大黄、芒硝）；若见大热、大汗、大渴、脉洪大等阳明气分热者，可选用白虎汤；若见舌绛、心烦等营分症状，可选用清营汤（犀角、生地黄、玄参、竹叶心、金银花、连翘、黄连、丹参、麦门冬）或清瘟败毒饮（生石膏、生地黄、犀角、黄连、栀子、桔梗、黄芩、知母、赤芍、玄参、连翘、甘草、牡丹皮、鲜竹叶），并均应加入金银花、蒲公英、紫花地丁、白花蛇舌草等清热解毒药。

待热毒症状减轻后，再继以活血化瘀，可选用少腹化瘀汤（红藤、牛膝、桃仁、红花、当归、赤芍、香附、川楝子、小茴香、柴胡、炮姜）、血府逐瘀汤（当归、生地黄、桃仁、红花、枳壳、赤芍、柴胡、甘草、桔梗、川芎、牛膝）、阑尾清解汤（金银花、蒲公英、大黄、冬瓜仁、牡丹皮、木香、川楝子、生甘草）等。

五、肠痈的食疗药膳

1. 桃仁薏苡仁粥

【配方】桃仁（去皮尖）10克，薏苡仁30克，粳米50克。

【制法】加水同煮粥至极烂服用。

【服法】作主食用。

【功效】辅助治疗瘀滞型急性阑尾炎。

2. 芹菜瓜仁汤

【配方】芹菜30克，冬瓜仁、藕节各20克，野菊花30克。

【制法】上料一起水煎。

【服法】每日分2次服。

【功效】辅助治疗瘀滞型急性阑尾炎。

3. 冬瓜仁苦参汤

【配方】冬瓜仁15克，苦参30克，甘草10克。

【制法】水煎，调蜂蜜。

【服法】每日分次饮用。

【功效】泻热除湿。辅助治疗湿热型急性阑尾炎。

4. 败酱草汤

【配方】败酱草30克，忍冬藤20克，桃仁10克，薏苡仁30克。

【制法】上药一起水煎。

【服法】每日分2~3次服。

【功效】辅助治疗湿热型急性阑尾炎。

5. 蛇舌草败酱草汤

【配方】白花蛇舌草30克，败酱草20克。

【制法】煎水，调入蜂蜜。

【服法】每日适量饮服。

【功效】辅助治疗湿热型急性阑尾炎。

6. 红花桃仁地黄粥

【配方】桃仁、红花各10克，地黄20克，粳米100克，水、白糖各适量。

【制法】将桃仁、红花、地黄用干净纱布包好，与粳米同入锅，加适量清水共煮，粥煮熟后去药包，调白糖煮沸即成。

【服法】作主食用。

【功效】活血化瘀。主治急性盆腔炎，症见小腹疼痛明显，腰段部疼痛，有下坠感，肛门排便感，痛经，白带黄或黄赤。

7. 茯苓车前粥

【配方】茯苓15克，车前子10克，大米100克，红糖适量。

【制法】将前两味放入纱布包内与大米同时煎煮，粥熟后去药包，放入适量红糖服用。

【服法】每日早、晚空腹服用。

【功效】健脾益气，祛湿之功。辅助治疗慢性输卵管卵巢炎、盆腔腹膜炎。

8. 当归柴胡山楂饮

【配方】柴胡 10 克，生山楂 15 克，当归 10 克，白糖适量。

【制法】将前三味同时放入锅内煎煮，去渣取汁，服用时调入适量白糖。

【服法】每日 2 次。

【功效】理气活血。辅助治疗慢性输卵管卵巢炎、盆腔腹膜炎。

9. 四味瘦肉粥

【配方】土茯苓 50 克，芡实 30 克，金樱子 15 克，石菖蒲 12 克，猪瘦肉 100 克。

【制法】清水适量，慢火煲汤，加食盐调味。

【服法】饮汤食肉，每日 1 次。

【功效】健脾补肾，解毒祛湿。适应慢性盆腔炎、阴道炎、宫颈炎。

第八章
《黄帝内经》与肝胆病证治疗

第一节　眩晕

一、什么是眩晕

　　眩晕是目眩与头晕的总称。目眩即眼花或眼前发黑，视物模糊；头晕即感觉自身或外界景物旋转，站立不稳。二者常同时并见，故统称为"眩晕"。眩晕多属肝的病变，可由风、火、痰、虚等多种原因引起。

　　眩晕是常见临床症状之一，可见于西医的多种疾病。凡耳性眩晕，如迷路炎、内耳药物中毒、前庭神经元炎、位置性眩晕、晕动病等；脑性眩晕，如脑动脉粥样硬化、高血压脑病、椎—基底动脉供血不足等颅内血管性疾病，某些颅内占位性疾病，感染性疾病及变态反应性疾病，癫痫。其他原因的眩晕，如高血压、低血压、阵发性心动过速、房室传导阻滞、贫血、中毒性眩晕、眼原性眩晕、头部外伤后眩晕、神经官能症等。

二、眩晕的症状体征

　　主要表现为目眩、头晕。患者眼花或眼前发黑，视外界景物旋转动摇不定，或自觉头身动摇，如坐舟车，同时或兼见耳鸣、耳聋、恶心、呕吐、汗出、急懈、肢体震颤等症状。

三、《黄帝内经》对眩晕的论述

眩晕最早见于《黄帝内经》，称为"眩目"、"眩"。《黄帝内经》对本证的病因病机的论述：外邪致病，如《灵枢·大惑论》说："故邪中于项，因逢其身之虚……入于脑则脑转。脑转则引目系急，目系急则目眩以转矣。"因虚致病，如《灵枢·海论》说："髓海不足，则脑转耳鸣，胫痠眩目。"《灵枢·卫气》说："上虚则眩。"与肝有关，如《素问·至真要大论》云："诸风掉眩，皆属于肝。"与运气有关，如《素问，六元正纪大论》云："木郁之发……甚则耳鸣眩转。"

四、现代中医临床的辨证施治

（一）肝阳上亢型

肝阳上亢，上冒巅顶，故眩晕、耳鸣、头痛且涨、脉见弦象；肝阳升发太过，故易怒；阳扰心神，故失眠多梦；若肝火偏盛，循经上炎，则兼见面红、目赤、口苦、脉弦且数；火热灼津，故便秘尿赤、舌红苔黄；若属肝肾阴亏，水不涵木，肝阳上亢者，则兼见腰膝酸软、健忘遗精、舌红少苔、脉弦细数。若肝阳亢极化风，则可出现眩晕欲仆、泛泛欲呕、头痛如掣、肢麻振颤、语言不利、步履不正等风动之象。此乃中风之先兆，宜加防范。

【症状特征】眩晕，耳鸣，头涨痛，易怒，失眠多梦，脉弦；或兼面红、目赤、口苦、便秘尿赤，舌红苔黄，脉弦数；或兼腰膝酸软，健忘，遗精，舌红少苔，脉弦细数；甚或眩晕欲仆，泛泛欲呕，头痛如掣，肢麻振颤，语言不利，步履不正。

【治疗原则】平肝潜阳，清火熄风。

【方药】常用天麻钩藤饮（天麻、钩藤、生石决、栀子、黄芩、川牛膝、杜仲、益母草、桑寄生、夜交藤、朱茯神）。若肝火偏盛，可加龙胆草、牡丹皮以清肝泻热；或改用龙胆泻肝汤加石决明、钩藤等以清泻肝火；若兼腑热

202

便秘者，可加大黄、芒硝以通腑泻热。若肝阳亢极化风，宜加羚羊角（或羚羊角骨）、牡蛎、代赭石之属以镇肝熄风，或用羚羊角汤加减（羚羊角、钩藤、石决明、龟板、夏枯草、生地黄、黄芩、牛膝、白芍、牡丹皮）以防中风变证的出现。若肝阳亢而偏阴虚者，加滋养肝肾之药，如牡蛎、龟板、鳖甲、何首乌、生地黄，淡菜之属。若肝肾阴亏严重者，应参考肾精不足证结合上述化裁治之。

（二）气血亏虚型

气血不足，脑失所养，故头晕目眩，活动劳累后眩晕加剧，或劳累即发；气血不足，故神疲懒言，面白少华或萎黄；脾肺气虚，故气短声低；营血不足，心神失养，故心悸失眠；气虚脾失健运，故纳减体倦。舌色淡、质胖嫩、边有齿印、苔少或厚，脉细或虚大，均是气虚血少之象。若偏于脾虚气陷，则兼见食后腹胀，大便稀溏。若脾阳虚衰，气血生化不足，则兼见畏寒肢冷，唇甲淡白。

【症状特征】眩晕，动则加剧，劳累即发，神疲懒言，气短声低，面白少华、或萎黄、或面有垢色，心悸失眠，纳减体倦，舌色淡、质胖嫩、边有齿印，苔少或厚，脉细或虚大；或兼食后腹胀，大便溏薄；或兼畏寒肢冷，唇甲淡白；或兼诸失血证。

【治疗原则】补益气血，健运脾胃（脾胃为后天之本，乃气血之源，故健运脾胃往往为重要的一环）。

【方药】常用八珍汤（当归、川芎、白芍、熟地黄、人参、白术、茯苓、甘草）、十全大补汤（当归、川芎、白芍、熟地黄、人参、白术、茯苓、甘草、黄芪、肉桂）、人参养营汤（当归、白芍、熟地黄、人参、白术、茯苓、甘草、黄芪、肉桂、五味子、远志、陈皮、生姜、大枣）等。若偏于脾虚气陷者，用补中益气汤（黄芪、甘草、人参、当归、陈皮、升麻、柴胡、白术）；若为脾阳虚衰，可用理中汤（人参、干姜、炙甘草、白术）加何首乌、当归、川芎、肉桂等以温运中阳。

（三）肾精不足型

肾精不足，无以生髓，脑髓失充，故眩晕，精神委靡；肾主骨，腰为肾之府，齿为骨之余，精虚骨骼失养，故腰膝酸软，牙齿动摇；肾虚封藏、围摄失职，故遗精滑泄；肾开窍于耳，肾精虚少，故时时耳鸣；肾其华在发，肾精亏虚，故发易脱落；肾精不足，阴不维阳，虚热内生，故颧红，咽干，形瘦，五心烦热，舌嫩红、苔少或光剥，脉细数。精虚无以化气，肾气不足，日久真阳亦衰，故面色㿠白或黧黑，形寒肢冷，舌淡嫩，苔白或根部有浊苔，脉弱尺甚。

【症状特征】眩晕，精神委靡，腰膝酸软，或遗精、滑泄，耳鸣，发落，齿摇，舌瘦嫩或嫩红，少苔或无苔，脉弦细或弱或细数。或兼见头痛颧红，咽干，形瘦，五心烦热，舌嫩红，苔少或光剥，脉细数，或兼见面色㿠白或黧黑，形寒肢冷，舌淡嫩、苔白或根部有浊苔，脉弱尺甚。

【治疗原则】补益肾精，充养脑髓。

【方药】常用河车大造丸（紫河车、党参、熟地黄、杜仲、天门冬、龟板、黄柏、麦门冬、茯苓、牛膝）。可选加菟丝子、山萸肉、鹿角胶、女贞子、莲子等以增强填精补髓之力。若眩晕较甚者，可选加龙骨、牡蛎、鳖甲、磁石、珍珠母之类，以潜浮阳。若遗精频频者，可选加莲须、芡实、桑螵蛸、沙苑子、覆盆子等以固肾涩精。偏于阴虚者，宜补肾滋阴清热，可用左归丸（熟地黄、山药、山萸肉、枸杞子、菟丝子、鹿角胶、龟板胶、牛膝）加知母、黄柏、丹参。偏于阳虚者，宜补肾助阳，可用右归丸（熟地黄、山萸肉、菟丝子、杜仲、山药、枸杞子、当归、附子、肉桂、鹿角胶），可酌加巴戟天、仙灵脾、仙茅、肉苁蓉等以增强温补肾阳之力。在病情改善后，可根据辨证选用六味丸或八味丸（金匮肾气丸），较长时间服用，以固其根本。

（四）痰浊内蕴型

痰浊中阻，上蒙清窍，故眩晕；痰为湿聚，湿性重浊，阻遏清阳，故倦怠头重如蒙；痰浊中阻，气机不利，故胸闷；胃气上逆，故时吐痰涎；脾阳为痰浊阻遏而不振，故少食多寐；舌胖、苔浊腻或白厚而润，脉滑，或弦滑，或兼结代，均为痰浊内蕴之征。若为阳虚不化水，寒饮内停，上逆凌心，则兼见心下逆满，心悸怔忡；若痰浊久郁化火，痰火上扰则头目胀痛，口苦；痰火扰心，故心烦而悸；痰火劫津，故尿赤；苔黄腻，脉弦滑而数，均为痰火内蕴之象。若痰浊夹肝阳上扰，则兼头痛耳鸣，面赤易怒，胁痛，脉弦滑。

【症状特征】眩晕，倦怠或头重如蒙，胸闷或时吐痰涎，少食多寐，舌胖、苔浊腻或白厚而润，脉滑或弦滑，或兼结代，或兼见心下逆满，心悸怔忡；或兼头目胀痛，心烦而悸，口苦尿赤，舌苔黄腻，脉弦滑而数；或兼头痛耳鸣，面赤易怒，胁痛，脉弦滑。

【治疗原则】燥湿祛痰，健脾和胃。

【方药】常用半夏白术天麻汤（半夏、白术、天麻、陈皮、茯苓、甘草、生姜、大枣）。可加代赭石、旋复花、胆南星之类以除痰降逆，或改用旋复代赭汤（旋复花、半夏、人参、生姜、代赭石、炙甘草、大枣）；若舌苔厚腻水湿盛重者，可合五苓散（猪苓、泽泻、白术、茯苓、桂枝）；若脘闷不食，加白蔻仁、砂仁化湿醒胃；若兼耳鸣重听，加青葱、石菖蒲通阳开窍；若脾虚生痰者可用六君子汤加黄芪、竹茹、胆南星、白芥子；若为寒饮内停者，可用苓桂术甘汤加干姜、附子、白芥子之属以温阳化寒饮，或用黑锡丹（金铃子、葫芦巴、木香、附子、肉豆蔻、破故纸、沉香、小茴香、阳起石、肉桂、黑锡、硫黄）。若为痰郁化火，宜用温胆汤加黄连、黄芩、天竺黄等以化痰泻热或合滚痰丸以降火逐痰。若动怒郁勃，痰、火、风交炽者，用二陈汤合当归龙荟丸（当归、栀子、龙胆草、黄连、黄芩、黄柏、大黄、青黛、芦荟、木香、麝香），并可随证酌加天麻、钩藤、石决明等熄风之药。若兼肝阳上扰者，可参用上述肝阳上亢之法治之。

（五）瘀血阻络型

瘀血阻络，气血不得正常流布，脑失所养，故眩晕时作；头痛，面唇紫暗，舌有紫斑瘀点，脉弦涩或细涩，均为瘀血内阻之征；瘀血不去，新血不生，心神失养，故可兼见健忘、失眠、心悸、精神不振。

【症状特征】眩晕，头痛，或兼见健忘，失眠，心悸，精神不振，面或唇色紫暗，舌有紫斑或瘀点，脉弦涩或细涩。

【治疗原则】祛瘀生新，行血清经。

【方药】方用血府逐瘀汤（当归、生地黄、桃仁、红花、赤芍、川芎、枳壳、柴胡、桔梗、牛膝）。若兼气虚，身倦乏力，少气自汗，宜加黄芪，且应重用，以补气行血。若兼寒凝，畏寒肢冷，可加附子、桂枝以温经活血。若兼骨蒸劳热，肌肤甲错，可加牡丹皮、黄柏、知母。重用于地黄，去柴胡、枳壳、桔梗，以清热养阴，祛瘀生新。

五、眩晕的食疗药膳

1. 菊花茶

【配方】杭菊花 30 克。

【制法】杭菊花置于杯中，将煮沸的白开水冲入，搅匀，将杯盖盖好，泡10 分钟。

【服法】饮服。

【功效】清热明目，平肝潜阳。用于肝阳上亢引起的眩晕。

2. 茭白芹菜饮

【配方】鲜茭白、鲜芹菜各 30 克。

【制法】将新鲜茭白、芹菜，分别剥壳，洗净，切成小段，放于锅内。加水适量煎煮 10 分钟后，即可。

【服法】取汁去渣，饮服。

【功效】平潜肝阳，降血压。用于高血压引起的眩晕。

3. 珍菊鲜贝

【配方】鲜贝 250 克，青豌豆 50 克，珍珠粉 0.15 克，白菊花 6 克。

【制法】将鲜贝洗净后在沸水中浸泡 5 分钟捞出待用。珍珠粉加水、淀粉少许拌和待用。白菊花洗净拍碎，起油锅炒熟豌豆后，加入菊花和鲜贝，略加翻炒，调味，再加入珍珠淀粉勾芡即成。

【服法】佐餐食用，每日 2 次。

【功效】柔肝平肝，降血压。用于高血压引起的眩晕。

4. 麦门冬炒芹菜

【配方】麦门冬 10 克，芹菜 150 克，嫩竹笋 150 克，盐、味精各少许。

【制法】将麦门冬洗净蒸熟待用，芹菜洗净切寸段，嫩竹笋剥壳洗净切片。入油锅炒熟，加入少许精盐、味精即成。

【服法】佐餐食用。

【功效】养阴清肝，降血压。用于高血压引起的眩晕。

5. 银杞干贝羹

【配方】银耳、枸杞子各10克，干贝15克，鲜汤、调料各适量。

【制法】取银耳洗净用水发好，枸杞子洗净，干贝水发。将准备好的材料放于锅中加入鲜汤及调料，烩煮成羹，即可食用。

【服法】佐餐食用。

【功效】养阴柔肝。用于眩晕。

6. 决明子粥

【配方】炒决明子10克，粳米100克，冰糖少许。

【制法】先将决明子加水煎煮10~20分钟，取汁去渣。再加入洗净的粳米和冰糖少许煮成粥，即可食用。

【服法】随量食用。

【功效】清热平肝明目，降血脂，降血压。

7. 牡蛎杞子饮

【配方】牡蛎、龙骨各18克，枸杞子、何首乌各12克。

【制法】先将牡蛎、龙骨加水先煎20分钟，再加枸杞子和何首乌煎水。

【服法】取汁去渣，分顿饮服。

【功效】养肝明目，平肝潜阳，降血脂，降血压。用于高血压引起的眩晕。

8. 玉米须煎

【配方】玉米须30克。

【制法】取玉米须加水两盅煎汁成1盅。

【服法】取汁空腹服下。

【功效】利水，降血压。用于高血压引起的眩晕。

9. 当归肝

【配方】当归10克，羊肝60克，调料各适量。

【制法】当归洗净切片，肝洗净切片。当归用纱布包好，与羊肝放锅内同煮。熟后取出当归纱布包，将羊肝切片加调料后食用。

【服法】佐餐食用。

【功效】养血补虚，益肝明目。适用于两眼视物模糊，或夜盲，或不能久视，两目经常酸痛，但不红赤者。

10. 香菇炒木耳

【配方】香菇 30 克，黑木耳 10 克，盐、味精各适量。

【制法】香菇洗净，黑木耳放于水中发好洗净。二者放于热油锅中炒热，放适量盐、味精即成。

【服法】佐餐食用。

【功效】化痰祛瘀，凉血止血，降胆固醇。防治动脉硬化，降低血液黏稠度。

11. 川芎白芷炖鱼头

【配方】川芎、白芷各 15 克，花鲢鱼头 1 只，葱、姜、盐、味精、黄酒各适量。

【制法】川芎洗净切成片；白芷洗净切成片；花鲢鱼头去鳃、洗净。将三物放入锅内，加葱、姜、盐、黄酒、清水适量，用武火烧沸后，转用文火炖至熟，再加味精搅匀即成。

【服法】佐餐食用。

【功效】行气活血，镇静止痛，祛风温补。

12. 山楂粥

【配方】山楂 15 克，粳米 50 克。

【制法】用新鲜山楂或山楂干浸泡，加水适量煎煮 15 分钟，取汁浓缩约 150 毫升。再加水 400 毫升，将洗净的粳米放进汁水内，煮成粥。

【服法】每日早、晚各 1 次。

【功效】祛瘀血，扩血管，降血压，降血脂。

13. 霸王别姬

【配方】甲鱼 1 只（500 克左右），乌骨鸡 1 只，料酒、盐、葱、姜、味精各适量。

【制法】将甲鱼和乌鸡剖洗干净，分别切成块放于砂锅中，加入料酒、盐、葱、姜、水；烩熟至酥，再加入味精便成。连肉带汁食服。

【服法】随量食用。

【功效】滋阴补肾，养血补虚。适用于体虚者所致的眩晕。

14. 白鸽玉竹煲

【配方】白鸽1只，怀山药、玉竹各50克。

【制法】将白鸽剖洗干净，切块，放于锅中，加入怀山药块、玉竹共炖成煲食用。

【服法】佐餐食用。

【功效】补益精血。

15. 鸽子杞精煲

【配方】白鸽1只，枸杞子20克，黄精30克。

【制法】将白鸽剖洗干净切块，放于砂锅内，加入枸杞子、黄精片共炖成煲，至熟调味。

【服法】每日2次食用。

【功效】补益肝肾，养血明目，益脾补精。

16. 竹笋饮

【配方】鲜竹笋500克，白糖适量。

【制法】将鲜竹笋洗净切碎挤汁，加白糖浓缩成膏状调服。

【服法】每次1匙。

【功效】通脉补虚。适用于用脑过度、头晕失眠。

17. 牛肝杞子汤

【配方】牛肝1只，枸杞子15克。

【制法】取牛肝洗净，切成片状，加料酒浸泡5分钟后，加酌量生粉搅拌均匀，锅内加水适量，待水沸，放入牛肝与枸杞子炖成汤，调味即可。

【服法】佐餐食用。

【功效】养血补肝。

18. 黄芪猪肝汤

【配方】猪肝 500 克，黄芪 60 克，盐适量。

【制法】将猪肝洗净，切成薄片。黄芪切片后用纱布包好，一同放于锅内，加水煨汤。熟后去纱布包的黄芪，吃肝饮汤，稍加食盐调味。

【服法】佐餐食用。

【功效】益气养血。适用于妇女产后气虚血少之眩晕。

第二节　中风

一、什么是中风

中风又名"卒中"。脑卒中包括出血性脑血管病和缺血性脑血管病两大类。出血性脑血管病主要有高血压性脑出血；缺血性脑血管病中主要有脑血栓形成、脑栓塞和暂时性脑缺血发作等。多因忧思恼怒、饮食不节、恣酒纵欲等致阴阳失调、脏腑气偏、气血错乱。

二、中风的症状体征

神志障碍、半身不遂、偏身麻木、口眼㖞斜、言语謇涩等主要外在特征。轻证仅见眩晕、偏身麻木、口眼㖞斜、半身不遂等症状。

中风未发之前，多有先兆症状。眩晕和肢体一侧麻木，为常见之发病先兆。起病则急剧，病情复杂。后世医家形容中风之病，如矢石之中人，骤然而至。临床上既有暴怒之后内风旋动、顷刻昏仆、骤然起病者，也有卒然眩晕、麻木，数小时后迅速发生半身不遂，伴见口眼㖞斜，病情逐步加重者，此虽起病急但有渐进的发展过程。还有卒发半身不遂、偏身麻木等症，历时短暂而一日三五次复发者，此种起病速而好转亦速，但不及时治疗，也会酿成大患。

三、《黄帝内经》对中风的论述

《黄帝内经》对中风发病的不同表现和阶段多有记载。如卒中昏迷期间有"仆击"、"大癫"、"薄厥"之称；半身不遂期间有"偏枯"、"偏风"、"身偏不用"、"痱风"等称。《灵枢·九官八风》篇谓："其有三虚而偏于邪风，则为击仆偏枯矣。"所指"击仆偏枯"，即属本病。《灵枢·刺节真邪论》说："虚风之贼伤人也，其中人也深，不能自去……虚邪偏客于身半，其入深，内居营卫，营卫稍衰，则真气去，邪气独留，发为偏枯。"《素问·通评虚实论》有"仆击偏枯"，即是突然晕倒而半身不遂。《素问·生气通天论》："阳气者，大怒则形气绝，而血菀于上，使人薄厥。"《素问·调经论》："血之与气并走于上，则为大厥。"皆属此类论述。

四、现代中医临床的辨证施治

从病期来看，中经络与中脏腑均属急性期的见证。若本病延至半年以上则属后遗症。故本病以经络、中脏腑、后遗症的分类论治，以进行动态观察可辨别病情的浅深轻重。中风急性期分中经络与中脏腑。《金匮要略》说："邪在于络，肌肤不仁；邪在于经，即重不胜；邪入于腑，即不识人；邪入于脏，舌即难言，口吐涎。"中络是以肌肤麻木、口眼㖞斜为主证，其麻木多偏于一侧手足，此邪中浅，病情轻。中经是以半身不遂、口眼㖞斜、偏身麻木、言语謇涩为主证，无昏仆，比中络重，但皆由病邪窜扰经络而成，故可统称中经络。中腑是以半身不遂、口眼㖞斜、偏身麻木、言语謇涩而神志不清为主证，但其神志障碍较轻，一般属意识朦胧思睡或嗜睡。中脏是以卒暴昏仆而半身不遂者，其神志障碍重，甚至完全昏愦无知；或以九窍闭塞，如目瞀、视一为二、视长为短、目不能胸、言语謇涩、吞咽困难、尿闭便秘等，此邪中深、病情重，因两者皆有神志障碍，故统称中脏腑。

（一）中经络

1. 络脉空虚，风邪入中型

因卫外不固，络脉空虚，风邪乘虚入中于络，气血痹阻，运行不畅，筋脉失于濡养，则见麻木不仁、口㖞、语謇、偏瘫等症。《金匮要略·中风历节病》云："寸口脉浮而紧，紧则为寒，浮则为虚，寒虚相搏，邪在皮肤，浮者血虚，络脉空虚，贼邪不泻，或左或右；邪气反缓，正气即急，正气引邪，㖞僻不遂。"风邪外袭，营卫不和，则见恶寒发热、肢体拘急等；苔薄白，脉浮弦为表邪人中之征；若气血不足，则脉见弦细。

【症状特征】手足麻木，肌肤不仁，或突然口眼㖞斜，语言不利，口角流涎，甚则半身不遂。或兼见恶寒发热，肢体拘急，关节酸痛，舌苔薄白，脉象浮弦或弦细。

【治疗原则】祛风通络。

【方药】大秦艽汤加减（秦艽、石膏、甘草、川芎、当归、芍药、羌活、独活；防风、黄芩、白芷、生地黄、熟地黄、白术、茯苓、细辛）。若治后，偏身麻木诸症月余未复，多有血瘀痰湿阻滞脉络，酌加白芥子、猪牙皂祛除经络之痰湿；丹参、鸡血藤、穿山甲以逐瘀活络，即所谓"治风先治血，血行风自灭"之意。

2. 肝肾阴虚、风阳上扰型

由于肝肾阴虚，肝阳偏亢，血菀气逆，形成上盛下虚，故见头晕头痛，耳鸣目眩，少眠多梦，腰酸腿软等症，有的还可出现面部烘热，心烦易怒，走路脚步不稳，似有头重脚轻之感等阴虚阳亢的症状。肝属厥阴风木之脏，体阴用阳，肝阴亏损，肝阳亢进而动肝风，风为阳邪，若肝风夹痰上扰，风痰流窜经络，故突然发生舌强语謇、口眼㖞斜、半身不遂等。脉象弦滑主肝风夹痰；弦细而数者，为肝肾阴虚而生内热，热动肝风之象。舌质红为阴不足，苔薄黄是化热之征。

【症状特征】平素头晕头痛，耳鸣目眩，少眠多梦，腰酸腿软，突然一侧手足沉重麻木，口眼㖞斜，半身不遂，舌强语蹇，舌质红、苔白或薄黄，脉弦滑或弦细而数。

【治疗原则】滋养肝肾，平熄内风。

【方药】方可选镇肝熄风汤加减（怀牛膝、生赭石、生龙骨、生牡蛎、生龟板、生杭菊、玄参、天门冬、川楝子、生麦芽、茵陈、甘草）。头痛重者可加生石决明、夏枯草。另外还可酌情加入通窍活络的药物，如石菖蒲、远志、地龙、红花、鸡血藤等。若舌苔白厚腻者，滋阴药应酌情减少。若舌苔黄腻大便秘结可加全栝楼、枳实、生大黄。若偏身麻木，一侧手足不遂，因肝经郁热复受风邪者，以清肝散风饮加减（夏枯草、黄芩、薄荷、防风、菊花、钩藤、地龙、乌梢蛇、赤芍、红花、鸡血藤）。若因肝热受风而致的面瘫，运用本方治疗亦可获效。

3. 痰热腑实，风痰上扰型

由于肝阳暴盛，加之平素饮食不节，嗜酒过度，致聚湿生痰，痰郁化热，内风夹痰上扰经络常可引起半身不遂，偏身麻木，口眼㖞斜；若痰热夹滞阻于中焦，传导功能失司，升清降浊受阻，下则腑气不通而便秘，上则清阳不升而头晕，亦可见咯痰等症。风痰阻于舌本，则脉络不畅，言语謇涩。舌苔黄或黄腻，脉弦滑是属痰热。脉大为病进，偏瘫侧脉弦滑而大，由痰浊阻络，病有发展趋势。

【症状特征】突然半身不遂，偏身麻木，口眼㖞斜，便干或便秘，或头晕，或痰多，言语謇涩，舌苔黄或黄腻，脉弦滑，偏瘫侧脉多弦滑而大。

【治疗原则】化痰通腑。

【方药】方选星楼承气汤加减（胆南星、全栝楼、生大黄、芒硝）。如药后大便通畅，则腑气通、痰热减，神志障碍及偏瘫均可有一定程度的好转。本方使用硝黄剂量应视病情及体质而定，以大便通泻，涤除痰热积滞为度，不可过量，以免伤正。腑气通后应予清化痰热、活血通络，药用胆南星、全栝楼、丹参、赤芍、鸡血藤。若头晕重者，可加钩藤、菊花、珍珠母。若舌质红而烦躁不安，彻夜不眠者，属痰热内蕴而兼阴虚，可适当选加鲜生地黄、沙参、麦门冬、玄参、茯苓、夜交藤等育阴安神之品，但不宜过多，恐有碍于涤除痰热。

（二）中脏腑

中脏腑的主要临床表现为突然昏仆，不省人事，半身不遂等，但有闭证和脱证的区别。闭证是邪闭于内，症见牙关紧闭，口噤不开，两手握固，大小便闭，肢体强痉，多属实证，急宜祛邪。脱证是阳脱于外，症见目合口张，鼻鼾息微，手撒遗尿，这是五脏之气衰弱欲绝的表现，多属虚证，急宜扶正。闭征和脱证均为危急重证，治法不可混同，因此临床上必须分辨清楚。在闭证中，又有阳闭与阴闭之分。阳闭是闭证兼有热象，为痰热闭郁清窍，症见面赤身热，气粗口臭，躁扰不宁，舌苔黄腻，脉象弦滑而数。阴闭是闭证兼有寒象，为湿痰闭阻清窍，症见面白唇暗，静卧不烦，四肢不温，痰涎壅盛，舌苔白腻，脉象沉滑或缓。阳闭与阴闭的辨别，以舌诊、脉诊为主要依据，阳闭苔黄腻，舌质偏红；阴闭苔白腻，舌质偏淡。阳闭脉数而弦滑，且偏瘫侧脉大有力；阴闭脉缓而沉滑。阳闭和阴闭可相互转化，可依据舌象、脉象结合症状的变化来判定。

1. 阳闭

肝阳暴亢，阳升风动，血随气逆而上涌，上蒙清窍则突然昏倒，不省人事；风火相扇，痰热内闭，所以见面赤身热，气粗口臭，口噤，便闭等；苔黄腻，脉弦滑，皆由邪热使然。

【症状特征】突然昏倒，不省人事，牙关紧闭，口噤不开，两手握固，大小便闭，肢体强痉，此属闭证的一般症状；还可见有面赤身热，气粗口臭，躁扰不宁，舌苔黄腻，脉弦滑而数等。

【治疗原则】辛凉开窍，清肝熄风。

【方药】至宝丹1粒灌服或鼻饲以开窍；并用羚羊角汤（羚羊角、龟板、生地黄、牡丹皮、白芍、柴胡、薄荷、蝉衣、菊花、夏枯草、石决明）加减，以清肝熄风，滋阴潜阳。痰盛者可加竹沥、胆南星，或用竹沥水鼻饲，每次30～50毫升，间隔4～6小时1次。若阳闭证兼有抽搐者可加全蝎、蜈蚣；兼呕血者酌加犀角、牡丹皮、竹茹、鲜生地黄、白茅根等品。

2. 阴闭

素体阳虚湿痰偏盛，风夹湿痰之邪上壅清窍而成内闭之证。痰气内阻则神昏、口噤，痰涎壅盛；阳虚于内则面白唇暗，四肢不温，静卧不烦。舌苔白腻是湿痰盛；脉沉主里、主阳虚，滑主湿、痰重。

【症状特征】除闭证的一般症状外，还有面白唇暗，静卧不烦，四肢不温，痰涎壅盛，舌苔白腻，脉象沉滑或缓。

【治疗原则】辛温开窍，除痰熄风。

【方药】苏合香丸1粒灌服或鼻饲以开窍，并用涤痰汤加减（制天南星、半夏、陈皮、茯苓、枳实、地龙、钩藤、石菖蒲、郁金）。若见戴阳证，乃属病情恶化，宜急进参附汤、白通加猪胆汁汤（鼻饲），以扶元气，敛浮阳。

3. 脱证

"脱"，指正气虚脱，五脏之气衰弱欲绝，故见目合口张，鼻鼾息微，手撒遗尿等。除上述见症外，还可见汗多不止，四肢冰冷等阴阳离决之象。

【症状特征】突然昏倒，不省人事，目合口张，鼻鼾息微，手撒肢冷，汗多，大小便自遗，肢体瘫软，舌痿，脉微欲绝。

【治疗原则】回阳固脱。

【方药】选用参附汤（人参或党参、附子）急煎灌服或鼻饲。汗出不止者可加黄芪、龙骨、牡蛎、山茱萸、五味子以敛汗固脱。阳气回复后，如患者又见面赤足冷，虚烦不安，脉极弱或突然脉大无根，是由于真阴亏损，阳无所附而出现虚阳上浮欲脱之证，可用地黄饮子（熟地黄、麦门冬、五味子、山萸肉、官桂、附子、巴戟天、肉苁蓉、石菖蒲、远志、茯苓、石斛）加减，滋养真阴，温补肾阳以固脱。

（三）后遗症

中风后，出现半身不遂，偏身麻木，言语不利，口眼㖞斜等，或渐而痴呆，或神志失常，或抽搐发作，此属中风后遗症。这里只谈半身不遂和言语不利的辨证。

1. 半身不遂型

风痰流窜经络，血脉痹阻，经隧不通，气不能行，血不能濡，故肢体废而不用成半身不遂。凡患侧肢体强痉屈伸不利者，多为阴血亏虚，筋失柔养，风阳内动；瘫软无力，多为血不养筋，中气不足；偏身麻木系气血涩滞；舌质暗或有瘀斑是血瘀阻络之象；苔腻为痰湿较重的表现，脉象弦滑是风痰阻滞之征，而多见于患侧肢体强痉者；脉象滑缓无力是气血虚弱或内蕴痰湿所致，多见于患侧瘫软无力者。

【症状特征】一侧肢体不能自主活动；有的偏身麻木，重则感觉完全丧失；有的肢体强痉而屈伸不利；有的肢体瘫软。舌质正常或紫暗或有瘀斑，舌苔较腻，脉多弦滑，或滑缓无力。

【治疗原则】益气活血。

【方药】常选补阳还五汤加减（黄芪、当归尾、川芎、桃仁、地龙、赤芍、红花）。兼有言语不利加石菖蒲、远志化痰开窍；兼有心悸而心阳不足者加桂枝、炙甘草。若以患侧下肢瘫软无力突出者，可选加补肝肾之品，如桑寄生、川断、牛膝、地黄、山萸肉、肉苁蓉等药。

2. 言语不利型

本证又名中风不语。言语不清、舌謇不语是风痰、血瘀阻滞舌本脉络。如兼有意识障碍，时昏时清，喜忘喜笑者，为风痰蒙心之证；如意识清楚，唯有唇缓流涎，舌强笨拙，语言謇涩，舌苔腻，舌体胖，脉滑缓者，为湿痰、风邪伤脾之征。

【症状特征】舌欠灵活，言语不清，或舌瘖不语，舌形多歪偏，舌苔或薄或腻，脉象多滑。本证或单独出现，或与半身不遂同见，或兼有神志障碍。

【治疗原则】祛风、除痰、开窍。

【方药】常选解语丹加减（白附子、石菖蒲、远志、天麻、羌活、胆南星、木香、甘草）。按《医学心悟》将中风不语分属于心、脾、肾三经。如病邪偏在脾者可加半夏、陈皮等。如病邪偏在心者可加珍珠母、琥珀；如偏在肾者可用地黄饮子加减。

五、中风的食疗药膳

（一）正气欲脱

【症状特征】目合口开，声嘶气促，舌短面青，自汗，手足逆冷，大小便自遗，舌质淡，脉沉细弱。

【治疗原则】滋阴、益气、固脱。

1. 独参汤

【配方】红参 15 克。

【制法】煎服。

【服法】代茶饮。

2. 人参汤

【配方】人参、橘皮各 10 克，苏叶 15 克，白糖 150 克。

【制法】煎水。

【服法】代茶饮。

3. 五味子汤

【配方】五味子 10 克，紫苏叶 18 克，人参 12 克，白糖 100 克。

【制法】加水 3 升，煎至 1.5 升，即可。

【服法】滤去渣，每日分 3 次饮汤。

4. 牡蛎麦麸散

【配方】牡蛎粉、麦麸。

【制法】牡蛎粉、麦麸等份混合。

【服法】每日 2 次，每次服 3 克。

5. 炖人参汤

【配方】高丽参 9 克，西洋参 6 克，猪瘦肉 50 克。

【制法】先将高丽参和西洋参切成薄片，与洗净的猪瘦肉一起放进炖盅内，加进 100 毫升冷开水，隔水用中火炖 2 小时即可。

【服法】温服。

（二）痰热内结

【症状特征】昏厥已苏，声出口开，喉有痰鸣，语言謇涩，舌强苔腻，脉沉滑无力。

【治疗原则】泻热涤痰。

1. 贝母粥

【配方】贝母粉 15 克，粳米 50 克，冰糖适量。

【制法】将粳米、冰糖如常法煮粥，煮至半开汤未稠时，加入贝母粉，改用文火稍煮片刻，视粥稠时停火。

【服法】每日早、晚温服。

2. 冬瓜子饮

【配方】冬瓜子 30 克，红糖适量。

【制法】捣烂，开水冲服。

【服法】代茶饮。

3. 萝卜汁粥

【配方】鲜萝卜 500 克，大米 100 克。

【制法】先将萝卜削去外皮，切粒，放榨汁机内榨取鲜汁，备用。大米洗净加水煮粥，然后加入 100 毫升鲜萝卜汁，拌匀。

【服法】每日分 2 ~ 3 次食用。

（三）肝火炽盛

【症状特征】昏厥已过，声出口开，气粗息高，躁扰不宁，兼有头涨耳鸣，巅顶作痛，舌边尖红。脉弦数。

【治疗原则】清肝泻火。

1. 猪胆绿豆粉

【配方】猪胆汁 120 克，绿豆粉 80 克。

【制法】拌匀晾干研末。

【服法】每服 6 克，每日 2 次。

2. 芹菜粥

【配方】新鲜芹菜 60 克（切碎），粳米 100 克。

【制法】二味放入砂锅内，加水如常法煮粥。

【服法】每日早、晚温热服食。应现煮现吃，不宜久放。

3. 刀豆茶

【配方】刀豆根 30 克，加红茶 3 克。

【制法】水煎服。

【服法】代茶饮。

4. 干菊花粥

【配方】干菊花瓣 15 克，大米 50 克。

【制法】将干菊花瓣放进打粉机内打成粉末备用。大米洗净用瓦锅煮粥，待粥将成时，放入菊花末再煮 1~2 分钟便可。

【服法】每日分 2 次服食。

5. 桃仁饮

【配方】桃仁 10 克，决明子 30 克，鲜香芹 250 克，白蜜适量。

【制法】先将香芹洗净，用榨汁机榨取鲜汁 30 毫升备用。桃仁和决明子均打碎，放入砂锅内加清水煎药汁，煎好后加入鲜香芹汁和白蜜拌匀，饮服。

【服法】每日 1 次。

（四）肾虚络阻

【症状特征】舌短不语，偏瘫，舌淡红，脉细弱。

【治疗原则】益肾通络。

1. 枸杞麦门冬饮

【配方】枸杞子、麦门冬各 15 克。

【制法】煎水。

【服法】代茶饮之。

2. 天门冬粥

【配方】天门冬 30 克，白米 50 克。

【制法】二味煮粥食用。

【服法】每日早、晚空腹食用。

3. 地黄粥

【配方】生地黄汁 100 毫升，粳米 100 克。

【制法】先将粳米煮熟，粥成入生地黄汁，搅匀食用。

【服法】每日早、晚空腹食用。

4. 枸杞归芪大枣瘦肉汤

【配方】枸杞子 15 克，当归 10 克，黄芪 30 克，大枣 10 枚，猪瘦肉 100

克，盐适量。

【制法】将以上各味共炖汤，加食盐适量调味，食肉喝汤。

【服法】随量食用。

六、中风后遗症的食疗药膳

1. 三味粟米粥

【配方】荆芥穗、薄荷叶各 50 克，豆豉、粟米（色白者佳）各 150 克。

【制法】前三味水煎取汁，去渣后入粟米，酌加清水共煨粥。

【服法】每日 1 次，空腹服。

【功效】适用于中风后言语謇涩、精神昏愦者。

2. 羊脂葱白粥

【配方】葱白、姜汁、花椒、淡豆豉、粳米各 10 克，羊脂油适量。

【制法】加水共煨粥。

【服法】每日 1 次，连服 10 日。

【功效】用于预防偏瘫。

3. 大枣粳米粥

【配方】以黄芪、生姜各 15 克，桂枝、白芍各 10 克，粳米 100 克，红枣 4 枚。

【制法】前四味加水浓煎取汁，去渣。取粳米，红枣加水煨粥。粥成后倒入药汁，调匀即可。

【服法】每日 1 次。

【功效】益气通脉，温经和血。用治中风后遗症。

4. 豆淋酒

【配方】小黑豆适量，黄酒 50 毫升。

【制法】小黑豆炒焦，冲入热黄酒调匀即可。

【服法】趁热服。服后温覆取微汗。

【功效】用治中风后遗症以及产后中风、四肢麻木等。

5. 蚯蚓散

【配方】活蚯蚓 60 克。

【制法】蚯蚓置新瓦上，文火焙干研末后装入胶囊。

【服法】每日服 2 次，每服 2 粒。

【功效】适用于脑血栓形成、脑梗塞、偏瘫者。

6. 羊肚山药汤

【配方】羊肚 1 具，山药 200 克。

【制法】羊肚去筋膜后洗净切片，加水煮烂后下入鲜山药，煮至汤汁浓稠即可。

【服法】代粥服。

【功效】适用于中风后体质虚弱者。

7. 乌鸡汤

【配方】乌骨母鸡 1 只，黄酒适量。

【制法】鸡去毛及肠杂，洗净切块后加入清水、黄酒等量，文火煨炖至骨酥肉烂时即成。食肉饮汤。

【服法】数日食毕。

【功效】适用于中风后言语謇涩、行走不便者。高血压患者需同服降压药，密切观察血压变化。

8. 黑豆汤

【配方】大粒黑豆 500 克。

【制法】黑豆加水入砂锅中煮至汤汁浓稠即成。

【服法】每日 3 次，每服 15 毫升，含服缓咽。

【功效】适用于言语謇涩者。

9. 四味粳米粥

【配方】天麻（以布包好）9 克，枸杞子 15 克，红枣 7 枚，人参 3 克，粳米 50 ~ 100 克。

【制法】前四味药加水烧沸后用文火煎煮约 20 分钟。去天麻、枣核，下入粳米共煨粥。

【服法】每日 2 次服食。

【功效】用治中风后偏瘫伴高血压者。

10. 栗子桂圆粥

【配方】栗子（去壳用肉）10 个，桂圆肉 15 克，粳米 50 克。

【制法】先将栗子切成碎块，与粳米同煮成粥，将熟时放桂圆肉。

【服法】可作早餐，或不拘时食用。

【功效】补肾、强筋、通脉。可辅治中风后遗症。

11. 枸杞羊肾粥

【配方】枸杞子 30 克，羊肾 1 个，羊肉、粳米各 50 克，葱、五香粉各适量。

【制法】将羊肾、羊肉片与枸杞子并入作料先煮 20 分钟，放入粳米熬成粥即可。

【服法】作早餐食用。

【功效】益气、补虚、通脉。可辅治中风后遗症。

12. 荆芥粟米粥

【配方】荆芥穗、薄荷叶各 50 克，豆豉、粟米各 150 克。

【制法】先煮荆芥穗、薄荷叶、豆豉 20 分钟，去渣取汁备用。再将粟米加入药汁内，加适量清水，煮成粥即可。

【服法】每日 1 次，空腹食。

【功效】益肾祛风。可辅治中风之言语謇涩、精神昏愦、口眼㖞斜等。

13. 黄芪炖蛇肉

【配方】黄芪 60 克，蛇肉 200 克，生姜 3 片，油、盐各适量。

【制法】将蛇肉洗净，与黄芪、生姜共炖汤，加香油、盐调味即可。

【服法】佐餐饮汤食肉。

【功效】益气通络。适用于气虚血瘀、脉络闭阻、口眼㖞斜、口角流涎、语言不利、半身不遂、肢体麻木等。

第三节　口僻

一、什么是口僻

口僻多由风邪入面部，痰浊阻滞经络所致。以突发面部麻木，口眼㖞斜为主要表现的痿病类疾病。本病相当于西医学所说的面神经麻痹。口僻俗称"吊线风"，其主要症状表现为口眼㖞斜，历代医家多将其归八风门中。

二、口僻的症状体征

其表现为一侧鼻唇沟变浅，口角歪向另一侧，口歪重的则口角流涎，咀嚼时食物滞留在患侧齿颊之间；又因面瘫口歪，说话则吐字不清。以突发面部麻木，口眼㖞斜为主要表现。

三、《黄帝内经》对口僻的论述

口僻之名出《灵枢·经筋》："其病足中指支胫转筋，脚跳坚，伏兔转筋，髀前肿，㿉疝，腹筋急，引缺盆及颊，卒口僻；急者，目不合，热则筋纵，目不开。颊筋有寒，则急，引颊移口，有热则筋弛纵缓，不胜收，故僻。治之以马膏，膏其急者；以白酒和桂，以涂其缓者，以桑钩钩之，即以生桑炭置之坎中，高下以坐等。以膏熨急颊，且饮美酒，啖美炙肉，不饮酒者，自强也，为之三拊而已。治在燔针劫刺，以知为数，以痛为腧，名曰季春痹也。"可见《黄帝内经》对本病已经有了很明确的认识，口角㖞斜是因为面颊的筋受热而失去弹性，不能自然伸缩导致的，而且给出了明确的治疗药物、食物疗法和针灸方法。

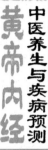

四、现代中医临床的辨证施治

若兼有恶风寒发热、肢体拘紧、肌肉关节酸痛、脉浮者，是风邪侵入，正邪相争所出现的表证。其中应当仔细分辨有无汗出，如气虚卫表不固则自汗出，多兼恶风发热，舌苔薄白而脉象浮缓；如因内热蒸表汗出者，舌苔可见薄黄，脉象浮数或细弦；如表实无汗当兼恶寒发热，肢体拘紧、酸痛、脉浮紧。无论表虚表实诸症都可兼有耳下压痛，此属脉络阻痹，气血循行不畅所致。

【症状特征】突然口眼㖞斜，可伴有恶风寒，发热，汗出或无汗，肢体拘紧，肌肉关节酸痛，耳下有压痛等兼证。舌苔薄白，或薄黄，脉浮数、浮缓或浮紧，也有见细弦脉者。

【治疗原则】祛风通络，养血和营。

【方药】选用牵正散（全蝎、僵蚕、白附子）。急性期可用汤剂，并可在原方基础上加羌活、防风、当归、赤芍、香附等。用羌活、防风加强散风祛邪之力；当归、赤芍养血活络，乃治风先治血，血行风自灭之意。本方对表实属风寒入中较宜。如因表虚自汗者，可去羌活，加入桂枝、黄芪；如内热蒸表汗出，舌苔薄黄者去羌活，加入夏枯草、黄芩、菊花。若经治两个月以上未能恢复者，多有痰浊瘀血阻滞脉络，可去防风、羌活，加入水蛭、鬼箭羽、穿山甲以逐瘀血，再加白芥子、猪牙皂、制南星以涤除经络顽痰。有病久口眼㖞斜而面肌颤动者，可去羌活、防风、白附子；加入天麻、钩藤、生石决明、白芍、木瓜以平肝熄风，和血舒筋。

五、口僻的食疗药膳

1. 防风粥

【配方】防风 10～15 克，葱白适量，粳米 30～60 克。

【制法】前两味水煎取汁，去渣，粳米煮粥，待粥将熟时加入药汁，煮成稀粥，温服。

【服法】每日 2 次服食。

【功效】可祛风解表散寒，适用于风寒袭络引起的面瘫，肌体肌肉酸楚等。

2. 薄荷糖

【配方】薄荷粉 30 克，白糖 500 克。

【制法】将白糖放入锅内，加水少许，文火炼稠，后加入薄荷粉，调匀，再继续炼于不粘手时，即成。

【服法】适量含服。

【功效】本方具有疏风清热，辛凉解表的功效。对于突然口眼㖞斜，眼睑闭合不全，咽干微渴等有效。

3. 川芎白芷水炖鱼头

【配方】川芎、白芷各 3～9 克，鳙鱼头 500 克，葱、胡椒、姜、盐各适量。

【制法】上料武火烧沸，再以文火炖半小时。

【服法】每日早、晚食鱼喝汤。

【功效】祛风散寒，活血通络。适用于外感风邪引起的面瘫。

4. 姜糖苏叶饮

【配方】紫苏叶 3～6 克，生姜 3 克，红糖 15 克。

【制法】上料以沸水浸泡 5～10 分钟。

【服法】代茶饮。

【功效】具有疏风、散寒、解表的功效。适用于外感风邪引起的诸症。

5. 大枣粥

【配方】大枣 30 克，粳米 100 克，冰糖适量。

【制法】共煮至熟烂成粥，即可。

【服法】每日早、晚空腹食用。

【功效】补气养血。适用于气虚弱之口眼㖞斜，气短乏力者。

6. 参枸莲蓉汤

【配方】白人参、枸杞子、葡萄干、莲子肉、山药各 2 克，肉莲蓉、火麻仁各 12 克，橘红 3 克，大枣、胡桃肉各 2 枚。

【制法】共煎汤取药汁服。

【服法】每日分 2 ~ 3 次服完。

【功效】补中益气，兼滋养肝肾之阴的功效。

7. 生地蝎子汤

【配方】生地黄 20 克，枸杞子 10 克，全蝎 3 ~ 5 只，天麻 10 克，猪肉 100 克，陈皮、生姜各适量。

【制法】上料共同煲汤。

【服法】每日分 2 次服。

【功效】滋养阴血，祛风通络。适合中期和恢复期患者，尤其是素来肝肾阴虚，伴头晕耳鸣肢麻，外风、内风兼见者饮用。孕妇慎用。

第四节　黄疸

一、什么是黄疸

黄疸是感受湿热疫毒，肝胆气机受阻碍，疏泄失常，胆汁外溢所致以目黄、身黄、尿黄为主要表现的常见的肝胆病证。黄疸在古代亦称"黄瘅"，"疸"与"瘅"通。

中医所说的黄疸与西医论述的黄疸含义相同，都是指出现巩膜及全身黄染的一类疾病。大致可以包括西医的肝细胞性黄疸、阻塞性黄疸、溶血性黄疸。另外，病毒性肝炎、肝硬化、胆石症、胆囊炎、钩端螺旋体病及败血症等，如出现黄疸见症，也可参照本病防治。

二、黄疸的症状体征

黄疸病男女老少均可发生，但以青壮年患者较多。一般在患病初期，黄疸并不出现，而是以畏寒发热，食欲不振，四肢无力等类似感冒的症状表现为先驱，三五日以后，才逐渐出现黄疸。因此，作为早期预防，对这些临床表现，应有足够的认识和估计。

黄疸病典型表现为：目黄、身黄、小便黄赤。其中目白睛发黄是最早出现而最晚消失的表证。

三、《黄帝内经》对黄疸的论述

黄疸之名，首见于《素问·平人气象论》："溺黄赤，安卧者，黄疸；……目黄者曰黄疸。"《素问·六元正纪大论》说："溽暑湿热相薄，争于左之上，民病黄瘅而为胕肿。"最先提出炎暑湿热之邪作为黄疸的病因。同时，《素问·玉机真脏论》还阐述了外邪侵入人体，经过脏腑传变而发为黄疸的机理，谓外邪入侵如不及时治疗，则"病人含于肺……弗治，肺即传而行之肝……弗治，肝传之脾，病名曰脾风，发瘅，腹中热，烦心，出黄"。《灵枢·论疾诊尺》较详细地描述了黄疸病的临床表现"面色微黄，齿垢黄，爪甲上黄，黄疸也，安卧，小便黄赤，脉小而涩者，不嗜食"。《灵枢·经脉》还提道："脾所生病者……溏，瘕泄，水闭，黄疸……肾所生病者……黄疸肠癖。"说明黄疸的形成，虽主要是湿热捆搏而致，但与脾肾亦有关系。

四、现代中医临床的辨证施治

（一）热重于湿型

热重于湿的证候主要涉及阳明胃，并使肝胆失于疏泄，以致胆汁不循常道，随血外溢于肌肤，发为黄疸。因热为阳邪，热重于湿，故身目色黄鲜明；热邪内盛，灼伤津液，故身热口渴；湿热蕴结中焦，运化失常，故饮食减退；胃失和降，浊气上犯，则心烦欲呕；胃腑热盛，腑气不通，故脘腹满胀，大便秘结；湿热下注，邪扰膀胱，气化失利，故小便短赤。

【症状特征】身目黄色鲜明，发热口渴，心烦欲呕，脘腹满胀，饮食减退，小便短赤，大便秘结，苔黄腻或黄糙，舌质红，脉弦数或滑数。

【治疗原则】清热化湿，解毒散结。

【方药】茵陈蒿汤加味（茵陈蒿、栀子、大黄、黄芩、金钱草、蒲公英、板蓝根、赤芍、虎杖、滑石、车前草），若恶心呕吐明显者，加竹茹、黄连以清热止呕；腹胀甚者加厚朴、枳实以行气化湿消滞；皮肤瘙痒者加苦参、白鲜皮以燥湿清热止痒。如药后大便不溏，可加重大黄用量，有助于黄疸的消退。

（二）湿重于热型

该型主要由于湿遏热扶，肝失疏泄，胆液不循常道，溢于肌肤而发黄疸。因湿为阴邪，湿重于热，故身目色黄而不鲜；湿甚于内，热被湿遏，不能外透，故身热不扬；湿困中宫，浊邪不化，脾胃运化功能减退，故胸脘痞满，食欲减退，湿热夹滞，阻于肠道并见大便稀而不爽等。

【症状特征】身目色黄而不光亮，身热不扬，头重身困，胸脘痞满，食欲减退，口渴不多饮，便稀不爽，小便短黄，苔厚腻或黄白相兼，脉濡缓或弦滑。

【治疗原则】利湿化浊，清热退黄。

【方药】茵陈五苓散加减（茵陈蒿、白术、厚朴、薏苡仁、茯苓、猪苓、泽泻、藿香、佩兰、黄芩、车前子）。若恶心厌油腻重者加竹茹、法半夏以清热燥湿，和胃止呕；纳呆食少者加砂仁、白蔻仁、谷芽、麦芽以芳香宣中、化湿醒脾以开胃；便溏甚者去泽泻加木香、黄连、苍术以清热燥湿行气，调节肠胃。

（三）胆热瘀结型

热邪瘀结胆腑，胆失通降，不通则痛，故胁痛；胆汁凶其壅滞而不循常道，泛溢于肌肤，发为黄疸。胆热炽盛，故高热、烦躁、口苦、口干；胆胃不和，故恶心、呕吐、纳呆；腑气不通，故腹满、便秘。

【症状特征】黄疸胁痛，高热烦躁，口苦口干，胃纳呆滞，恶心呕吐，腹部满胀，大便秘结，小便短赤，苔黄糙，脉弦滑数。

【治疗原则】清肝利胆，化湿退黄。

【方药】清胆汤化裁（金银花、连翘、蒲公英、黄芩、柴胡、大黄、玄明粉、枳实、丹参）。酌加茵陈、金钱草、海金沙；若胁痛加川楝子、延胡索疏肝行气，开郁通络。

（四）阴黄

阴黄由寒湿所致，起病缓，病程长，黄色晦暗如烟熏，脘闷腹胀，畏寒神疲，口淡不渴，舌淡白，苔白腻，脉濡缓或沉迟，一般病情缠绵，不易速愈。

1. 寒湿阻遏型

湿从寒化主要涉及太阴脾。由于寒湿内阻，阳气不宣，土壅木郁，阻滞胆汁排泄，溢于肌肤而发为黄疸。寒湿均为阴邪，故身目黄色而晦暗；寒湿困脾，运化失调，故脘闷腹胀，食欲减退，大便溏薄；寒湿久留，阳气已虚，气血不足，故见神疲畏冷，四肢无力；苔白腻，质淡体胖，为阳虚湿浊不化之象；脉沉细而迟，为寒湿留于阴分之证。

【症状特征】黄色晦暗，脘闷腹胀，食欲减退，大便溏薄，神疲畏寒，苔白腻，质淡体胖，脉沉细而迟。

【治疗原则】健脾和胃，温化寒湿。

【方药】茵陈术附汤加味（茵陈蒿、白术、制附子、干姜、茯苓、猪苓、薏苡仁、泽泻）。若湿阻气滞，腹胀较甚者，加大腹皮、木香以行气宽中化湿；皮肤瘙痒者，加秦艽、地肤子以燥湿止痒；黄疸消退缓慢者，加丹参、泽兰、虎杖、赤芍以增强活血解毒，达利湿退黄之目的。

2. 肝郁血瘀型

黄疸日久，由气郁而血瘀，瘀血留着，结于胁下，渐成痞块，使络道滞塞，则见赤纹丝缕等；胆汁受阻，而发为黄疸。肝郁血瘀之证多为其他黄疸病日久失治演变而来，且多虚实夹杂，有偏热者，亦有偏寒者，当根据脉证加以辨别。

【症状特征】身目发黄而晦暗，面色黧黑，胁下有痞块胀痛，皮肤可见赤纹丝缕，舌质紫或有瘀斑，脉弦涩或细涩。

【治疗原则】活血通瘀，疏肝退黄。

【方药】鳖甲煎丸（鳖甲、黄芩、柴胡、鼠妇、干姜、大黄、芍药、桂枝、葶苈子、石韦、厚朴、牡丹皮、瞿麦、紫葳、半夏、人参、阿胶、蜂窠、赤硝、桃仁等）。因肝郁血瘀常为虚寒、寒热错杂之证，故本方较为适合。

如脘腹胀痛，纳呆神倦，食少便溏，脉细弱者，为肝郁脾虚证，当以理脾为主，而兼调肝，用六君子汤（人参、甘草、茯苓、白术、半夏、陈皮、生姜、大枣）加当归、芍药。

3. 脾虚血亏型

脾胃虚弱，气血不足，血败而不华色，不能营养于内外，故面目肌肤发黄，肌肤不泽，肢软乏力；血虚心失所养则心悸，气不足则气短；脾胃虚弱，运化无权则纳呆便溏。

【症状特征】面目及肌肤发黄，黄色较淡，小便黄，肢软乏力，心悸气短，纳呆便溏，舌淡苔薄，脉濡细。

【治疗原则】健脾温中，补养气血。

【方药】小建中汤加味（桂枝、白芍、甘草、大枣、生姜、饴糖）。若偏于气虚者加黄芪、党参；偏于血虚者加当归、地黄；阳虚而寒者，桂枝改用肉桂。

（五）急黄

急黄为湿热夹毒，郁而化火所致。急黄发病急骤，传变迅速，甚则内陷心包，病死率高，必须及时抢救治疗，故按病势发展过程，分为热毒炽盛及热毒内陷两个证候。

热毒炽盛，属于邪实而正气尚存，元气未脱，邪毒尚未深陷，清窍蒙而未闭，故应以祛邪解毒为主。用苦寒、泻火解毒的方药，必须中病即撤，不可多投。同时观其脉证，酌情取舍，必要时加用凉血养阴之品，以防耗血伤阴之弊。热毒内陷，为病势继续发展，疫热火毒，内攻心肝，迅速耗伤气阴，而呈现神昏谵语，正虚邪实，错综复杂的证候。在临床上又有痰热互结与痰湿蕴滞之辨。前者予以安宫牛黄丸、紫雪丹之类，清热解毒，开窍镇惊；后者用至宝丹、猴枣散之类，芳香开窍，清心涤痰。

1. 热毒炽盛型

热毒入侵，毒性猛烈，熏灼肝胆，则胆汁泛溢，而发为黄疸，且迅速加深；热毒内炽，灼津耗液，则高热烦渴，小便短少；热毒结于阳明，腑气不通，则大便秘结；胃失和降，则呕吐频作；热毒炎上，扰乱神明，故烦躁不安。

【症状特征】黄疸急起，迅即加深，高热烦渴，呕吐频作，脘腹满胀，疼痛拒按，大便秘结，小便短少，烦躁不安，苔黄糙，舌边尖红，扪之干，脉弦数或洪大。

【治疗原则】清热解毒，泻火退黄。

【方药】茵陈蒿汤、黄连解毒汤合五味消毒饮化裁。药用：茵陈蒿、黄芩、黄连、黄柏、栀子、大黄、金银花、野菊花、蒲公英、紫花地丁、紫背天葵。

2. 热毒内陷型

疫邪毒热，其势凶猛，传变迅速，故起病急骤；热毒鸱张，乘势内扰，逼胆汁外溢，故身黄如金；热毒耗灼阴津，热闭膀胱，气化无权，故高热尿闭；毒热侵入营血，迫血妄行，溢于肌肤则成斑疹，上逆则为吐衄，下行则为便血；热毒扰动肝风，轻则肢体颤动，重则狂乱或四肢抽搐；热毒内陷心包，扰乱神明，蒙蔽心窍，轻则神志恍惚、躁动不安，重则神昏谵语。苔秽浊为病毒侵袭之象；舌红绛为热毒内陷营血之征；脉弦细而数，为热毒内炽，阴精亏损的表现。

【症状特征】起病急骤，变化迅速，身黄如金，高热尿闭，衄血便血，皮下斑疹，或躁动不安，甚则狂乱、抽搐，或神情恍惚，甚则神昏谵语，舌苔秽浊、质红绛，脉弦细而数。

【治疗原则】清热解毒，凉血救阴。

【方药】犀角散（犀牛角、黄连、升麻、栀子、茵陈，可加生地黄、玄参、石斛）。若热毒动血，迫血妄行，而见吐衄发斑者，则用犀角地黄汤（犀角、生地黄、牡丹皮、赤芍）清热解毒，凉血化瘀治疗。

此外，还有黄疸迁延，久病转虚，气血不足，阴阳俱损，肝阴亏耗，时有虚风内动之势，复因伏于血分之湿毒热邪的鼓动，以致呈现意识昏蒙，抑郁烦躁，表情淡漠，视物不清，四肢发凉，蜷卧头伏，呕恶吐衄，为阳气势微，阴血欲竭之证，急以至宝丹加人参，以扶正固脱开窍为要。若因热毒扇动肝风，而见颤动、抽搐，则加羚羊角、钩藤、珍珠母清热凉肝熄风，兼有真阴耗伤者，则宜用三甲复脉汤。如热毒迫血妄行，见吐衄、便血、斑疹者，速投犀角地黄汤加侧柏叶、仙鹤草、地榆炭凉血止血。同时配合西药进行抢救。

黄疸消退缓慢，可配合针灸治疗，取胆俞、太冲、合谷、阳陵泉、内庭，用泻法。胁痛加肝俞、内关、足三里。失眠加神门、三阴交。

五、黄疸的食疗药膳

（一）阳黄

湿热蕴蒸，湿热交蒸，郁而发黄，症见身目黄色鲜明，发热口渴，心中懊恼，恶心呕吐，小便短少黄赤，大便秘结，或头身困重，胸腹痞满，舌红苔黄腻，脉濡数。

1. 茵陈粥

【配方】茵陈、粳米各60克，白糖适量。

【制法】先将茵陈洗净，加水适量，煎煮30分钟后去渣取汁，加入粳米，继续煎煮成粥，待粥将成时，加入白糖，稍煮一二沸离火。

【服法】待温服用。

【功效】寓补于治，治中兼补，加白糖同煮，既可矫味，也可保护肝脏。

2. 茵陈煮红枣

【配方】茵陈60克，红枣250克。

【制法】将茵陈、红枣洗净，共入锅内，加水适量，煎煮至枣肉熟烂即成。

【服法】食用枣肉，每日分2次。

【功效】健脾利湿，清热退黄。

3. 茅根猪肉汤

【配方】新鲜茅根150克，瘦猪肉250克，食盐、葱、生姜各适量。

【制法】先将茅根洗净，剪成小段，与猪肉共入锅内，加入食盐、葱、生姜和水适量，煎煮至肉熟烂即成。

【服法】吃猪肉喝汤，每日2次。

【功效】补肝益血。可治疗黄疸、谷疸、酒疸、女疸、劳疸及黄汗。此外，对湿热所致的鼻衄、尿血及水肿，也有一定治疗作用。

4. 醋浸雪梨

【配方】雪梨 2 个，米醋适量。

【制法】先将雪梨洗净，去果皮和核，切片，浸泡在米醋内 2 小时后取出。

【服法】随意食用。

【功效】清热生津，二者同用，可作为治疗黄疸的一种辅助疗法。

5. 田螺汤

【配方】大田螺 20 个，黄酒 50 毫升。

【制法】先将田螺养于清水中漂去泥，捶碎其壳，取肉，加入黄酒拌和，置锅内加水适量，炖至肉熟烂即可。

【服法】吃肉喝汤。

【功效】行气活血，利水退黄。

6. 玉米须赤小豆羹

【配方】玉米须 50 克，赤小豆 100 克。

【制法】将玉米须洗净，切碎，与淘洗干净的赤小豆一同放入沸水锅中，用大火煮沸，改用小火煮至赤小豆熟烂即可。

【服法】每日早、晚分食。

【功效】清热化湿，利胆退黄。

7. 马齿苋绿豆汤

【配方】马齿苋 250 克，绿豆、瘦猪肉各 100 克，蒜蓉 10 克，香油、精盐、味精各适量。

【制法】马齿苋除根，去老茎，洗净切成段。把绿豆淘洗后直接放入锅加适量水用小火煮约 15 分钟。再放入猪肉、马齿苋、蒜蓉煮至猪肉熟烂，放入香油、精盐、味精等调味即成。

【服法】每日早、晚分食。

【功效】清热化湿，利胆退黄。

8. 胆汁蜜糖丸

【配方】猪胆汁150克，冰糖250克，蜂蜜500克。

【制法】先用文火将冰糖溶化，再加入胆汁搅匀，并趁热加入淀粉，合蜂蜜制丸。

【服法】每丸10克，每日3次，每次1丸。

【功效】清热利湿。

9. 枣矾丸

【配方】大枣（去核）500克，皂矾（炒透研面）120克，白面适量。

【制法】将前两味共捣泥，做成丸如楝子大小。

【服法】每日3次，每次服1丸。

【功效】健脾、化湿、散寒。适用于身目俱黄，黄色晦暗，纳少，脘腹胀闷，神疲畏寒，舌淡胖、苔白腻，脉濡滑之黄疸。

（二）阴黄

1. 寒湿阻遏

寒邪伤阳，湿郁发黄，症见身黄暗晦，纳少脘闷，大便不实，神疲畏寒，舌淡苔腻，脉濡缓。

（1）泥鳅炖豆腐

【配方】泥鳅鱼500克，豆腐250克，食盐适量。

【制法】先将泥鳅去头尾及肠杂，洗净，加水适量，小火清炖至五成熟，加入豆腐和食盐，小火继续炖熟即可。

【服法】佐餐食用。

【功效】补中健脾，利水祛湿。本方对急性肝炎、迟延型和慢性肝炎均有治疗效果。

（2）黄花菜炖羊肉

【配方】羊肉250克，黄花菜30克，酱油、黄酒、葱、生姜各适量。

【制法】先将羊肉洗净切块，放入砂锅内，加水适量，炖至七成熟，加入黄花菜、酱油、黄酒、葱、生姜，继续炖至肉熟烂即可。

【服法】佐餐食用。

【功效】温阳补虚，利水退黄。

（3）茵陈平胃枣

【配方】茵陈、红枣各250克，平胃丸适量。

【制法】先将平胃丸研成细粉备用，另取茵陈洗净，加水适量，煎取浓汁，去渣待冷，加入红枣浸泡，待枣发透后去核，将平胃丸粉填入，隔水蒸熟即可。

【服法】随意服用。

【功效】温脾退黄。适用于脾虚夹有寒湿所致的黄疸晦暗，胃纳不振，舌苔白腻者。

（4）荔枝二黑红枣丸

【配方】荔枝（煮熟后去皮毛）15克，黑豆（煮熟）50克，黑矾15克，红枣（煮熟去核）20枚。

【制法】将上几味共捣烂为丸，每丸如黄豆大小。

【服法】每次服10丸，每日服3次。

【功效】利湿退黄。适用于纳少腹胀，神疲乏力，口淡略渴，大便不实，小便黄赤，舌苔腻者。

2. 脾胃虚弱

中虚不运，湿邪内阻；症见身黄，肌肤不泽，肢软乏力，心悸少眠，大便溏薄，舌淡苔薄，脉濡细。

乳煎秦艽

【配方】新鲜牛乳200毫升，秦艽30克。

【制法】将牛奶和秦艽共入锅内，小火煎煮至150毫升时离火，去渣。

【服法】稍温服用。

【功效】补虚损，益肺胃。

第八章 《黄帝内经》与肝胆病证治疗

中医养生与疾病预测

第五节　臌胀

一、什么是臌胀

臌胀是因腹部胀大如鼓而命名。以腹部胀大，皮色苍黄，甚则腹皮青筋暴露、四肢不肿或微肿为特征。多因酒食不节，情志所伤，感染血吸虫，劳欲过度，以及黄疸、积聚失治，使肝、脾、肾功能失调，气、血、水淤积于腹内而成。臌胀又称单腹胀。

此病主要见于西医的肝硬化腹水。另外，结核性腹膜炎、腹腔内肿瘤等疾病发生腹水而出现类似臌胀的证候亦可参考本篇辨证防治。

二、臌胀的症状体征

腹部胀大是臌胀病的主要特征，病人腹部突出，平卧时高出于胸部，坐位及走路时突出于身前，四肢不肿，反而更见消瘦，故称为单腹胀，或形象化比喻为蜘蛛胀。臌胀初起，以气胀为主，病人虽感腹胀，但按之尚柔软，叩之如鼓，仅在转侧时有振水声，臌胀后期，则腹水显著增多，腹部胀大绷急，按之坚满，并可出现脐心突出，青筋暴露，脉络瘀阻等症状。

另外，病人面色多属萎黄，巩膜或见黄疸，在面部或颈胸部皮肤出现红丝赤缕等，可作为诊断的参考。

三、《黄帝内经》对臌胀的论述

臌胀病名，最早见于《黄帝内经》，《灵枢·水胀》说："臌胀何如？岐伯曰：腹胀身皆大，大与肤胀等也。色苍黄，腹筋起，此其候也。"这段经文，较详细地描述了臌胀的特征。《素问·腹中论》说："有病心腹满，旦食则不能暮食，此为何病？岐伯对曰，名为臌胀。……治之以鸡矢醴，一剂知，二剂已。……其时有复发者何也？此饮食不节，故时有病也。"这段文字虽然简练，但对臌胀的病因病机、临床表现以及治疗方法等都作了介绍。

四、现代中医临床的辨证施治

（一）气滞湿阻型

肝胆不和，气滞湿阻，升降失司，浊气充塞，故腹大胀满，按之不坚；肝失条达，络气痹阻，则胁下痞胀疼痛；气滞于中，脾胃运化失职，故纳食减少；食后气滞加剧，故饭后胀甚；胃失和降，气机上逆，故嗳气；气壅湿阻，水道不利，故小便短少。气滞湿阻，枢机不利，传导失司，故大便不爽，屎气夹杂；苔白腻为湿阻之象；脉弦为肝失条达之征。

【症状特征】腹大胀满，胀而不坚，胁下痞胀或疼痛，纳食减少，食后胀甚，嗳气，小便短少，大便不爽，屎气夹杂，苔白腻，脉弦。

【治疗原则】疏肝理气，除湿消满。

【方药】柴胡疏肝散合平胃散加减（柴胡、苍术、陈皮、川芎、赤芍、枳壳、香附、甘草）。尿少者加车前子、泽泻以利小便；泛吐清水者加半夏、干姜和胃降逆散寒；腹胀甚者加木香、砂仁行气消胀。若单腹胀大，面色晦暗，尿黄而少，此气滞夹热，宜用排气饮加白茅根、车前草之类，以理气消胀、清热利水。

（二）寒湿凝聚型

寒湿停聚，阻滞中阳，水蓄不行，故腹大胀满，按之如囊裹水；寒水相搏，中阳不运，故胸腹胀闷；因属寒证，故得热稍舒；湿性重浊，寒湿上逆或内困经络，故头重身重；寒湿内阻，阳气不布，故怯寒；寒湿伤脾，兼伤肾阳，气不下行，水湿不得外泄，故肢肿尿少便溏；苔白腻而滑，脉濡缓或弦迟均为水湿内停及有寒之象。

【症状特征】腹大胀满，按之如囊裹水，胸腹胀满，得热稍舒，身重头

重，怯寒肢肿，小便短少，大便溏薄，苔白腻而滑，脉濡缓或弦迟。

【治疗原则】温阳散寒，化湿利水。

【方药】实脾饮加减（附子、干姜、草果、白术、甘草、大腹皮、茯苓、厚朴、广木香）。

（三）湿热蕴结型

湿热互结，水浊停聚，故腹大坚满，脘腹绷急，外坚内痛，拒按；湿热迫胆气上逆，故烦热口苦；湿热壅滞肝胆，胆液外溢于肌肤，故见面、目色黄；湿热内结阳明，腑气不通，故大便秘结；湿热下行，气机不利，故小便赤涩；苔黄腻或兼灰黑，舌边尖红，脉弦数，乃湿热壅盛之征。

【症状特征】腹大坚满，拒按，脘腹绷急，外坚内痛，烦热口苦，小便赤涩，大便秘结，舌边尖红，苔黄腻或兼灰黑，脉弦数，或见面、目色黄。

【治疗原则】清热利湿，攻下逐水。

【方药】清热利湿宜用中满分消丸加减（厚朴、枳实、黄芩、黄连、知母、半复、人参、甘草、陈皮、茯苓、泽泻、砂仁、干姜、姜黄、白术）。

若水湿困重，暂用舟车丸（甘遂；芫花、大戟、大黄、牵牛子、广木香、青皮、陈皮、轻粉、槟榔）攻下逐水，得泻即止。若面目俱黄，可合茵陈蒿汤（茵陈、栀子、大黄），清化湿热，导热下行。病势突变，骤然大量吐血、下血，为热迫血溢，证情危重，可用犀角地黄汤（犀牛角、干地黄、白芍、牡丹皮）加减，凉血止血。又有湿热蒙闭心包，神昏谵语，亦属危候，可用安宫牛黄丸或至宝丹，以清热开窍。

（四）肝脾血瘀型

瘀血阻于肝脾脉络之中，隧道不通，致水气内聚而腹大坚满，按之不陷而硬，胁腹攻痛，青筋怒张；瘀热不从下泻，病邪日深，肝肾同病，则面色黑暗；瘀血阻滞孙络，则头面颈胸可见红点赤缕；血伤阴络而外溢，则大便色黑；唇色紫褐，舌紫暗或瘀斑，脉见细涩乃属血瘀之征，失血则见芤脉。

【症状特征】腹大坚满，按之不陷而硬，青筋怒张，胁腹攻痛，面色暗黑，头颈胸部红点赤缕，唇色紫褐，大便色黑，舌紫暗或瘀斑，脉细涩或芤。

【治疗原则】活血化瘀，行气利水。

【方药】化瘀汤加减（当归、赤芍、牡丹皮、桃仁、红花、丹参、穿山甲、白术、泽泻、青皮、牡蛎）。

如胀满过甚，体质尚好，能胜任攻逐者，可暂用十枣汤（大戟、芫花、甘遂、大枣）等逐水剂，以导水下行。但须时时注意脾胃之气，不可攻伐太过。未尽之水邪，宜缓缓消之，或攻补兼施，不能强求速效。如病情恶化，由实转虚，可按虚胀论治。

（五）脾虚水困型

脾居中焦，为运化水湿之枢机，脾虚运化失职，转输失灵，水湿不能泄利，故腹部胀满；水湿内困，水走肠间故肠鸣；升降失常，清浊不分则便溏；脾虚气血不足，血不荣则面色萎黄；阳气不足，形体失于充养，则少气懒言，神疲乏力，四肢无力；苔薄腻为水湿内停之象；舌质淡，体胖有齿印，脉沉弱为脾气虚弱之征。

【症状特征】腹部胀满，肠鸣便溏，面色萎黄，神疲乏力，四肢无力，少气懒言，舌苔薄腻，舌质淡胖有齿痕，脉沉弱。

【治疗原则】补脾益气，化湿利水。

【方药】加味异功散（党参、白术、茯苓、薏苡仁、白芍、橘红、广木香、沉香）。

若脾虚夹滞，胸膈满胀，胁肋隐痛，宜用调中健脾丸，以补脾调中，行气消胀。

（六）脾肾阳虚型

脾肾阳气亏虚、寒水停聚，故腹胀满，入夜尤甚；脾阳虚不能运化水谷，故脘闷纳呆；肾阳虚气化不及则小便短少，不能温运四末则怯寒肢冷；阳虚水湿下注，则下肢浮肿；舌质淡胖有齿痕，脉沉细，或弦大重按无力，均属脾肾阳虚之象。

【症状特征】腹部胀满，入暮较甚，脘闷纳呆，神疲怯寒，肢冷浮肿，小便短少，面色萎黄或萎白，舌质淡、体胖嫩有齿痕，脉沉细或弦大重按无力。

【治疗原则】健脾温肾、化气行水。

【方药】附子理中汤合五苓散化裁。药用党参、白术、干姜、甘草、肉桂、附子、茯苓、泽泻、猪苓。

如下肢浮肿，小便短少者，可加服济生肾气丸（干地黄、山药、山茱萸、泽泻、茯苓、牡丹皮、桂枝、附子、牛膝、车前子），以滋肾助阳，加强利水之功。

（七）肝肾阴虚型

病久不愈，肝脾两伤，进而伤肾，以致水气停留不化，瘀血不行，故腹大坚满，甚则青筋暴露；气血亏耗，不能荣养肌肤，故形体消瘦；气血不能上荣，反瘀阻不行，故面黑唇紫；阴津不能上承，故口燥；阴虚内热，则心烦掌心热；阴虚火旺，血热妄行，故齿鼻出血；肾与膀胱气化不利，故小便短赤。舌质红绛少津，脉弦细而数，为肝肾阴亏，热扰营血之象。

【症状特征】腹大坚满，甚则青筋暴露，形体消瘦，面色黧黑，唇紫口燥，心烦掌心热，齿鼻有时衄血，小便短赤，舌质红绛少津，脉弦细数。

【治疗原则】滋养肝肾，凉血化瘀。

【方药】一贯煎（沙参、麦门冬、生地黄、枸杞子、当归、川楝子）合消瘀汤（鳖甲、牡蛎、人参、柴胡、青皮、枳壳、莪术、三棱、鸡内金、茯苓、赤芍）加减。

若内热口干、舌绛少津，可加玄参、麦门冬、石斛以养阴清热；午后潮热，加柴胡、地骨皮以退热除蒸；小便短赤，加猪苓、白茅根、通草以养阴利水；若齿、鼻衄血，可加犀牛角、茜草炭、牡丹皮、仙鹤草之类，凉血止血；若阴枯阳浮，可加龟板、生鳖甲、生龙骨、生牡蛎之类育阴潜阳；若见神昏谵语，急用紫雪丹、安宫牛黄丸以清营解毒，凉血开窍；若气微血脱，汗出肢厥，脉细欲绝，急用独参汤以扶元救脱。

五、臌胀的食疗药膳

1. 枫杨茶

【配方】枫杨树叶 30～60 克，绿茶适量。

【制法】上药以沸水冲泡 15 分钟。

【服法】不拘时代茶饮。

【功效】利湿消肿，杀虫解毒。

2. 茯苓赤小豆薏苡仁粥

【配方】白茯苓粉 20 克，赤小豆 50 克，薏苡仁 100 克，白糖适量。

【制法】赤小豆、薏苡仁共煮粥，至粥成后，加茯苓粉稍煮片刻，加白糖调味。

【服法】每日数次，可随意食之。

【功效】健脾祛湿。

3. 赤小豆冬瓜鲤鱼汤

【配方】鲤鱼 1 条（250～300 克），冬瓜 250 克，赤小豆 60 克。

【制法】鲤鱼去鳞和内脏后，加冬瓜、赤小豆和适量水共煮成汤。

【服法】分次食用，以利于消肿。

【功效】健脾和胃，利水消肿功效增强。

4. 黄芪茯苓粥

【配方】黄芪 20 克，茯苓 30 克，粳米 100 克，白糖或红糖适量。

【制法】加适量水共煮粥，热时加白糖或红糖少量调匀即可。

【服法】每日早晨空腹，温热食用。

【功效】补脾和中、利水消肿。

5. 艾叶鹌鹑蛋

【配方】艾叶 10 克，鹌鹑蛋 2 个。

【制法】艾叶与鹌鹑蛋同放锅内，加清水 400 毫升煮至蛋熟。

【服法】去汤吃蛋，每日 1 次，5～7 日为 1 个疗程。

【功效】温阳散寒，益气补虚。

6. 清蒸田鸡

【配方】田鸡 250 克，葱白、姜块各 3 克，米酒、精盐、味精各少许。

【制法】将田鸡剥皮去内脏，放入碗内，加适量水，放入米酒、葱姜、精盐，用大火蒸至烂熟。

黄帝内经

【服法】饮汤食用。

【功效】补虚强壮，利水消肿。

7. 黄芪薏苡仁鸭子汤

【配方】鲜鸭肉 500 克，黄芪 100 克（布包），薏苡仁 100 克。

【制法】上料一起加水煮至肉烂，不放盐及其他调味品服用。

【服法】每日 2 次，每次 250 毫升左右，连用 10 ~ 14 日。

【功效】利尿消肿。

8. 大蒜蒸西瓜

【配方】大蒜 60 ~ 90 克，西瓜 1 个（1.5 ~ 2 千克）。

【制法】先用尖刀在西瓜皮上挖一个三角形的孔洞，大蒜去皮纳入西瓜内，再用挖去的瓜皮塞堵洞口，将其洞口向上隔水蒸熟。

【服法】吃蒜和瓜瓤，趁热服下。

【功效】大蒜有抗菌、消炎作用，西瓜有清热解暑、除烦止渴、利小便功能。民间常用以治疗水肿，对肝硬化腹水、急性或慢性肾炎水肿，有利水消肿功效。

9. 商陆粥

【配方】商陆 5 ~ 10 克，粳米 50 ~ 100 克。

【制法】先将商陆用水煎汁，去渣，然后加入粳米煮粥。

【服法】每日 1 次或隔日 1 次。

【功效】营养胃气，保护肠胃，补益身体，扶正利水。

10. 赤小豆冬瓜鲤鱼汤

【配方】去鳞及内脏鲜鲤鱼 1 条（约 500 克），赤小豆 100 克。

【制法】一起加水煮到半熟时加入冬瓜 200 克，再煮至肉烂汤白，不放盐及其他调味品，纱布过滤后去渣服用。

【服法】每日 2 次，每次服 250 毫升左右，连用 10 ~ 14 日。

【功效】赤小豆、冬瓜能清湿热，利水湿。鲤鱼能利小便，去水气。鲤鱼富含蛋白质，能提高血浆蛋白，有较强利水消肿作用。

第九章
《黄帝内经》与肾膀胱病证治疗

第一节　阳痿

一、什么是阳痿

阳痿是指男子青壮年时期，由于虚损、惊恐或湿热等原因，致使宗筋失养而弛纵，引起以阴茎痿弱不起，或举而不坚，不能插入阴道进行性交为主要表现的痿病类疾病。

二、阳痿的症状体征

阳痿以阴茎痿弱不起，或举而不坚，不能插入阴道进行性交为主要特征，具体表现有思交合而举，但临房即痿，或行房事不举，睡梦中易举等。

三、《黄帝内经》对阳痿的论述

阳痿一病，《黄帝内经》称为"阴痿"、"阴器不用"或"宗筋弛纵"。《素问·阴阳别论》："二阳之病发心脾，有不得隐曲。"《灵枢·本神》："肝悲哀动中则伤魂，魂伤则狂妄不精，人阴缩而挛筋，两胁骨不举。……恐惧而不解则伤精，精伤则骨酸痿软，精时自下。"《素问·阴阳应象大论》："北方生寒……在志为恐，恐伤肾，思胜则恐。"《素问·调经论》："血有余则怒，不足恐。"这几条引文，说明了七情与肾、肝与阳痿之间的关系，《黄帝内经》将阳痿的成因，归之于"气大衰而不起不用"，"热则筋弛纵不收，阴痿不用"，认为虚衰和邪热均可引起本病。

四、现代中医临床的辨证施治

（一）命门火衰型

恣情纵欲，损耗太过，精气亏虚，命门火衰，故见阳事不举，精薄清冷；肾精亏耗，髓海空虚，故见头晕耳鸣，五脏之精气不能上荣于面，故见面色白；腰为肾之府，精气亏乏，故见腰膝酸软，精神委靡；畏寒肢冷；舌淡苔白、脉沉细，均为命门火衰之象。

【症状特征】阳事不举，精薄清冷，头晕耳鸣，面色㿠白，精神委靡，腰膝酸软，畏寒肢冷，舌淡苔白，脉沉细。

【治疗原则】温肾壮阳，滋肾填精。

【方药】选用右归丸（熟地黄、山药、山萸肉、鹿角胶、枸杞子、菟丝子、当归、杜仲、附子、肉桂）、赞育丹（熟地黄、白术、当归、枸杞子、炒杜仲、仙茅、仙灵脾、巴戟天、山茱萸、肉苁蓉、炒韭子、蛇床子、肉桂）。若火不甚衰，只因气血薄弱者，治宜左归丸（熟地黄、山药、山茱萸、菟丝子、枸杞子、怀牛膝、鹿角胶、龟板胶）。

（二）心脾受损型

思虑忧郁，损伤心脾，病及阳明冲脉，而阳明乃宗筋之会，气血亏虚，则可导致阳事不举，面色不华，精神不振；脾虚运化不健，故胃纳不佳；心虚神不守舍，故夜寐不安；舌淡、脉细，为气血亏虚之征。

【症状特征】阳事不举，精神不振，夜寐不安，胃纳不佳，面色不华，苔薄腻，舌质淡，脉细。

【治疗原则】补益心脾。

【方药】归脾汤（党参、黄芪、白术、茯神、酸枣仁、桂圆肉、木香、炙甘草、当归、远志、生姜、大枣）、七福饮（人参、熟地黄、当归、白术、炙甘草、酸枣仁、远志）。

（三）恐惧伤肾型

恐则伤肾，恐则气下，可导致阳痿不振、举而不坚；情志过激伤脏腑，胆伤则不能决断，故见胆怯多疑；心伤则神不守舍，则见心悸易惊、寐不安宁。

【症状特征】阳痿不振，举而不坚，胆怯多疑，心悸易惊，寐不安宁，苔薄腻，脉弦细。

【治疗原则】益肾宁神。

【方药】达郁汤（升麻、柴胡、川芎、香附、桑白皮、白蒺藜）、宣志汤（茯苓、石菖蒲、甘草、白术、酸枣仁、远志、柴胡、当归、人参、山药、巴戟天）。

（四）湿热下注型

湿热下注，宗筋弛纵，故见阴茎痿软；湿阻下焦，故见阴囊潮湿，下肢酸重；热蕴于内，故见小便黄赤、阴囊臊臭；苔黄腻、脉濡数，均为湿热内阻之征。

【症状特征】阴茎痿软，阴囊潮湿、臊臭，下肢酸重，小便黄赤，苔黄腻，脉濡数。

【治疗原则】清热利湿。

【方药】龙胆泻肝汤（龙胆草、黄芩、栀子、泽泻、木通、车前子、当归、柴胡、甘草、生地黄）。若症见梦中举阳，举则遗精，寐则盗汗，五心烦热，腰酸膝软，舌红少津，脉弦细数，为肝肾阴伤，虚火妄动，治宜滋阴降火，方用知柏地黄丸（知母、黄柏、地黄、山茱萸、山药、茯苓、泽泻、牡丹皮）合大补阴丸（黄柏、知母、熟地黄、龟板、猪脊髓）加减。

（五）肝郁不舒

【症状特征】阳痿不举，情绪抑郁或烦躁易怒，胸脘不适，胁肋胀闷，食少便溏，苔薄，脉弦。有情志所伤病史。

【治疗原则】疏肝解郁。

【方药】逍遥散。方中柴胡、白芍、当归疏肝解郁，养血和血；白术、茯苓、甘草健运脾胃，实土御木。另可加香附、川楝子、枳壳理气调肝；补骨脂、菟丝子、枸杞子补益肝肾。诸药相配，共奏疏肝解郁、理气和中、益肾助阳之功。

五、阳痿的食疗药膳

1. 杜仲公鸡

【配方】未成熟黑公鸡1只，杜仲30克。

【制法】先将黑公鸡剖洗干净，再和杜仲一起用火焖熟，再加调料，连汤饮。

【服法】每周1只，分2～3日服，连服4周。

【功效】强壮筋骨，壮阳。可治肾虚和阳痿。

2. 韭菜炒胡桃仁

【配方】胡桃仁50克，韭菜500克。

【制法】先将胡桃仁用香油炸黄。韭菜切段与胡桃仁同炒，菜熟后调味即成。

【服法】每日1次，佐餐随量食用。

【功效】补肾壮阳。可治阳痿不举。

3. 香油炸麻雀

【配方】麻雀3只，香油、盐各适量。

【制法】麻雀去内脏洗净，用香油炸熟，加盐。

【服法】每日2～3次。

【功效】可治阳痿和早泄。

4. 狗肉炖黑豆

【配方】狗肉500克，黑豆50克。

【制法】将狗肉洗净切成小块，加入适量盐，先炖 10 ~ 20 分钟，然后再加入黑豆，将豆炖到烂熟即可。

【服法】经常服用。

【功效】温补肾阳，对性功能低下、阳痿和早泄都有效。

5. 糖醋虾米

【配方】鲜虾仁 30 克，白酒 100 毫升，酱油 9 克，白糖 15 克。

【制法】将虾米去头尾，备用。将白酒、酱油、白糖和匀，将生虾仁放在内，浸泡 15 分钟，即可食虾仁。空腹食虾，或以酒下虾仁。

【服法】佐餐食用。

【功效】温补肾阳。适用于肾虚阳痿、肝郁阳痿。阴虚火旺者忌服。

6. 三子泥鳅汤

【配方】活泥鳅 200 克，韭菜子、枸杞子、菟丝子各 20 克，水 600 毫升，盐、味精各少许。

【制法】将泥鳅沸水烫杀，剖腹去内脏、肠杂；韭菜子、枸杞子、菟丝子均洗净，韭菜子与菟丝子装入一纱布袋，口扎紧，然后将泥鳅、枸杞子、纱布袋共入锅，加入水，用旺火煮沸后再改文火煨至水剩余 300 毫升左右时，取出布袋，加入盐及味精即成。

【服法】食肉饮汤，每日 1 次，连服 10 日为 1 个疗程。

【功效】暖中益气，补肾壮阳。适于阳痿、早泄、贫血者食用。

7. 羊外肾汤

【配方】鲜羊外肾 1 对，猪骨头汤 1 碗，猪脊髓 1 副，花椒 10 粒，胡椒末少许，姜末 5 克，葱白 2 根，芫荽末 3 克，食盐适量。

【制法】先把羊外肾剖开，去筋膜，冲洗干净，切成薄片；再把熬好的骨头浓汤，加入花椒、胡椒末、食盐、姜末、葱白一起放入锅内，用文火烧沸，把切成 3 厘米一段猪脊髓投入，约煮 15 分钟，再投入羊外肾片，然后改用武火烧沸 3 分钟，倒入碗内，撒上芫荽末即成。

【服法】随意服，吃肉、骨髓，喝汤。

【功效】补肾益精。适用于肾精不足之阳痿。

8. 泥鳅虾汤

【配方】泥鳅200克，虾50克，料酒、姜、盐、味精各适量。

【制法】把泥鳅和虾共煮汤，加料酒、姜片，煮至泥鳅熟，加盐和味精调味即可。随意服用。

【服法】佐餐食用。

【功效】温补肾阳。适用于肾虚所致的阳痿。

9. 东风螺汤

【配方】东风螺200克，巴戟天、北黄芪、当归、枸杞子、桂圆肉各150克，盐、葱、姜、味精各适量。

【制法】将螺洗净，放清水中使其吐清肠中泥沙；将巴戟天、北黄芪、当归用纱布包，与东风螺、枸杞子、桂圆共炖汤，加盐、葱、姜、味精炖至螺肉熟即可，去药包。

【服法】随意服食。

【功效】滋补肾阴，益气壮阳。适用于肾虚之阳痿、遗精、四肢酸软、困倦乏力、腰困等。

10. 羊肾杜仲五味汤

【配方】羊肾1对，杜仲5克，五味子6克，料酒、葱、姜、味精、盐各适量。

【制法】将羊肾洗净，去掉臊膜，切碎；杜仲、五味子用纱布包扎，与羊肾同放砂锅内，加水适量及葱、姜、料酒。炖至熟透后，加入盐、味精调味。

【服法】空腹服。

【功效】温阳固精，补肝肾，强筋骨。适用于肾虚腰痛、阳痿、遗精、腰膝酸软、筋骨无力等。

第二节　遗尿、小便不禁

一、什么是遗尿、小便不禁

遗尿，是指在睡眠中小便自遗，醒后方知的疾病，也称尿床。小便不禁，是指在清醒状态下小便不受控制，而尿液自行排出的病症。在临床上，遗尿多见于素禀不足之儿童，小便不禁多见于老人、妇女及病后，但总因脏气虚衰，气化无力；或湿热瘀血内阻，引起膀胱失约而发病。凡以神志昏迷为主要表现而伴随之尿失禁，古称"失溲"、"失溺"，也有称为"遗尿"的不属本证讨论范围。

本病范围包括小儿或成人遗尿，以及西医的神经功能紊乱和泌尿系统病变所致之小便不禁。但大脑病变，如高热昏迷、脑溢血、脑炎、脑肿瘤以及脊髓损伤等引起的尿失禁除外。

二、遗尿、小便不禁的症状体征

遗尿以凡 3 岁以上儿童，或成年人，在睡眠中小便自遗，或有梦自遗，醒后方知为临床特征。小便不禁则以在清醒状态，小便无意识地流出为主要表现。包括咳嗽、喷嚏、行走、直立、心急、大笑、高声、惊吓时尿自出，以及老年体虚、产后小便不能自禁等。

三、《黄帝内经》对遗尿、小便不禁的论述

遗溺与遗尿同。早在《黄帝内经》就已有关于"遗溺"的记载。如《素问·宣明五气论》说："膀胱不利为癃，不约为遗溺。"又《灵枢·本输》说："虚则遗溺，遗溺则补之。"不仅认识到遗溺的病位在膀胱，病机在膀胱不约，病性多属虚，还指出以补法进行治疗。

四、现代中医临床的辨证施治

（一）下焦虚冷型

肾主水，肾气下通于阴，小便者水液之余，膀胱者津液之府，如肾阳不足，府气虚冷，既不能温化水液，又不能约制水液之余，故尿自遗或不禁，并呈现一派虚寒脉证。下焦虚冷之小便不禁，多是虚劳病过程中的一个症状，常表明其虚损程度已波及肾与命门，是病情增剧的标志。

【症状特征】神疲怯寒，腰膝酸软，两足无力，小便清长，畏寒背冷，尿自遗或不禁，苔薄，舌质淡，脉沉细无力，或脉沉缓。

【治疗原则】温肾固涩。

【方药】菟丝子丸（菟丝子、肉苁蓉、附子、鹿茸、牡蛎、五味子、桑螵蛸、益智仁、山药、乌药、鸡内金）加减。若下焦虚冷好转，应减少温补肾阳之品，可在缩泉丸（乌药、山药、益智仁）的基础上加用菟丝子、补骨脂、肉苁蓉等。

（二）肺脾气虚型

劳伤忧思过度，损伤脾肺，两脏气虚，不能约束水液，故尿不禁或遗尿。

【症状特征】尿意频急，时有溺自遗或不禁，面白气短，甚则咳嗽，谈笑均可出现尿不禁，小腹时有坠胀，舌质淡红，脉虚软无力。

【治疗原则】补肺健脾。

【方药】补中益气汤（黄芪、甘草、人参、当归、升麻、柴胡、白术）加牡蛎、五味子。若肺、脾、肾三脏气虚者，可用黄芪束气汤（黄芪、白芍、人参、破故纸、升麻、益智仁、北五味子、肉桂）加山药、白术之类。

（三）心肾亏损型

心与小肠、肾与膀胱互为表里，水注于膀胱而泄于小肠，心气不足则小肠分清泌浊功能失调，膀胱失于约束，而致睡中遗尿或不禁，且夜寐不佳；如偏

250

于阴不足而心火偏亢者，则心烦、溲频淋沥不禁；如偏于肾阴不足而相火偏亢者，则五心烦热、面部潮红、盗汗、有梦而遗尿、或心急发怒则尿自遗。

【症状特征】睡中遗尿而无梦或尿不禁，精神不振，形体消瘦，夜寐不佳，心烦而溲频淋沥，苔薄，舌尖有红刺，脉细沉而数。

【治疗原则】调补心肾。

【方药】蔻氏桑螵蛸散（人参、茯神、远志、石菖蒲、龟板、桑螵蛸、龙骨）。若心阴不足而心火偏亢者，可配合应用导赤散（竹叶、甘草、木通、生地黄）。若心肾不交而夜寐不安者，可配合应用交泰丸（黄连、桂心）。若肾阴不足而相火偏亢者，宜用滋水清肝饮（生地黄、山萸肉、茯苓、当归身、山药、牡丹皮、泽泻、白芍、柴胡、大枣等），加补肾固涩之品，如益智仁、山药、五味子等。

（四）肾督不足型

督脉根于肾，督脉不足，不能约束水道，则尿自遗，脊柱不用；脊髓不充，则脊背酸楚，或有阳痿遗精；头昏目花，腰胁酸痛，均为肾督亏虚所致。

【症状特征】尿自遗，头晕目花，腰膝酸痛，脊背酸楚，或阳痿遗精，苔白，舌质淡，脉弦细无力。

【治疗原则】补益肾督。

【方药】用沈氏菟丝子丸（菟丝子、茯苓、山药、莲肉、枸杞子）加女贞子、旱莲草、川断、金狗脊等，亦可加入固涩之品，如牡蛎、龙骨、桑螵蛸等。若兼有阴虚者，可配合服用杞菊地黄丸（枸杞子、菊花、熟地黄、牡丹皮、山药、泽泻、茯苓、山萸肉）。

（五）湿热下注型

湿热下注膀胱，失治或治疗不当，使湿热留恋下焦而不解，久则发生尿自遗。湿热下注，久则伤阴，多兼有肾阴虚膀胱热的脉证。

【症状特征】小便频数，尿热，时有尿自遗，溲赤而臭，或有腰酸低热，或尿滴涩淋沥，苔薄腻，舌质偏红，脉细滑而数。

【治疗原则】清利湿热。

【方药】八正散（瞿麦、萹蓄、车前、大黄、栀子、木通、滑石、草梢、灯心草）。湿热下注多属肾虚肤热，故在清利湿热时，可适当加用补肾之品，如山药、山萸肉、菟丝子等；或清利湿热后改用补肾之品以调理之。

（六）下焦蓄血型

瘀血阻于膀胱，使膀胱气化失司，不能制约而致尿自遗，如瘀血日久化热，可呈现瘀热征象。

【症状特征】小便滴沥不畅，小腹胀满隐痛，可触及块物，时有尿自遗，苔薄，舌质暗或有紫斑，脉涩或细数。

【治疗原则】活血化瘀。

【方药】代抵当丸（大黄、当归尾、生地黄、穿山甲、芒硝、桃仁、肉桂）或少腹逐瘀汤（小茴香、干姜、延胡索、没药、当归、川芎、官桂、赤芍、蒲黄、五灵脂）。挟瘀热者，加栀子、黄连之类。如因难产致伤膀胱而下焦蓄血者，可用补中益气汤加入桃仁、红花之类。

五、遗尿、小便不禁的食疗药膳

1. 党参汤

【配方】党参15克，橘皮、紫苏叶各10克。

【制法】煎药取汁。

【服法】代茶饮。

【功效】顺气开胸，补肺缩尿。适用于肺气虚弱，咳则自溺之人。

2. 党参核桃煎

【配方】党参15克，胡桃肉10克。

【制法】浓煎饮汁食肉。

【服法】每日1次。

【功效】益气固肾。对老年人小便不禁有效。

3. 龙眼枣仁饮

【配方】龙眼肉、炒酸枣仁、芡实各10克。

【制法】煮取汁液。

【服法】代茶饮用。

【功效】养血安神，益肾固精缩尿。凡心阴虚损、心肾不交者，皆可使用。

4. 芡实山药粥

【配方】芡实粉 30 克，胡桃肉 20 克，山药粉 30 克，大枣 5 枚。

【制法】煮粥食用。

【服法】每日顿服。

【功效】脾胃虚弱及产后妇女尤其适用。

5. 车前饮

【配方】车前子 30 克。

【制法】包煎取汁。

【服法】代茶饮。

【功效】清利湿热。对湿热下注之小便不禁有效。

6. 炖猪腰

【配方】猪肾 1 对，杜仲 15 克，核桃肉 30 克，盐适量。

【制法】先将猪肾切开去肾盏洗净，与杜仲、核桃肉一起炖熟后，去杜仲、核桃肉，用猪肾蘸少许细盐食之。

【服法】可佐餐食用。

【功效】补肾助阳，强腰益气。适用于肾气不足而致的腰痛乏力、畏寒肢凉、小便频数、视物不清、阳痿遗精等。

7. 金樱子膏

【配方】金樱子 100 克，蜂蜜 200 克。

【制法】先将金樱子洗净，加水煮熬，两小时沥出汤后再加水煮，如此 4 次，榨汁。将 4 次汤合，继续煮熬蒸发，由稀转浓，加入蜂蜜拌匀，冷却后，去上沫即可。

【服法】每次 1 匙。

【功效】补肾益精。适用于肾气亏虚引起的梦遗滑精，遗淋白浊，小便不禁，女子带下，并伴有眩晕、失眠、盗汗等。

8. 核桃鸭子

【配方】核桃仁 200 克，荸荠 150 克，老鸭 1 只，鸡肉泥 100 克，油菜末、葱、姜、食盐、鸡蛋清、料酒、湿玉米粉、味精、花生油各适量。

【制法】将老鸭宰杀，去毛，开膛去内脏，洗净，用开水氽一下，装入盆内，加葱、姜、盐、料酒少许，上笼蒸熟透取出晾凉后去骨，切成两块，用鸡肉泥、鸡蛋清、湿玉米粉、味精、料酒、盐调成糊，核桃仁、荸荠剁碎，加入糊内，淋在鸭子内膛肉上。放油，油热时入鸭肉炸酥，捞出沥去余油，切成长块，摆在盘内，四周撒一些油菜末即可。

【服法】佐餐食用。

【功效】补肾固精，温肺定喘，润肠通便。适用于肾虚咳嗽、腰痛、阳痿、遗精、大便燥结、石淋等。

9. 食栗补肾方

【原料】生栗子 250 克，猪肾 1 个，粳米 250 克，陈皮 6 克，花椒 10 粒，食盐 2 克。

【制法】鲜板栗放在阴凉通风处阴干，待用。猪肾洗净后撕去筋膜，剖成两半，片去腰臊后，切成约 0.8 厘米见方的块儿；陈皮洗净待用。粳米淘洗干净，同猪肾、陈皮、花椒一起下入锅内，加入清水约 2.5 升，置中火上徐徐煨煮成粥。煮成之后挑出陈皮，下之食盐调味。每次取生栗子 10 余个，剥壳食肉，细嚼，然后再食 1 碗猪肾粥。

【服法】分 2 次食用。

【功效】补肾健骨，补脾强身。用于肾虚腰痛、脚软、小便频数等，有较好疗效。

10. 荔枝扁豆

【原料】荔枝肉 30 克，炒扁豆 15 克。

【制法】先将干荔枝肉及扁豆洗净，一起入锅，加入适量水，煮至荔枝肉和扁豆熟烂即成。

【服法】当点心食用。

【功效】补气健脾，适用于脾气虚弱小儿遗尿。

254

11. 鸡肠粉

【原料】公鸡肠 1 副。

【制法】将公鸡肠剖开洗净，放在文火上焙干研成细末即可。

【服法】用温开水送服。每次 10 克，每日 2 次，连服 7～10 日。

【功效】温肾止遗。适用于小儿遗尿。

12. 芡实胡桃山药粥

【原料】粳米 50 克，山药 30 克，芡实、胡桃肉各 20 克。

【制法】将粳米洗净，山药切成块儿，再加入芡实及胡桃肉、水，煮粥食用。

【服法】作主食用。

【功效】有健脾补肾作用，适用于脾肾两虚遗尿小儿。

13. 韭菜子饼

【原料】韭菜子 10 克，面粉 60 克，盐少许。

【制法】将韭菜子研成粉加入面粉中，加水、少许盐和面成团，烙成小饼。

【服法】当点心食用。

【功效】温肾止遗。适用于肾阳虚遗尿小儿。

14. 麻雀糯米粥

【原料】麻雀 4 只，糯米 50 克，白酒、盐及葱白少许。

【制法】将麻雀去毛及内脏，洗净，用少许油炒熟，放白酒稍煮，加水适量入糯米煮粥；粥熟时加葱白，再煮沸即可食用。

【服法】作主食，一次吃完。

【功效】有益肾壮阳作用，治肾虚多尿。

15. 补骨益智煲猪腰

【原料】益智仁、补骨脂各 9 克，猪腰 1 只，酒、盐各少许。

【制法】将猪腰切开洗净，放入补骨脂及益智仁，清水 2 碗，酒及盐少许。煮至 1 碗左右。

【服法】饮汤吃猪腰，顿服。

【功效】有开窍补肾功效，适用于肾虚，夜尿不易醒小儿。

16. 猪肚炖山药白果

【原料】猪肚 1 具，白果 15 克，山药 50 克，盐适量。

【制法】先将猪肚切开洗净，把白果放入猪肚中加黄酒少许，放锅中加山药及水，炖熟加盐少许即可食用。

【服法】佐餐食用。

【功效】健脾胃、缩尿。适用于脾虚遗尿小儿。

第三节　遗精

一、什么是遗精

遗精是指因脾肾亏虚，精关不固，或火旺湿热，扰动精室所致的以不因性生活而精液频繁遗泄为临床特征的病。本病发病因素比较复杂，主要有房室不节、先天不足、用心过度、思欲不遂、饮食不节、湿热侵袭等。有梦而遗精者，称为梦遗；无梦而遗精，甚至清醒时精液自出者，称为滑精。

二、遗精的症状体征

不因性生活而精液频繁遗泄，每周 2 次以上，或在睡中有梦而遗，或在睡中无梦而遗，或有少量精液随尿而外流，甚者可在清醒时自行流出，常伴有头晕、耳鸣、健忘、心悸、失眠、腰酸膝软、精神委靡，或尿时不爽、少腹及阴部作胀不适等症状。多因劳倦过度，用心太过，恣情纵欲，感触见闻，饮食辛辣等因素诱发。

三、《黄帝内经》对遗精的论述

本病的记载，始见于《黄帝内经》，《灵枢·本神》篇说："心怵惕思虑则伤神，神伤则恐惧自失……恐惧而不解则伤精，精伤则骨酸痿厥，精时自下。"叙述了遗精的病因。《黄帝内经》云："心者，生之本，神之变也……肝者，罢极之本，魂之居也……肾者主蛰，封藏之本，精之处也……五藏：心藏神，肺藏魄，肝藏魂，脾藏意，肾藏精志也。"肾主藏精，遗精即是肾脏不藏，而肾之封藏在于肾阳，肾阳表于心阳，心主神明，"神施发泄之令，气动而精自不藏"。同时，在五行生化上又存在着肾生肝、肝生心的关系，肝主疏泄，主生升阳气以便心运，故有曰："魂者，神之使也。"由上可见，本病本在于肾，而与心、肝两脏有着密切的关系。

四、现代中医临床的辨证施治

（一）君相火旺

【症状特征】少寐多梦，梦中遗精，伴有心中烦热，头晕目眩，精神不振，倦怠乏力，心悸不宁，善恐健忘，口干，小便短赤，舌质红，脉细数。

【治疗原则】清心安神，滋阴清热。

【方药】黄连清心饮合三才封髓丹。心火独亢而梦遗者，用黄连清心饮。方中黄连清心泻火；生地黄滋阴清热；当归、酸枣仁和血安神；茯神、远志宁神养心；人参、甘草益气和中；莲子补益心脾，收摄肾气。本证可加栀子仁、竹叶以助原方清心之力；可加少量肉桂以引火归元，有交泰丸之意，使心肾能得交泰，则遗精自止。相火妄动，水不济火者，用三才封髓丹。本方出自《卫生宝鉴》，又名三才封髓丸。方中天门冬、熟地黄、人参为三才汤；黄柏、砂仁、甘草名封髓丹。三才封髓丹用天门冬、熟地黄滋肾养阴，人参、甘草宁心益气，黄柏清热泻火以坚阴，砂仁行滞悦脾以顾护中焦。若久遗伤肾，阴虚火旺明显者，可用知柏地黄丸或大补阴丸以滋阴泻火。

（二）湿热下注

【症状特征】遗精频作，或有梦或无梦，或尿时有少量精液外流，小便热赤浑浊，或尿涩不爽，口苦或渴，心烦少寐，口舌生疮，大便溏臭，或见脘腹痞闷，恶心，苔黄腻，脉濡数。

【治疗原则】清热利湿。

【方药】程氏萆薢分清饮。方中萆薢、黄柏、茯苓、车前子清热利湿，莲子心、丹参、石菖蒲清心安神，白术健脾利湿。若饮食不节，醇酒厚味损伤脾胃，酿痰化热，宜清热化痰，可用苍白二陈汤加黄柏；若湿热流注肝之经脉者，宜苦泻厥阴，用龙胆泻肝汤清热利湿；精中带血，又称血精，可加白茅根、炒蒲黄等清热凉血止血；若患者尿时不爽，少腹及阴部作胀不适，为病久夹有瘀热之征，可加虎杖、败酱草、赤芍、川牛膝等以化瘀清热。

（三）劳伤心脾

【症状特征】劳累则遗精，心悸不宁，失眠健忘，面色萎黄，四肢困倦，食少便溏，舌淡，苔薄白，脉细弱。

【治疗原则】调补心脾，益气摄精。

【方药】妙香散。方中人参、黄芪益气以生精，山药、茯苓扶脾，远志、辰砂清心安神，木香理气，桔梗升清，麝香开窍，使气充神守，遗精自愈。若中气不升，可加升麻、柴胡，或改用补中益气汤以升提中气。

（四）肾虚不固

【症状特征】梦遗频作，甚至滑精，腰酸膝软，咽干，心烦，眩晕耳鸣，健忘失眠，低热颧赤，形瘦盗汗，发落齿摇，舌红少苔，脉细数。遗久滑精者，可兼见形寒肢冷，阳痿早泄，精冷，夜尿多或尿少浮肿，尿色清，或余沥不尽，面色㿠白或枯槁无华，舌淡嫩有齿痕，苔白滑，脉沉细。

【治疗原则】补肾益精，固涩止遗。

【方药】左归饮合金锁固精丸、水陆二仙丹。左归饮中熟地黄、山茱萸、枸杞子补肾益精；山药、茯苓、甘草健脾益气，补后天以补先天。若腰酸膝软者，可用左归丸。若阴损及阳，肾中阴阳俱虚者，治当阴中求阳，则用右归丸。方中熟地黄、山药、山茱萸、枸杞子、当归补养精血，菟丝子、杜仲壮腰摄精，鹿角胶、肉桂、附子温补肾阳。金锁固精丸、水陆二仙丹功在补肾固涩止遗。方用沙苑、蒺藜补肾益精，芡实、莲须、金樱子、龙骨、牡蛎固涩止遗，莲子肉补脾。与左归饮或右归丸同用，有标本兼治之效。若由心肾不交发展而来，在补益肾精时，还应佐以宁心安神之法，可选用斑龙丸、桑螵蛸散加减。若由湿热下注发展而来，仍应泻热分利，并补益肾精，不宜过早施以固涩，以免留邪为患。

五、遗精的食疗药膳

1. 莲子百合煲猪肉

【配方】莲子、百合各30克，瘦猪肉200~250克。

【制法】将莲子、百合、瘦猪肉加水适量，置文火上煲熟。调味后即可。

【服法】佐餐服用。

【功效】交通心肾，固摄精气。适用于梦遗、心悸、失眠、滑精、淋浊、带下。

2. 酒炒螺蛳

【配方】螺蛳500克，白酒适量。

【制法】将螺蛳洗净泥土，置铁锅中炒热，加适量白酒和水，煮至汤将尽时起锅。

【服法】用针挑螺蛳肉蘸调料吃。不拘量食用。

【功效】清热、利尿、止遗。适用于小便白浊不利、滑精。

3. 猪腰核桃

【配方】猪腰1对，杜仲30克，核桃肉30克，盐适量。

【制法】将猪腰与杜仲、核桃肉同煮熟。炖熟后蘸少许细盐食用。

【服法】2次服完。

【功效】益肾助阳，强腰益气。适用于肾虚不固的遗精盗汗。

4. 芡实粉粥

【配方】芡实粉30克，核桃肉（打碎）15克，红枣（去核）5~7枚，糖适量。

【制法】芡实粉先用凉开水打糊，放入滚开水中搅拌，再拌入核桃肉、红枣肉，煮熟成糊粥，加糖即可。

【服法】不拘时服。

【功效】滋补脾肾，固涩精气。适用于脾肾气虚、精气不固而引起的遗精、滑泄、腰膝无力等。

5. 猪脊髓煲莲藕

【配方】猪脊髓（连脊骨）500 克，莲藕 250 克。

【制法】将上两味同放锅内熬煲。

【服法】当菜服食，每周 2 剂，一般 4~8 剂即可见效。

【功效】补血益肾。适用于遗精、面色苍白、四肢乏力、腰膝酸软。

6. 三味汤

【配方】鸡蛋 1 个，去心莲子、芡实、怀山药各 9 克，白糖适量。

【制法】将莲子、芡实、怀山药熬煎成药汤，再将鸡蛋煮熟，汤内加入白糖适量即可。

【服法】吃蛋喝汤，每日 1 次。

【功效】补脾，益肾，固精安神。适用于肾虚遗精。

7. 一品山药

【配方】生山药 500 克，面粉 150 克，核桃仁、什锦果脯、蜂蜜各适量，白糖 100 克，猪油、芡粉各少许。

【制法】将生山药洗净，蒸熟，去皮，放小搪瓷盆中加入面粉，揉成面团，再放在盘中按成饼状，上置核桃仁、什锦果脯适量，移蒸锅上蒸 20 分钟。出锅后在圆饼上浇一层蜜糖（蜂蜜 1 汤匙、白糖 100 克、猪油和芡粉少许，加热即成）。

【服法】每日 1 次，每次适量，当早点或夜宵吃。

【功效】补肾滋阴。适用于消渴、尿频、遗精。

8. 猪肾煨附子

【配方】猪肾 1 对，熟附子末 3 克。

【制法】将猪肾 1 对，切开去膜，入熟附子末，湿棉纸裹煨熟。

【服法】空腹食，每日 1 次。

【功效】补肾益精。适用于肾阳虚之腰痛、腰以下冷、遗精、阳痿、耳鸣耳聋、小便频数。

9. 核桃炒韭菜

【配方】核桃仁60克，韭菜150克，鸡蛋2枚，香油、食盐各适量。

【制法】香油下锅烧热，炒核桃、韭菜，加食盐。

【服法】每日2次。

【功效】温阳益火，补肾固精。对滑精、头晕目眩、精神委靡、畏寒肢冷有疗效。

10. 葫芦瓜糖水

【配方】葫芦瓜50克，冰糖适量。

【制法】把葫芦瓜连皮切块，放入冰糖水煎。

【服法】每日3次。

【功效】清肝泻火。对梦遗、阳具易举、烦躁易怒、尿黄有疗效。

11. 芡实核桃莲子粥

【配方】芡实研粉50克，核桃仁（上锅文火炒焦研粉）、莲子肉（先用温水浸泡20分钟）各30克，大红枣（去核）10枚。

【制法】上品先用凉开水将芡实粉、核桃仁粉打糊，将莲子肉、红枣煮熟，将粉糊放入滚开汤水中，离火，待温后加入少量食糖服用。

【服法】每日2次。

【功效】补脾益肾，固精止遗。适用于脾肾两虚所致的遗精。

12. 莲子煲猪肚

【配方】莲子100克，猪肚250克，盐、味精各适量。

【制法】先将莲子劈开，去莲子心。把猪肚洗净切成小块加水适量煲汤，加少许食盐、味精调味服用。

【服法】每日1次。

【功效】益胃健脾。可用于脾胃虚弱、水湿不化、湿热下注的遗精。

13. 三子养精粥

【配方】金樱子、覆盆子各30克，五味子15克，粳米50克。

【制法】先煮上三药15~20分钟，去渣取汁，用药汁煮米成粥。

【服法】每晚睡前服食，连服1个月。

【功效】收涩固精。适用于肾虚精关不固的遗精。

14. 巴戟炖鸡肠

【配方】巴戟15克，鸡肠2~3副，盐适量。

【制法】洗净后加清水1~1.5升。炖熟烂约500毫升。加适量盐调味，饮汤食鸡肠。

【服法】佐餐食用。

【功效】补肾阳、涩精止遗。适用于肾虚滑脱型。

15. 苁蓉羊肉粥

【配方】肉苁蓉（洗净切薄片）15克，精羊肉适量，大米30~60克。

【制法】共煮稠粥。

【服法】空腹食。

【功效】补肾阳、益精血。适用于气不摄精型。

16. 清蒸牛鞭

【配方】牛鞭250~500克，黄精15克，枸杞子20克，葱、姜等调料各适量。

【制法】置碗内加水，隔水蒸熟后，弃药渣，加调料即可。

【服法】空腹食用。

【功效】滋阴补肾。可用于各种类型遗精。

第四节　耳鸣、耳聋

一、什么是耳鸣、耳聋

耳鸣是指自觉耳内鸣响，如闻蝉声，或如潮声等的症状。耳聋是指双耳或单耳不闻声音，或客观检查示听力严重障碍的症状。耳鸣可伴有耳聋，耳聋亦可由耳鸣发展而来。二者临床表现和并发症虽有不同，但在病因病机上却有许多相通之处，均与肾有密切相关。

耳鸣、耳聋包括西医很多疾病，五官科方面的有外耳病变、鼓膜病变、中耳病变等。内科方面有贫血、高血压、内耳性眩晕等。以上各种疾病若出现耳鸣、耳聋症状时，均可参照本节内容辨证防治。

二、耳鸣、耳聋的症状体征

耳鸣的表现是经常或间歇性地自觉耳内鸣响，或如蝉声，或如潮声，或如声鸣，难以忍受。耳聋的表现为听力减退，甚至完全消失，不闻声音。

三、《黄帝内经》对耳鸣、耳聋的论述

耳鸣、耳聋之证最早见于《黄帝内经》，书中提出并分析了耳鸣、耳聋的五种病因：气不足、肾精脱、髓海虚、客邪胜、经气厥。如《灵枢·决气》谓："精脱者耳聋。"又如《素问·至真要大论》中指出："厥阴司天，客胜则耳鸣掉眩……少阴司天，客胜则……耳聋。……少阳司天，客胜则……耳聋。"

《黄帝内经》已将耳鸣、耳聋的病因区别为外感、内伤两类，在辨证上也注意到了虚实的不同，为后世研究本病奠定了基础。

四、现代中医临床的辨证施治

（一）风邪外袭型

风邪所乘，搏于经络，随其血脉上入于耳，正气与邪气相搏，故卒然耳鸣、耳聋；风邪束于肌表，故有头痛、恶风，或有发热、骨节酸痛；脉浮数、苔薄白为外感风邪之征。或因风热上袭，阳明少阳经受病，而致耳聋，连及耳根及牙龈肿痛；或耳中忽然大痛，如有虫在内爬行，或出血，或流脓，均属风热为患。

【症状特征】卒然耳鸣、耳聋，头痛恶风或有发热，耳内作痒，脉浮数，苔薄白，或耳聋连耳根及牙龈肿痛，或有寒热，咳嗽，口干，耳中疼痛、出血、流脓等。

【治疗原则】祛风解表。

【方药】清神散（僵蚕、木香、防风、荆芥、羌活、菊花、石菖蒲、木通）。若风热上袭，可选用防风通圣散（防风、荆芥、连翘、麻黄、薄荷、川芎、当归、芍药、白术、栀子、大黄、芒硝、石膏、黄芪、桔梗、甘草、滑石）加减。

若耳中疼痛，流脓或出血水，可用蛇蜕烧存性，吹入耳内。若有发热、咽痛者，加用金银花、连翘、大青叶、板蓝根等；若项背强急、不舒，宜加葛根等解肌药。

（二）肝胆火盛型

暴怒伤肝，肝胆火逆，上扰于耳，清窍失灵，故卒然耳鸣、耳聋；肝胆火上炎，则头痛面赤，口苦咽干，心烦易怒；怒则火升，耳鸣、耳聋因而加重；肝火亢盛，扰动心神，故心烦而夜寐不安；肝胆之火灼伤阴津，则大便秘结，舌质红，苔黄。

【症状特征】卒然耳鸣、耳聋，头痛面赤，口苦咽干，心烦易怒，或夜寐不安，大便秘结，舌质红，苔黄，脉弦数。

【治疗原则】清肝泻热。

【方药】龙胆泻肝汤（龙胆草、黄芩、柴胡、栀子、生地黄、木通、泽泻、甘草、当归）、当归龙荟丸（当归、龙胆草、栀子、黄连、黄芩、黄柏、大黄、青黛、芦荟、木香、麝香）。

（三）痰火郁结型

痰火上升，郁于耳中，壅阻清窍，故耳闻蝉鸣，甚则气闭而失聪；痰火郁结，则见胸闷、痰多、口苦、二便不爽等；苔黄腻，脉滑数，皆为痰火郁结之征。

【症状特征】两耳蝉鸣，有时闭塞如聋，胸闷，痰多，舌苔薄黄而腻，脉象滑数。

【治疗原则】和胃降浊。

【方药】礞石滚痰丸（青礞石、沉香、大黄、黄芩）或用二陈汤（半夏、茯苓、甘草、陈皮、生姜、大枣）加黄芩、黄连、柴胡、枳壳、石菖蒲、竹沥、姜汁等。

（四）瘀阻宗脉型

十二经脉均上络于耳，耳为宗脉之所系，经脉瘀阻，阻塞耳道，则耳聋如塞；瘀阻络脉，则见面色黧黑；脉涩，舌质紫暗或有瘀斑，皆属瘀血之征。

【症状特征】耳鸣、耳聋如塞，面色黧黑，耳流陈血；或见耵聍与陈血胶结，脉涩，舌质紫暗或有瘀斑，苔薄。

【治疗原则】通窍活血。

【方药】通窍活血汤（赤芍、川芎、桃仁、红花、老葱、大枣、鲜姜、麝香、酒）。可酌加贝母、海藻、昆布等化痰软坚之品。

（五）中气不足型

素有脾胃虚弱，中气不足，气血生化之源亏损，经脉空虚，不能上奉于耳；或脾虚阳气不振，清气不升，导致耳鸣。神疲纳少，大便易溏，均为脾气虚弱，中气不升的表现。

【症状特征】耳鸣，或如蝉鸣，或如钟鼓，或如水激，久则耳聋，面色黄白，倦怠乏力，神疲纳少，大便易溏，脉细弱或大而无力，苔薄，质淡，有齿痕。

【治疗原则】益气健脾，升提中气。

【方药】益气聪明汤（黄芪、人参、升麻、葛根、蔓荆子、芍药、黄柏、炙甘草）、补中益气汤等。若兼有肾气不足者，可加用熟地黄、山药、菟丝子、杜仲等品；若兼有心气不足者，可加用五味子、远志、酸枣仁、柏子仁等；若兼有肝胆之火者，当加栀子、牡丹皮、车前子等。

（六）阴血亏损型

阴血素亏，耳失濡养或劳伤气血，宗脉空虚，不能滋养耳窍，而致耳鸣嘈

265

嘈，听觉失聪。面色无华，唇甲苍白，脉细无力，舌质淡，均为阴血亏损之征。

【症状特征】耳鸣嘈嘈，甚则耳聋，面色无华，唇甲苍白，脉细无力，苔薄，舌质淡。

【治疗原则】补益气血。

【方药】八珍汤（人参、黄芪、白术、茯苓、甘草、当归、熟地黄、芍药、川芎）。可酌加血肉有情之品，如鹿角、龟板等补阳益阴、滋生血液。若心血不足者，当加龙眼肉、益智仁、酸枣仁、麦门冬等；若肝血不足者，当加木瓜、女贞子、旱莲草；血虚有热者加用柴胡、栀子等品。

（七）肝肾亏损型

肝肾不足，精血衰少，或因恣情纵欲，耗伤肾精，不能上充于清窍，以致耳鸣或耳聋；肝血不足不能上荣于目，则目眩；肾阴亏虚，相火妄动，干扰精室，则腰酸遗精；若肾阳不足，则肢软腰冷，阳痿早泄。

【症状特征】耳鸣、耳聋，兼有头晕目眩，腰酸遗精，脉弦细或细弱，舌质偏红；或兼有肢软腰冷，阳痿早泄，脉沉细，苔薄质偏淡。

【治疗原则】滋阴补肾。

【方药】耳聋左慈丸（熟地黄、山药、茯苓、牡丹皮、泽泻、山萸肉、柴胡、磁石）、补肾丸（山茱萸、干姜、远志、巴戟天、乌药、泽泻、菟丝子、桂心、黄芪、石斛、干地黄、细辛、附子、当归、牡丹皮、蛇床子、甘草、肉苁蓉、人参、石菖蒲、防风、茯苓、羊肾）等。若肝阴亏损明显者，可加枸杞子、女贞子、墨旱莲等。

五、耳鸣、耳聋的食疗药膳

1. 莲子粥

【配方】莲子肉 30 克，糯米 100 克。

【制法】莲子肉 30 克煮烂，加糯米 100 克，煮粥食用。

【服法】每日早、晚服用。

【功效】益精气、强智力、聪耳目、健脾胃。且可降血压，对于老年性耳鸣、耳聋伴高血压尤为适宜。

2. 菊花粳米粥

【配方】取菊花 50 克，粳米 100 克。

【制法】先将菊花煎汤，再将菊花汤与粳米同煮成粥。

【服法】每日早、晚服用。

【功效】此粥对中老年人眩晕耳鸣、风热头痛、肝火目赤等症有良好疗效。

3. 天麻菊花汤

【配方】取天麻、菊花各 10 克，鲜芦根、冬瓜皮各 30 克。

【制法】加水煎汤。

【服法】每日服 1 ~ 2 次。

【功效】清肝、聪耳、明目。对于肝阳上亢适用。

4. 莲肉红枣扁豆粥

【配方】莲子肉 10 克，红枣 10 枚，白扁豆 15 克，粳米 100 克。

【制法】加水常法煮粥。

【服法】每日早、晚温热服食。

【功效】益精气，健脾胃，聪耳目。

5. 肉苁蓉炖羊肾

【配方】羊肾 1 对，肉苁蓉 30 克，胡椒、味精、盐各适量。

【制法】将羊肾洗净，切细丁和肉苁蓉一起放入砂锅内，加水适量，文火炖熟。加胡椒、味精、食盐适量，调味服食。

【服法】佐餐食用。

【功效】本品填精补肾，充耳窍，肾虚者适用。

6. 黑豆炖狗肉

【配方】狗肉 500 克，黑豆 100 克，五香粉、盐、糖、姜各适量。

【制法】将狗肉洗净，切成块，和黑豆一起加水煮沸后，炖至烂熟，加五香粉、盐、糖、姜调味服食。

【服法】佐餐食用。

【功效】温肾阳，利耳窍。阴虚者慎用。

7. 黑木耳瘦肉汤

【配方】黑木耳30克，瘦猪肉100克，生姜3片。

【制法】上料加水适量，文火炖煮30分钟。

【服法】不拘量，常食有效。

【功效】补肾纳气。补而不滞，并且还可降低血黏度。对耳聋伴高血脂者更为适用。

8. 紫菜萝卜汤

【配方】取胡萝卜2根，紫菜10克，花生油2匙，盐、鸡精各适量。

【制法】先放入花生油烧热，放入切成片的胡萝卜炒制，加水适量，文火炖煮10分钟，出汤前放入紫菜，可加入适量盐、鸡精。

【服法】佐餐食用。

【功效】本汤富含维生素，长期食用，可改善听力。

9. 芝麻粥

【配方】芝麻15克，大米适量。

【制法】取芝麻15克，微炒后研成泥状，加大米煮粥食用。

【服法】每日早、晚食用。

【功效】具有滋补肝肾，养血生津，润肠通便，乌发。用于老年人肝肾亏虚而引起的腰膝酸软、头昏耳鸣、须发早白或慢性便秘等。

10. 羊肉粥

【配方】瘦羊肉150~250克，粳米250克。

【制法】瘦羊肉切成小块。加粳米同煮成粥。

【服法】每日早、晚空腹食用。

【功效】温补强壮。用于老年人阳虚畏冷、腰膝酸软、头昏眼花耳聋。为老年人冬令进补良方。

11. 韭黄炒猪腰

【配方】韭黄100克，猪腰1个，植物油、盐、姜、味精各适量。

【制法】将韭黄洗净切成小段，猪腰洗净切成薄片。将植物油放入锅内，置明火上，油八成熟时，先放入猪腰，炒透后放入韭黄、姜丝，韭黄熟后，加盐、味精调味后取出即成。

【服法】可佐膳。

【功效】此方适应于肾虚腰痛、慢性腰肌劳损、肾虚遗精、盗汗、老人肾虚耳鸣等，有补肾强腰的功效。

12. 金针菜蒸瘦肉

【配方】金针菜50克，瘦猪肉150～200克，酱油、豆粉、盐、味精各适量。

【制法】将金针菜、瘦肉洗净，一起放在砧板上，用刀剁成肉酱。加入酱油、盐、豆粉、味精等调味品，搅拌均匀，放入碟内摊平。将碟放入蒸锅内，隔水蒸熟。

【服法】佐膳食用。

【功效】此方适应于肾虚腰痛、肾虚耳鸣等，有补血、养肾的功效。

13. 黄酒炖乌鸡

【配方】雄乌骨鸡1只，黄酒1千克，盐各适量。

【制法】将乌鸡宰杀去内脏洗净，放锅内，加入黄酒，煮开后用文火炖至肉烂，用盐调味，食肉饮汤。

【服法】佐餐食用。

【功效】黄酒活血通脉，健脾养血；乌鸡为我国独有的药用珍禽，滋阴养血、补益肝肾。本方适合于中老年妇女阴血不足的耳鸣、耳聋。

14. 黑芝麻牛奶治耳聋

【配方】黑芝麻30克，鲜牛奶200毫升，白糖10克。

【制法】先将黑芝麻洗净晒干，入锅用小火炒熟出香味，趁热研成细末。将鲜牛奶倒入锅中，加入黑芝麻细末、白糖，用小火煨煮至临沸腾时停火。

【服法】早餐时随早点一起服食，一次吃完。

【功效】此食疗方法对肝肾阴虚型老年耳聋症尤为适宜。

第五节　水肿

一、什么是水肿

水肿是指因感受外邪，饮食失调，或劳倦过度等，使肺失宣降通调，脾失健运，肾失开阖，膀胱气化失常，导致体内水液潴留，泛滥肌肤，以头面、眼睑、四肢、腹背，甚至全身浮肿为临床特征的一类证候。

西医学中的急慢性肾小球肾炎、肾病综合征、充血性心力衰竭、内分泌失调以及营养障碍等疾病都可引起水肿。

二、水肿的症状体征

水肿初起多从眼睑开始，继则延及头面、四肢、腹背，甚者肿遍全身，也有的水肿先从下肢足胫开始，然后及于全身。轻者仅眼睑或足胫浮肿，重者全身皆肿，肿处皮肤绷急光亮，按之凹陷即起，或皮肤松弛，按之凹陷不易恢复，甚则按之如泥。如肿势严重，可伴有胸腹水而见腹部膨胀，胸闷心悸，气喘不能平卧，唇黑，脐突、背平等。

三、《黄帝内经》对水肿的论述

本病在《黄帝内经》中称为"水"，并根据不同症状分为风水、石水、涌水。《灵枢·水胀》篇对其症状作了详细的描述，如："水始起也，目窠上微肿，如新卧起之状，其颈脉动，时咳，阴股间寒，足胫肿，腹乃大，其水已成矣。以手按其腹，随手而起，如裹水之状，此其候也。"至其发病原因，《素问·水热穴论》指出："故其本在肾，其末在肺。""勇而劳甚则肾汗出，肾汗出逢于风，内不得入于藏府，外不得越于皮肤，客于玄府，行于皮里，传为胕肿，本之于肾，名曰风水。"《素问·至真要大论》又指出："诸湿肿满，皆属于脾。"水肿的治疗，《素问·汤液醪醴论》："平治于权衡，去宛陈莝，微动四极，温衣，缪刺其处，以复其形，开鬼门，洁净府，精以时服，五阳已布，疏涤五脏，故精自生，形自盛，骨肉相保，巨气乃平。"提出"去宛陈莝"、"开鬼门"、"洁净府"三条基本原则。可见在《黄帝内经》中，对水肿病已有了较明确的认识。

四、现代中医临床的辨证施治

（一）阳水

1. 风水泛滥

【症状特征】浮肿起于眼睑，继则四肢及全身皆肿，甚者眼睑浮肿，眼合不能开，来势迅速，多有恶寒发热，肢节酸痛，小便短少等。偏于风热者，伴咽喉红肿疼痛，口渴，舌质红，脉浮滑数。偏于风寒者，兼恶寒无汗，头痛鼻塞，咳喘，舌苔薄白，脉浮滑或浮紧。如浮肿较甚，此型亦可见沉脉。

【治疗原则】疏风清热，宣肺行水。

【方药】越婢加术汤。药用麻黄宣散肺气，发汗解表，以去其在表之水气；生石膏解肌清热；白术、甘草、生姜、大枣健脾化湿，有以土制水之意。可酌加浮萍、茯苓、泽泻，以助宣肺利小便消肿之功。若属风热偏盛，可加连翘、桔梗、板蓝根、鲜白茅根以清热利咽，解毒散结，凉血止血；若风寒偏盛，去石膏加苏叶、桂枝、防风，以助麻黄辛温解表之力；若咳喘较甚，可加杏仁、前胡，以降气定喘；若见汗出恶风，为卫气已虚，则用防己黄芪汤加减，以助卫解表；若表证渐解，身重而水肿不退者，可按水湿浸渍型论治。鲜浮萍草，数量不拘，煎水洗浴。用于急性肾炎初期，全身浮肿，头面尤剧者。以汗出为佳，汗出后宜避风寒，切勿受凉。

2. 湿毒浸淫

【症状特征】身发疮痍，甚则溃烂，或咽喉红肿，或乳蛾肿大疼痛，继则眼睑浮肿，延及全身，小便不利，恶风发热，舌质红，苔薄黄，脉浮数或滑数。

【治疗原则】宣肺解毒，利尿消肿。

【方药】麻黄连翘赤小豆汤合五味消毒饮。方中麻黄、杏仁、梓白皮（或桑白皮）等宣肺行水，连翘清热散结，赤小豆利水消肿；后方以金银花、野菊花、蒲公英、紫花地丁、紫背天葵加强清解湿毒之力。若脓毒甚者，当重用蒲公英、紫花地丁；若湿盛糜烂而分泌物多者，加苦参、土茯苓、黄柏；若风盛而瘙痒者，加白鲜皮、地肤子；若血热而红肿，加牡丹皮、赤芍；若大便不通，加大黄、芒硝。

3. 水湿浸渍

【症状特征】全身水肿，按之没指，小便短少，身体困重，胸闷腹胀，纳呆，泛恶，苔白腻，脉沉缓，起病较缓，病程较长。

【治疗原则】健脾化湿，通阳利水。

【方药】胃苓汤合五皮饮。方以白术、茯苓健脾化湿，苍术、厚朴、陈皮健脾燥湿，猪苓、泽泻利尿消肿，肉桂温阳化气行水；后方以桑白皮、陈皮、大腹皮、茯苓皮、生姜皮健脾化湿，行气利水。若上半身肿甚而喘，可加麻黄、杏仁、葶苈子宣肺泻水而平喘。

4. 湿热壅盛

【症状特征】遍体浮肿，皮肤绷急光亮，胸脘痞闷，烦热口渴，或口苦口黏，小便短赤，或大便干结，舌红，苔黄腻，脉滑数或沉数。

【治疗原则】分利湿热。

【方药】疏凿饮子。方中羌活、秦艽疏风解表，使在表之水从汗而疏解；大腹皮、茯苓皮、生姜协同羌活、秦艽以去肌肤之水；泽泻、木通、椒目、赤小豆，协同商陆、槟榔通利二便，使在里之水邪从下而夺。疏表有利于通里，通里有助于疏表，如此上下表里分消走泄，使湿热之邪得以清利，则肿热自消。若腹满不减，大便不通者，可合己椒苈黄丸，以助攻泻之力，使水从大便而泄；若症见尿痛、尿血，乃湿热之邪下注膀胱，伤及血络，可酌加凉血止血之品，如大、小蓟，白茅根等；若肿势严重，兼见气粗喘满，倚息不得平卧，脉弦有力，系胸中有水，可用葶苈大枣泻肺汤合五苓散加杏仁、防己、木通，以泻肺行水，上下分消；若湿热久羁，化燥伤阴，症见口燥咽干、大便干结，可用猪苓汤以滋阴利水。

272

至于攻逐，原为治疗阳水的一种方法，即《黄帝内经》"去宛陈莝"之意。但应慎用，只宜于水势壅盛，症见全身高度浮肿，气喘，心悸，腹水，小便不利，大便不通或干结，畏食，脉沉有力，正气尚旺，他法无效的患者。此时应抓住时机，急则治其标，用攻逐之法以直夺其水势，使水邪速从大小便而去，可选用十枣汤。俟水退后，再议调补，以善其后。

（二）阴水

1. 脾阳虚衰

【症状特征】身肿，腰以下为甚，按之凹陷不易恢复，脘腹胀闷，纳减便溏，食少，面色不华，神倦肢冷，小便短少，舌质淡，苔白腻或白滑，脉沉缓或沉弱。

【治疗原则】温阳健脾，化气利水。

【方药】实脾饮。方中干姜、附子、草果仁温阳散寒化气，白术、茯苓、炙甘草、生姜、大枣健脾益气，大腹皮、茯苓、木瓜利水去湿，木香、厚朴、大腹皮理气行水。水湿过盛，腹胀大，小便短少，可加苍术、桂枝、猪苓、泽泻，以增化气利水之力。若症见身倦气短，气虚甚者，可加生黄芪、人参以健脾益气。尚有一种浮肿，由于长期饮食失调，摄入不足，或脾胃虚弱，失于健运，精微不化，而见面色萎黄，遍体轻度浮肿，晨起头面肿甚，动久坐久下肢肿甚，能食而倦怠无力，大便或溏，身肿而小便正常或反多，脉软弱。此与上述脾阳虚衰，水溢莫制有所不同，乃由脾气虚弱，清阳不升，转输无力所致，治宜益气升阳，健脾化湿，可用参苓白术散加减。加黄芪、桂枝，以助益气升阳化湿之力；阳虚者加附子、补骨脂温肾助阳，以加强气化。并应适当注意营养，可用黄豆、花生佐餐，作为铺助治疗，多可调治而愈。

2. 肾阳衰微

【症状特征】面浮身肿，腰以下为甚，按之凹陷不起，心悸，气促，腰部冷痛酸重，尿量减少，四肢厥冷，怯寒神疲，面色㿠白或灰滞，舌质淡胖，苔白，脉沉细或沉迟无力。

【治疗原则】温肾助阳，化气行水。

【方药】济生肾气丸合真武汤。肾为水火之脏，根据阴阳互根原理，善补

273

阳者，必于阴中求阳，则阳得阴助而生化无穷，故用六味地黄丸以滋补肾阴；用附子、肉桂温补肾阳，两药配合，则补水中之火，温肾中之阳气；用白术、茯苓、泽泻、车前子通利小便；生姜温散水寒之气；白芍开阴结，利小便，牛膝引药下行，直趋下焦，强壮腰膝。若心悸，唇绀，脉虚或结或代，乃水邪上犯，心阳被遏，瘀血内阻，宜重用附子再加桂枝、炙甘草、丹参、泽兰，以温阳化瘀。若先见心悸，气短神疲，形寒肢冷，自汗，舌紫暗，脉虚数或结或代等心阳虚衰证候，后见水肿诸症，则应以真武汤为主，加人参、桂枝、丹参、泽兰等，以温补心肾之阳，化瘀利水。若见喘促，呼多吸少，汗出，脉虚浮而数，是水邪凌肺，肾不纳气，宜重用人参、蛤蚧、五味子、山茱萸、牡蛎、龙骨，以防喘脱之变。本证缠绵不愈，正气日衰，复感外邪，症见恶寒发热，肿势增剧，小便短少，此时可按风水治疗，但应顾及正气虚衰的一面，不可过用表药，以麻黄附子细辛汤合五皮饮为主加减，酌加党参、黄芪、菟丝子等补气温肾之药，扶正与祛邪并用。

五、水肿的食疗药膳

1. 冬瓜炖瘦肉

【配方】瘦肉 100 克，冬瓜 300 克，调料各适量。

【制法】将瘦肉切丝下锅煸炒后，加入冬瓜块，放适量调料炖熟。

【服法】佐餐食用。

【功效】此方有补肾利二便作用，适合于小便短少、腰膝无力的肾虚水肿者。

2. 鲫鱼赤小豆汤

【配方】活鲫鱼 1 条，赤小豆 15 克，商陆（切碎）9 克。

【制法】将鲫鱼去鳃及内脏，将赤小豆、商陆置于鱼腹内，开口处扎紧，放锅内水煮，鱼熟肉烂后饮汤，不吃鱼肉。

【服法】每日 1 剂，连服 3~4 剂。

【功效】补虚、利尿、消肿。用于体虚水肿的调养和治疗，包括营养不良性浮肿和慢性肾炎水肿。

3. 鲫鱼冬瓜皮汤

【配方】鲫鱼1条，冬瓜皮60克，薏苡仁30克。

【制法】鲫鱼去鳃和内脏，与冬瓜皮、薏苡仁共煮汤，待冬瓜皮、薏苡仁熟烂后，饮汤食鱼肉。

【服法】佐餐食用。

【功效】利尿消肿。用于急、慢性水肿的治疗，对肾小球肾炎水肿颇为有效。

4. 鸭肉粥

【配方】青头雄鸭肉100克，葱白3根，粳米100克。

【制法】先将青鸭肉切细煮至极烂，再加粳米、葱白一同煮粥。

【服法】每日早、晚餐温热食用，5~7日为1个疗程。

【功效】补益脾胃，利尿消肿，滋阴养血。适用于功能性水肿。

5. 红枣黑豆炖鲤鱼

【配方】鲤鱼1条，红枣8枚，黑豆30克，葱段、姜片、盐、料酒各少许。

【制法】将鲤鱼宰杀，去除内脏洗净，切成段；红枣洗净，去核；黑豆淘洗干净，用清水浸泡一夜。锅中放入适量清水和鲤鱼段，用旺火煮沸，再加入黑豆、红枣、葱段、姜片、盐和料酒，改用小火煮熟即可。

【服法】佐餐食用。

【功效】利水消肿，补虚养血。是体虚水肿和孕期水肿的食疗佳品。

6. 鲤鱼冬瓜羹

【配方】鲤鱼约500克，冬瓜（切成小块状）500克，葱白20克，盐少许。

【制法】上三味洗净，加水适量，煮至鱼烂汤稠，加少许盐，趁热食。

【服法】佐餐食用。

【功效】行水消肿。各种疾病所引起的水肿均合适服用。肾功能差的要按比例减量服用，因鲤鱼含颇多蛋白质。

7. 牛肉羹

【配方】牛肉500克，干姜、醋各30克，水适量。

【制法】同煮至牛肉烂熟，食肉饮汤。

【服法】佐餐食用。

【功效】温中、健脾、消肿。适合用于各种原因引起的水肿。但有肾功能严重损害、代谢性酸中毒者不宜服用。

8. 二陈竹叶茶

【配方】陈皮、陈瓢各10克，鲜竹叶20片。

【制法】煎煮至沸。

【服法】代茶饮。

【功效】利水消肿，适用于肾炎脾虚湿盛水肿。

9. 干玉米须汤

【配方】玉米须60克，水500毫升。

【制法】将干玉米须加水煎至250毫升。

【服法】一次服完，每日早、晚各1次。

【功效】利水消肿。适用于肾炎浮肿。

10. 小白菜薏苡仁粥

【配方】小白菜500克，薏苡仁60克。

【制法】薏苡仁煮稀粥，加洗净切好的小白菜，不可久煮。

【服法】无盐食用，每日2次。

【功效】利水消肿。适用于急性肾炎浮肿少尿者。

11. 赤小豆煨鲤鱼

【配方】赤小豆100克，鲤鱼1条（250～500克）。

【制法】将鲤鱼去内脏，淘净，文火同煨1个小时，食时不加盐。

【服法】每日1～2次。

【功效】利水消肿。适用于肾炎水肿。

12. 冬瓜腰片汤

【配方】冬瓜250克，猪腰1副，薏苡仁、黄芪、怀山药各9克，香菇5朵，鸡汤1升。

【制法】将用料洗净，冬瓜削皮去瓤，切成块状，香菇去蒂。猪腰对切两半，除去白色部分，再切成片，洗净后用热水烫过。鸡汤倒入锅中加热，先放姜葱，再放薏苡仁、黄芪和冬瓜，以中火煮 40 分钟，再放入猪腰、香菇和怀山药，煮熟后慢火再煮片刻，调味即可。

【服法】佐餐 1 日内吃完。

【功效】此汤有补肾强腰，利湿降压之功。适用于湿热内函之肾病综合征、肾小球肾炎，以及腰膝酸软、下肢水肿、高血压、眩晕耳鸣等症。

13. 薏仁绿豆粥

【配方】生薏苡仁、赤小豆各 30 克，绿豆 60 克。

【制法】共煮粥食用。

【服法】每日 1 次。

【功效】用于脾虚兼湿热水肿。

14. 茯苓赤豆粥

【配方】茯苓 25 克，赤小豆 30 克，粳米 100 克，大枣 10 枚，白糖适量。

【制法】将茯苓、大枣、粳米、赤小豆一起放入锅内，赤小豆要事先用冷水泡发，大枣要泡后洗净；加适量水用旺火煮，开锅后改用小火，待熬成后加入白糖，稍后即可出锅。

【服法】每日早、晚热食。

【功效】泄浊解毒，利水消肿。适用于肾病综合征水肿、蛋白尿、小便不利、四肢乏力者。

第十章
《黄帝内经》与气血津液病证治疗

消渴

一、什么是消渴

消渴是由于阴亏燥热，五脏虚损所导致的以多饮、多食、多尿、形体消瘦为特征的疾病。消渴病多由先天禀赋不足，素体阴虚，复因饮食失节、情志不遂或劳欲过度所致。中医治疗本病多责之于阴虚燥热，以益气养阴，清热生津为常法。

消渴病与西医所说的糖尿病相似。

二、消渴的症状体征

消渴病起病缓慢，病程漫长。本病以多尿、多饮、多食、倦怠乏力，形体消瘦，或尿有甜味为其证候特征。但患者"三多"症状的显著程度有较大的差别。消渴病的多尿，表现为排尿次数增多，尿量增加。有的患者是因夜尿增多而发现本病。与多尿同时出现的是多饮，喝水量及次数明显增多。多食易饥，食量超出常人，但患者常感疲乏无力，日久则形体消瘦。但现代的消渴病患者，有的则在较长时间内表现为形体肥胖。

三、《黄帝内经》对消渴的论述

　　《素问·经脉别论》云：“饮入于胃，游溢精气，上输于脾，脾气散精，上归于肺，通调水道，下输膀胱，水津四布，五经并行。”若脾虚不运，或湿邪困脾，或热伤脾阴皆可致津液、精微物质代谢紊乱而发消渴。正如《素问·脏气法时论》所云：“脾病者，身重善饥肉痿。”《黄帝内经》对脾在消渴病中的病理改变论述甚多。首重体质因素：如《灵枢·本脏》说：“脾脆，则善病消瘅易伤。”《灵枢·邪气脏腑病形》明言：“脾脉微小为消瘅。”皆言素体脾弱是消渴病形成之源。《灵枢·五变》云：“夫柔弱者，必有刚强，刚强多怒，柔者易伤也……故为消瘅。”指出因怒使脾不运津致消，同样体现了体质与致病因素的统一。《素问·通评虚实论》载：“消瘅……甘肥贵人，则膏粱之疾也。”明确提出肥胖体质是糖尿病形成的主要因素之一。不仅如此，《黄帝内经》对其他致病因素的论述亦甚详尽。《素问·腹中论》中云：“夫子数热中消中，不可服膏粱芳草石药，百药发癫，芳草发狂……恐内伤脾。”指出药物伤脾可引起消渴。《素问·奇病论》曰：“脾瘅……，此肥美之所发也，此人必数食甘美而多肥也，肥者令人内热，甘者令人中满，故其气上溢，转为消渴。”进一步指出了“肥人”过食“膏粱”，脾为肥甘化热所滞，失其健运，不能将水谷精微布达全身，从而使血糖升高。《黄帝内经》不仅阐发了消渴发病与脾相关，而且治疗上亦重视从脾论治。《素问·大奇论》云：“治之以兰，除陈气也。”“兰”即佩兰，具有芳香悦脾，化湿醒脾，除胃肠陈气，使脾运圆机活泼。此说显示了从脾论治消渴病的有效治疗途径。《灵枢·五变》曰：“刚则多怒，怒则气上逆，胸中蓄积，血气逆流，髋皮充肌，血脉不行，转而为热，热则消肌肤，故为消瘅。”意即平素情志易怒之人，性情刚躁，思虑多怒，致木气郁遏，气滞日久则血瘀，阻塞脉络；或气逆化火，灼伤阴津精血，致津亏血黏稠，运行迟缓，久则成瘀，瘀阻脉络；或使津失运行敷布，或瘀久化热，消灼肌肤而致消。再者，瘀阻之后，它既是病理产物，又是新的致病凶素，这种双重病理“角色”盘踞于人体，始终影响着人体的气机和水液代谢，干扰血糖的生化和代谢功能。气为血阻，不得上升，水津不能随气上布，致使消渴病迁延日久，反复不愈。不仅如此，《黄帝内经》对饮食偏嗜致瘀成竭的阐述尤为详尽。《灵枢·五味论》云："咸走血，多食之，令人渴。"又云："咸入于胃，其气上走中焦，注于脉则血气走之，血与咸相得相凝，凝则胃中汁注之，注之则胃中竭，竭则咽路焦，故舌本干而善渴，血脉者，中焦之道也。"也就是说，饮食过咸与甘肥可致瘀成竭。因咸入血，过咸则血凝结而不散；甘肥之品，其性壅滞，易阻遏气机，气滞则血瘀，瘀血阻络，津不上承敷布，消渴诸症显现。

四、现代中医临床的辨证施治

（一）上消（肺热津伤）

【症状特征】烦渴多饮，口干舌燥，尿频量多，舌边尖红，苔薄黄，脉洪数。

【治疗原则】清热润肺，生津止渴。

【方药】消渴方。方中重用天花粉以生津清热，佐黄连清热降火，生地黄、藕汁等养阴增液，尚可酌加葛根、麦门冬以加强生津止渴的作用。若烦渴不止，小便频数，而脉数乏力者，为肺热津亏，气阴两伤，可选用玉泉丸或二冬汤。玉泉丸中，以人参、黄芪、茯苓益气，天花粉、葛根、麦门冬、乌梅、甘草等清热生津止渴。二冬汤中，重用人参益气生津，天门冬、麦门冬、天花粉、黄芩、知母清热生津止渴。二方同中有异，前者益气作用较强，而后者清热作用较强，可根据临床需要加以选用。

（二）中消（胃热炽盛）

【症状特征】多食易饥，口渴，尿多，形体消瘦，大便干燥，苔黄，脉滑实有力。

【治疗原则】清胃泻火，养阴增液。

【方药】玉女煎。方中以生石膏、知母清肺胃之热，生地黄、麦门冬滋肺胃之阴，川牛膝活血化瘀，引热下行。可加黄连、栀子清热泻火。大便秘结不行，可用增液承气汤润燥通腑、"增水行舟"，待大便通后，再转上方治疗。本证亦可选用白虎加人参汤。方中以生石膏、知母清肺胃、除烦热，人参益气扶正，甘草、粳米益胃护津，共奏益气养胃、清热生津之效。

对于病程较久，以及过用寒凉而致脾胃气虚，表现口渴引饮，能食与便溏并见，或饮食减少，精神不振，四肢乏力，舌淡，苔白而干，脉弱者，治宜健脾益气、生津止渴，可用七味白术散。方中用四君子汤健脾益气，木香、藿香醒脾行气散津，葛根升清生津止渴。《医宗金鉴》等书将本方列为治消渴病的常用方之一。

（三）下消（肾阴亏虚）

【症状特征】尿频量多，浑浊如脂膏，或尿甜，腰膝酸软，乏力，头晕耳鸣，口干唇燥，皮肤干燥、瘙痒，舌红苔，脉细数。

【治疗原则】滋阴补肾，润燥止渴。

【方药】六味地黄丸。方中以熟地黄滋肾填精为主药；山萸肉固肾益精，山药滋补脾阴、固摄精微，该二药在治疗时用量可稍大；茯苓健脾渗湿，泽泻、牡丹皮清泄肝肾火热，共奏滋阴补肾，补而不腻之效。

阴虚火旺而烦躁，五心烦热，盗汗，失眠者，可加知母、黄柏滋阴泻火。尿量多而浑浊者，加益智仁、桑螵蛸、五味子等益肾缩泉。气阴两虚而伴困倦，气短乏力，舌质淡红者，可加党参、黄芪、黄精补益正气。

阴阳两虚症见小便频数，浑浊如膏，甚至饮一溲一，面容憔悴，耳轮干枯，腰膝酸软，四肢欠温，畏寒肢冷，阳痿或月经不调，舌苔淡白而干，脉沉细无力。则要温阳滋阴，补肾固摄。用药为金匮肾气丸。方中以六味地黄丸滋阴补肾，并用附子、肉桂以温补肾阳。本方以温阳药和滋阴药并用。

对消渴而症见阳虚畏寒的患者，可酌加鹿茸粉 0.5 克，以启动元阳，助全身阳气之气化。本证见阴阳气血俱虚者，则可选用鹿茸丸以温肾滋阴，补益气血。上述两方均可酌加覆盆子、桑螵蛸、金樱子等以补肾固摄。

消渴多伴有瘀血的病变，故对于上述各种证型，尤其是对于舌质紫暗，或有瘀点、瘀斑，脉涩或结或代，及兼见其他瘀血证候者，均可酌加活血化瘀的方药。如丹参、川芎、郁金、红花、山楂等，或配用降糖活血方。方中用丹参、川芎、益母草活血化瘀，当归、赤芍养血活血，木香行气导滞，葛根生津止渴。

消渴容易发生多种并发症，应在治疗本病的同时，积极治疗并发症。白内障、雀盲、耳聋，主要病机为肝肾精血不足，不能上承耳目所致，宜滋补肝肾，益精补血，可用杞菊地黄丸或明目地黄丸。对于并发疮毒痈疽者，则治宜清热解毒，消散痈肿，用五味消毒饮。在痈疽的恢复阶段，则治疗上要重视托毒生肌，并发肺痨、水肿、中风者，则需辨证论治。

五、消渴的食疗药膳

1. 陈皮鸭汤

【配方】瘦鸭半只，冬瓜 1.2 克，芡实 50 克，陈皮 10 克，盐少量。

【制法】冬瓜连皮切大块。鸭用凉水涮过。把适量水煮滚，放入冬瓜、鸭、陈皮、芡实煲滚，以慢火煲 3 小时，下少量盐调味。

【服法】佐餐食用。

【功效】此汤有益肾固精、利湿消肿、降糖、开胃之功。适用于糖尿病性肾病，水肿、腰痛、蛋白尿等。

2. 冬菇豆腐汤

【配方】豆腐 2 块，冬菇 5~6 朵，葱粒 1 汤匙，清水 2~5 杯，蒜蓉豆瓣酱 1 汤匙，盐、胡椒粉各适量。

【制法】豆腐略冲净，打干，即放入滚油内，炸至金黄酥地捞起，吸干油分待用。浸软冬菇，去蒂，洗净，沥干水分，待用。烧热油约 1/2 汤匙，爆香蒜蓉豆瓣酱，注入清水，煮至滚，放入冬菇，滚片刻，至出味及汤浓，最后加入豆腐，待再度滚起时，以适量盐及胡椒粉调味，即可盛起，撒上葱粒，趁热食用。

【服法】佐餐食用。

【功效】此汤有降糖益肾之功。适用于糖尿病性肾病。

3. 海带冬瓜甜汤

【配方】海带 200 克，紫菜 50 克，冬瓜 250 克，无花果 20 克。

【制法】冬瓜去皮、瓤，洗净切成小方块。海带用水浸发，洗去咸味。无花果洗净。用6碗水煲冬瓜、海带、无花果，煲约2小时，下紫菜，烧开片刻即成。

【服法】佐餐食用。

【功效】此汤有利湿消肿、降糖益肾之功。适用于糖尿病性肾病。

4. 黄芪粥

【配方】生黄芪30~60克，粳米60克，陈皮末10克。

【制法】先将黄芪煎汤去渣，然后加入粳米煮成粥，粥成后加入陈皮末即可。

【服法】佐餐食用。

【功效】改善肾脏功能，消除蛋白尿，增强体质。适合糖尿病性肾病患者。

5. 芡实白果粥

【配方】芡实30克，白果10个，糯米30克。

【制法】将白果去壳，与芡实、糯米共入锅中加水煮成粥。

【服法】作主食用，可长期食用。

【功效】健脾去湿。适合糖尿病并发肾病，小便淋浊，尿中大量蛋白排出者。

6. 鲫鱼灯心粥

【配方】鲫鱼1条（去鳞及内脏），灯心草6克，大米50克。

【制法】上料同煮成粥。

【服法】去灯心草，食粥吃鱼。佐餐食用。

【功效】具有利水和补充蛋白的作用。

7. 枸杞子粥

【配方】枸杞子30克，粳米50克。

【制法】二物同煮成粥。

【服法】每日早、晚食用。

【功效】具有补肾健脾、消除蛋白尿的作用。

8. 赤小豆冬瓜汤

【配方】赤小豆50克，冬瓜250克。

【制法】先将赤小豆煮到将烂，放入冬瓜，待两物煮熟后，吃豆及冬瓜，并饮汤。

【服法】佐餐食用。

【功效】清热利尿。适用于糖尿病并发水肿或皮肤有疖痈者。

9. 猪胰玉米须

【配方】猪胰1具，玉米须30克。

【制法】两物同煮15分钟。

【服法】每日1剂，10日为1个疗程。

【功效】适用于糖尿病口干，口渴欲饮或有浮肿者。

10. 天麻橘皮茶

【配方】天麻19克，鲜橘皮20克。

【制法】上两味水煎。

【服法】代茶频频饮之。

【功效】用于糖尿病性高血压，见头昏眩晕、脘闷纳呆、血压升高者。

11. 降压茶

【配方】罗布麻叶6克，山楂15克，五味子5克。

【制法】沸水冲泡、闷盖片刻。

【服法】代茶频频饮之。

【功效】用于糖尿病性高血压，见高血压、高血脂者。

12. 海带决明汤

【配方】海带20克，决明子（包）15克。

【制法】上两味水煎。至海带熟烂，弃决明子，吃海带饮汤。

【服法】佐餐食用。

【功效】用于糖尿病性高血压，见头晕头痛，易怒急躁，血脂偏高、血压升高者。

13. 冬瓜青鱼汤

【配方】冬瓜皮500克，青鱼250克，食用油、调味品各适量。

【制法】先用油将洗净的青鱼段煎至金黄色，入冬瓜皮，加调味品炖汤。

【服法】吃鱼喝汤，每日 2 次。

【功效】用于糖尿病性高血压，见易怒、目赤、尿赤、血压升高者。

14. 凉拌洋葱

【配方】洋葱 100 克，食油少许。

【制法】将洋葱洗净，开水烫过，切细，加食油少许调味。

【服法】佐饭食，每日 1 次。

【功效】用于治疗糖尿病、高血压、动脉硬化。

15. 胡萝卜粥

【配方】新鲜胡萝卜适量，粳米 250 克。

【制法】将胡萝卜切碎，同粳米一起煮粥。

【服法】可供早、晚餐服用。

【功效】清热解毒，健脾化滞。治疗糖尿病、高血压。

16. 薏苡仁山药粥

【配方】薏苡仁、山药各 50 克，粳米 100 克。

【制法】上料洗净加清水 1.5 毫升，烧开后，不加油盐，慢熬成粥。

【服法】每日分 3~4 次空腹服。

【功效】补中利湿，固肾止泻。适用于糖尿病、口渴。

17. 天花粉

【配方】天花粉适量。

【制法】洗净削去外皮，切块，长寸许，日夜水浸，连续易水，经 5 日，取出研碎，以绢袋过滤，如制粉法干之。

【服法】以沸水冲服 1~2 克，每日 3~4 次，以愈为度。

【功效】生津止渴。

18. 双瓜皮天花粉

【配方】西瓜皮、冬瓜皮各 15 克，天花粉 12 克。

【制法】加水煎服。

【服法】每日 2 次，每次半杯。

【功效】清热祛湿、利水。用治糖尿病之口渴、尿浊。

19. 菠菜根粥

【配方】鲜菠菜根 250 克，鸡内金 10 克，大米 50 克。

【制法】菠菜根洗净，切碎，加水同鸡内金共煎煮 30～40 分钟，然后放入大米煮至烂粥。

【服法】每日分 2 次服用。

【功效】止渴，润燥，养胃。适用于糖尿病。

20，甘薯叶冬瓜汤

【配方】鲜甘薯叶 150 克，冬瓜 100 克。

【制法】加水共煎汤。

【服法】每日分 2 次服用。

【功效】清热、利尿。适用于糖尿病。

21. 独参汤

【配方】生晒参、红参、西洋参（任选其中一味）。

【制法】每日用 2～6 克，加开水 100 毫升，隔水炖 2 小时。

【服法】温服，药渣可同时嚼碎服下。

【功效】适用于气阴两虚、尿糖、血糖明显异常的糖尿病。

22. 豇豆山药汤

【配方】带皮嫩豇豆 50 克，山药 30 克。

【制法】加水 400 毫升，煎至 200 毫升，去渣取汁。

【服法】每日分 2 次服。

【功效】适用于糖尿病之口渴、小便多。

23. 蒸鲜山药

【配方】山药 120 克。

【制法】将山药洗净蒸熟。

【服法】饭前 1 次吃完，每日 2 次。

【功效】健脾止泻，补肾收摄。适用于糖尿病之口渴、尿多、易饥。

第十一章
《黄帝内经》与经络肢体病证治疗

第一节　痹病

一、什么是痹病

痹病指正气不足，风、寒、湿、热等外邪侵袭人体，痹阻经络，气血运行不畅所导致的，以肌肉、筋骨、关节发生疼痛、麻木、重着、屈伸不利，甚至关节肿大灼热为主要临床表现的病证。

痹病的含义有广义、狭义之分。痹者闭也，广义的痹病，泛指机体正气不足，卫外不固，邪气乘虚而入，脏腑经络气血为之痹阻而引起的疾病统称为痹病，包括《黄帝内经》所含肺痹、心痹等脏腑痹及肉痹、筋痹等肢体经络痹。狭义的痹病，即指其中的肢体经络痹，这里主要讲肢体经络痹病。

肢体经络痹病，为常见病，发病率甚高，如风湿性关节炎、类风湿性关节炎、强直性脊柱炎、骨性关节炎、坐骨神经痛等疾病以肢体痹病为临床特征者，可参照本节辨证论治。

二、痹病的症状体征

肌肉、筋骨、关节疼痛为本病的主要特征。但疼痛的性质有酸痛、胀痛、隐痛、刺痛、冷痛、热痛或重着疼痛等各异。疼痛的部位，或以上肢为主或以下肢为甚，可对称发作亦可非对称发生，或累及单个关节或多关节同病，可为游走不定或为固定不移。或局部红肿灼热，或单纯肿胀疼痛，皮色不变。或喜热熨，或乐冷敷。多为慢性久病，病势缠绵，亦可急性起病，病程较短。病重者，关节屈伸不利，甚者关节僵硬、变形，生活困难。

三、《黄帝内经》对痹病的论述

《素问·痹论》指出"风寒湿三气杂至，合而为痹也，其风气胜者为行痹，寒气胜者为痛痹，湿气胜者为着痹也"，"所谓痹者，各以其时重感于风寒湿者也"。除此之外，《素问·痹论》还认为"所谓饮食居处，为其病本"，《素问·痹论》云："不与风寒湿气合，故不为痹。"痹病的产生又与饮食和生活环境有关。而在《灵枢·百病始生》中曰："风雨寒热，不得虚，邪不能独伤人。"可见《黄帝内经》对类风湿关节炎的发病既看到了其外部因素，同时也意识到了它的内因，概括地说风、寒、湿、热邪是类风湿关节炎发生发展的外部条件，而诸虚内存、正气不足才是其发病的内部原因。

四、现代中医临床的辨证施治

（一）行痹

【症状特征】肢体关节、肌肉酸痛，上、下、左、右关节游走不定，但以上肢为多见，以寒痛为多，亦可轻微热痛，或见恶风寒，舌苔薄白或薄腻，脉多浮或浮紧。

【治疗原则】祛风通络，散寒除湿。

【方药】宣痹达经汤。方以蜂房、乌梢蛇、土鳖虫、螳螂通经活络以宣痹；威灵仙、羌活、防风、秦艽、豨莶草、青风藤疏风祛邪；当归养血活血；穿山甲搜剔络脉瘀滞。若以肩肘等上肢关节为主者，为风胜于上，可选加羌活、白芷、桑枝、威灵仙、姜黄、川芎祛风通络止痛。若以下肢关节为主者，为湿胜于下，选加独活、牛膝、防己、萆薢、松节等祛湿止痛。以腰背关节为

288

主者，多与肾气不足有关，酌加杜仲、桑寄生、淫羊藿、巴戟天、续断等温补肾气。

若见关节肿大，苔薄黄，邪有化热之象者，宜寒热并举，投桂枝芍药知母汤加减。或以防风汤加减，方以防风、麻黄、秦艽、葛根祛风除湿；肉桂、当归温经活血；茯苓健脾渗湿，姜、枣、甘草和中调营。

（二）痛痹

【症状特征】肢体关节疼痛较剧，甚至关节不可屈伸，遇冷痛甚，得热则减，痛处多固定，亦可游走，皮色不红，触之不热，苔薄白，脉弦紧。

【治疗原则】温经散寒，祛风除湿。

【方药】乌头汤。方中以制川乌、麻黄温经散寒，宣痹止痛；芍药、甘草缓急止痛；黄芪益气固表，并能利血通痹；蜂蜜甘缓，益血养筋，制乌头燥热之毒。可选加羌活、独活、防风、秦艽、威灵仙等祛风除湿。加姜黄、当归活血通络。寒甚者可加制附片、桂枝、细辛温经散寒。或予验方温经通痹汤，方以附子、干姜、炒川椒温阳以祛寒；乌梢蛇、蜂房、土鳖虫活络通经；当归、丹参入血和营，活血通络；豨莶草、羌活祛风除湿，共奏散寒通络，宣痹止痛之功。

（三）着痹

【症状特征】肢体关节疼痛重着、酸楚，或有肿胀，痛有定处，肌肤麻木，手足困重，活动不便，苔白腻，脉濡缓。

【治疗原则】除湿通络，祛风散寒。

【方药】薏苡仁汤加减。方以薏苡仁、苍术健脾渗湿；羌活、独活、防风祛风胜湿；川乌、麻黄、桂枝温经散寒；当归、川芎养血活血；生姜、甘草健脾和中。关节肿胀者，加秦艽、萆薢、防己、木通、姜黄除湿通络。肌肤不仁，加海桐皮、豨莶草祛风通络，或加黄芪、红花益气通痹。若痛甚者，可用《医学心悟》蠲痹汤治之。

（四）热痹

【症状特征】肢体关节疼痛，痛处掀红灼热，肿胀疼痛剧烈，得冷则舒，筋脉拘急，日轻夜重，多兼有发热，口渴，烦闷不安，舌质红，苔黄腻或黄燥，脉滑数。

【治疗原则】清热通络，祛风除湿。

【方药】白虎汤加桂枝。方以白虎汤清热除烦；桂枝疏风通络。可加银花藤、连翘、黄柏清热解毒；海桐皮、姜黄、木防己、威灵仙等活血通络，祛风除湿。若皮肤有瘀斑者，酌加牡丹皮、生地黄、地肤子清热凉血散瘀。

湿热胜者亦可选用《温病条辨·中焦》宣痹汤加减治疗。

热痹化火伤津，症见关节红肿，疼痛剧烈，入夜尤甚，壮热烦渴，舌红少津，脉弦数者，治以清热解毒，凉血止痛，可用犀角散加减。

（五）尪痹

【症状特征】肢体关节疼痛，屈伸不利，关节肿大、僵硬、变形，甚则肌肉萎缩，筋脉拘急，肘膝不得伸，或尻以代踵、脊以代头而成废人，舌质暗红，脉细涩。

【治疗原则】补肾祛寒，活血通络。

【方药】补肾祛寒治尪汤。方以川续断、补骨脂、骨碎补、淫羊藿补肾壮筋骨；制附片补肾阳除寒邪；熟地黄填精补血滋养肝肾；桂枝、独活、威灵仙祛风散寒除湿；白芍养血缓急舒筋。

肢体关节刺痛，屈伸不利，多个关节漫肿，重则关节肿大，顽麻顽痛，久而不除，舌质红赤，两侧有瘀斑，治以化瘀涤痰，通络止痛为主，方以宣痹化瘀涤痰汤。方中蜂房、乌梢蛇、䗪虫、羌活、伸筋草、豨莶草活血祛风，通络宣痹；当归养血和营；制南星、白芥子豁痰；生姜、片姜黄舒筋散结止痛。瘀血症明显者加血竭、皂角刺、乳香、没药活血化瘀。骨节变形严重者，可加透骨草、寻骨风、自然铜、骨碎补、补骨脂搜风壮骨。兼有低热，或自觉关节发热，去淫羊藿，加黄柏、地骨皮退虚热。脊柱僵化变形者，可加金毛狗脊、鹿角胶、羌活补肾壮筋骨。

五、痹病的食疗药膳

1. 桑葚桑枝酒

【配方】新鲜桑葚 500 克，新鲜桑枝 1 千克，红糖 500 克，白酒 1 千克。

【制法】桑枝洗净切断，与桑葚、红糖同入酒中浸液，1 个月后即可服用。

【服法】每日 1~2 次，每次 20~30 毫升。

【功效】补肝肾，利血脉，祛风湿。

2. 猪尾骨碎补汤

【配方】猪尾 2 条，骨碎补、鸡血藤各 20 克，姜片、黄酒各适量。

【制法】将猪尾洗净切段。骨碎补、鸡血藤同装入纱布袋内，放于砂锅中，注入清水 60 毫升，烧开后，加入姜片、黄酒和精盐，小火炖至酥烂，拣出药纱袋，下味精，调匀。

【服法】佐餐食用。

【功效】适用于风湿痹痛，慢性腰腿疼痛。

3. 玫瑰归红汤

【配方】玫瑰花 20 克，当归 15 克，红花 10 克。

【制法】水煎 2 次，每次用水 300 毫升，煎半小时，两次混合。

【服法】分 22 次趁热用黄酒冲服。

【功效】适用于急、慢性风湿、类风湿性关节炎。

4. 无花果猪瘦肉汤

【配方】无花果 150 克，猪瘦肉 100 克，味精、香油各适量。

【制法】将无花果、瘦肉分别洗净切片，加水 300 毫升，烧开后加入盐，煮至熟透，下味精、淋香油。

【服法】佐餐食用。

【功效】适用于风湿疼痛。

5. 独活黑豆汤

【配方】独活 12 克，黑豆 60 克，米酒少许。

【制法】将独活、黑豆放入清水中，文火煮 2 小时，取汁对入米酒，即成。

【服法】每日 2 次，温服。

【功效】祛风胜湿，活血止痛。适用于风湿性关节炎、类风湿性关节炎属风湿痹阻者。

6. 蛇肉归红汤

【配方】当归 15 克，黄芪 25 克，薏苡仁 50 克，红枣（去核）6 枚，蛇肉 200 克。

【制法】将当归、黄芪、薏苡仁、红枣分别洗净。蛇肉洗净，切成小块儿。把全部用料放入砂锅内，加清水适量，武火煮沸后，改用文火煲 2 小时，调味即可。

【服法】饮汤吃蛇肉，每日 1 次。

【功效】补气益血，祛湿除痹。用于慢性风湿性关节炎、类风湿性关节炎等之关节疼痛、活动不便者。

第二节　痿病

一、什么是痿病

痿病系指外感或内伤，使精血受损，肌肉筋脉失养以致肢体弛缓、软弱无力，甚至日久不用，引起肌肉萎缩或瘫痪的一种病证。痿者萎也，枯萎之义，即指肢体痿弱，肌肉萎缩。凡手足或其他部位的肌肉痿弱无力，弛缓不收者均属痿病范畴。因多发生在下肢，故又有"痿躄"之称。

二、痿病的症状体征

本病以筋脉弛缓，肢体肌肉软弱无力，不能随意活动，甚至肌肉萎缩或瘫痿为主要证候特征。但因证不同，临床表现各异。有急性起病，进行性加重者；有缓慢发病者；也有时轻时重，周期性发作者；有疲劳后发病者，有睡卧后发作者。有以女性多见，有以男性为主者。一般以下肢发病多见，也有见于上肢、肩背者，有影响窍隧，难于张口、睁目者，甚至瘫痪于床者。有以肢体近端肌肉弱于远端者，或以肢体远端肌肉弱于近端者。初则仅为肌肉软弱无力，久则肌肉萎缩不用。

三、《黄帝内经》对痿病的论述

《黄帝内经》有许多篇章对痿病进行了讨论，《素问·痿论》还作了专门论述。《素问·痿论》云："肺主身之皮毛，心主身之血脉，肝主身之筋膜，脾主身之肌肉，肾主身之骨髓。故肺热叶焦，则皮毛虚弱急薄，甚则生痿躄也；心气热，则下脉厥而上，上则下脉虚，虚则生脉痿，枢折挈，胫纵而不任地也；肝气热，则胆泄口苦，筋膜干，筋膜干则筋急而挛，发为筋痿；脾气热，则胃干而渴，肌肉不仁，发为肉痿；肾气热，则腰脊不举，骨枯而髓减，发为骨痿……帝曰：……论言治痿者独取阳明何也？岐伯曰：阳明者，五脏六腑之海，主润宗筋，宗筋主束骨而利机关也。冲脉者，经脉之海也，主渗灌溪谷，与阳明合于宗筋，阴阳拥宗筋之会，会于气街，而阳明为之长，皆属于带脉而络于督脉，故阳明虚则宗筋纵，带脉不引，故足痿不用也。"《黄帝内经》在病凶病机方面，主张"肺热叶焦"，筋脉失润；"湿热不攘"，筋脉弛缓。病证分类方面，根据五脏与五体的关系，提出了"痿躄"、"脉痿"、"筋痿"、"肉痿"、"骨痿"的分类方法。治疗方面，提出了"治痿者独取阳明"和"各补其荣而通其俞，调其虚实，和其逆顺"的针灸治痿原则。《黄帝内经》丰富的论述，为后世认识痿病奠定了理论基础。

四、现代中医临床的辨证施治

（一）肺热津伤

【症状特征】病起发热之时，或热退后突然肢体软弱无力，皮肤枯燥，心烦口渴，咽干咳呛少痰，小便短少，大便秘结，舌红苔黄，脉细数。

【治疗原则】清热润肺，濡养筋脉。

【方药】清燥救肺汤。方中以人参、麦门冬、生甘草甘润生津，益气养阴；生石膏、霜桑叶、苦杏仁、火麻仁宣肺清热，润燥降逆；蜜炙枇杷叶、阿胶、炒胡麻仁润肺滋阴清燥。若壮热，口渴，汗多，则重用生石膏，还可加金银花、连翘以清热解毒，养阴生津。若咳呛少痰，加炙栝楼、桑白皮、川贝母、知母润肺止咳化痰。咽干不利者，加花粉、玉竹、百合养阴生津。若身热退净，食欲减退，口燥咽干较甚者，证属肺胃阴伤，宜用益胃汤加薏苡仁、山药、生谷芽之类，益胃生津。

（二）湿热浸淫

【症状特征】四肢痿软，肢体困重，或微肿麻木，尤多见于下肢，或足胫热蒸，或发热，胸脘痞闷，小便赤涩，舌红苔黄腻，脉细数而濡。

【治疗原则】清热燥湿，通利筋脉。

【方药】加味二妙散。方中黄柏苦寒清热燥湿；苍术健脾燥湿；萆薢导湿热从小便而出；当归、牛膝活血通络；龟板滋阴潜阳，养肾壮骨。全方合用，有清化下焦湿热，而又不伤阴之效。若湿盛，伴胸脘痞闷，肢重且肿者，可加厚朴、薏苡仁、茯苓、泽泻理气化湿。若长夏雨季，酌加藿香、佩兰芳香化浊。若形体消瘦，自觉足胫热气上腾，心烦，舌红或苔中剥，脉细数，为热甚伤阴，上方去苍术加生地黄、麦门冬以养阴清热。如肢体麻木，关节运动不利，舌质紫，脉细涩，为夹瘀之证，加赤芍、丹参、红花活血通络。本证重在清热燥湿，不可急于填补，以免助湿恋邪，或热已伤阴，则应清养，仍需注意养阴而不得碍湿。

（三）脾胃亏虚

【症状特征】肢体痿软无力日重，食少纳呆，腹胀便溏，面浮不华，神疲乏力，舌淡，舌体胖大，苔薄白，脉沉细或沉弱。

【治疗原则】健脾益气。

【方药】参苓白术散。方中人参、白术、山药、扁豆、莲子肉甘温健脾益气；茯苓、薏苡仁健脾渗湿；陈皮、砂仁和胃醒脾。若肥人多痰，可用六君子汤补脾化痰。中气不足，可用补中益气汤。心悸气短者，加黄芪、当归益气生血。如肌肉麻木不仁，苔白腻者，加橘络、白芥子化痰通络。

消瘦，舌质紫暗者，可用圣愈汤益气养血，再加桃仁、红花、牛膝活血化瘀。

（四）肝肾亏损

【症状特征】起病缓慢，四肢痿弱无力，腰脊酸软，不能久立，或伴眩晕、耳鸣、遗精早泄，或月经不调，甚至步履全废，腿胫大肉渐脱，舌红少苔，脉沉细数。

【治疗原则】补益肝肾，滋阴清热。

【方药】虎潜丸。方中虎骨（可用狗骨代替）、牛膝壮筋骨利关节；锁阳温肾益精；当归、白芍养血柔肝荣筋；黄柏、知母、熟地黄、龟板滋阴补肾清热；少佐陈皮以利气，干姜以通阳。本方治肝肾阴亏有热的痿病，为肝肾亏损征的基本方。热甚者去锁阳、干姜，或用六味地黄丸加牛骨髓、猪骨髓、鹿角胶、枸杞子、砂仁治之。若兼见面色萎黄不华，心悸，舌淡红，脉细弱者，加黄芪、党参、当归、鸡血藤以补养气血。若久病阴损及阳，症见怕冷、阳痿、小便清长，舌淡，脉沉细无力者，不可用凉药以伐生气，虎潜丸去黄柏、知母，酌加鹿角片、补骨脂、肉桂、附子等补肾壮阳。此外，也可加紫河车粉，或用牛骨髓、猪骨髓煮熟，捣烂和入米粉，再用白糖或红糖调服。

本证以阴虚夹热者为多，但应分清有热无热，虚火当滋肾，无火当填精，若阳虚者则又当温煦为治。

五、痿病的食疗药膳

1. 何首乌肝片

【配方】制何首乌60克，枸杞子15克，猪肝200克，豆粉、盐、醋、白糖、酱油、植物油、葱、姜各适量。

【制法】制何首乌、枸杞子煎水取浓汁；猪肝切片，用豆粉、盐、醋、白糖、酱油拌匀，用植物油（油食品）炒熟，放入前汁及葱、姜。

【服法】每日分 2 次食。

【功效】补益肝肾。适用于肝肾阴虚型重症肌无力患者。

2. 参芪胎盘液

【配方】人参 30 克，黄芪 100 克，胎盘粉 20 克，枸杞子 60 克。

【制法】人参、黄芪、枸杞子加水煎取浓汁，放入胎盘粉搅匀。

【服法】每次服 10 毫升。

【功效】补气养血，滋补肝肾。适用于肝肾阴虚型重症肌无力患者。

3. 山药菟丝粥

【配方】山药 30 克，菟丝子 10 克，粳米 100 克，白糖适量。

【制法】菟丝子捣碎，煎水取汁，山药研成细末；与粳米共煮粥，粥熟加白糖。

【服法】顿服。

【功效】补肾，益精，补脾。适用于脾肾阳虚型重症肌无力患者。

4. 附片炖羊肉

【配方】羊肉 250 克，白附片 10 克，山药 30 克，生姜 25 克，盐适量。

【制法】白附片加水先煎，羊肉洗净、切块儿，与山药、生姜、附片一同炖至肉烂熟，以盐调味。

【服法】每日分 2～3 次吃。

【功效】温补脾肾，祛寒。适用于脾肾阳虚型重症肌无力患者。

5. 归芪木瓜鸽肉汤

【配方】当归 10 克，黄芪、木瓜各 20 克，鸽子 2 只，姜 10 克，葱 15 克，盐 4 克，绍酒 25 克。

【制法】当归、黄芪洗净切片；木瓜洗净切片；鸽子剖洗干净；姜切片，葱切段。鸽肉、当归、黄芪、姜、葱、盐，同放炖杯内，加水 300 毫升。炖盅置武火上烧沸，再用文火炖煮 50 分钟即成。

【服法】每日 2 次，每次吃鸽肉 50 克，喝汤。

【功效】滋肾益气，祛风补血。用于多发性神经炎患者。

296

6. 茯苓白鹅汤

【配方】茯苓 15 克，黄芪 30 克，当归、菟丝子、川牛膝、杜仲、木瓜、白术各 10 克，熟地黄 20 克，白鹅肉 500 克，料酒 20 克，姜 10 克，葱 15 克，盐 5 克。

【制法】前几味中药洗净，装入纱布袋内扎紧口；白鹅宰杀后去毛、内脏及爪洗净，切 5 厘米大小的块儿；姜拍松，葱切段。白鹅肉、药包、姜、葱，同放炖锅内，加入盐，放入清水 1 升。炖锅置武火烧沸，文火炖煮 1 小时即成。

【服法】每 8 小时服 1 次，每次服 200 毫升汤。

【功效】滋补肝肾，益气补虚。用于多发性神经炎患者。

7. 枸杞羊肾粥

【配方】鲜枸杞叶 500 克，羊肾 1 对，大米 250 克，葱、姜、盐等调料各适量。

【制法】共煮粥。

【服法】分 2 次食用。

【功效】补益肝肾。适用于肝肾亏虚、精血不足所致痿症兼有腰酸足软者。

8. 泥鳅炖豆腐

【配方】活泥鳅 500 克，豆腐 250 克，食盐少许。

【制法】把泥鳅去鳃及内脏，洗净；豆腐切块。泥鳅入锅，加盐、清水适量，置武火上，炖至五成熟时，加入豆腐、食盐，再炖至泥鳅熟烂即可。

【服法】佐餐食用。

【功效】清热利湿，调和脾胃。适用于湿热浸淫，两足痿软无力之痿病。

9. 黑芝麻丸

【配方】黑芝麻 250 克，野黑豆 100 克。

【制法】黑芝麻、野黑豆蒸 3 次后晒干，炒熟研细，用炼蜜或枣泥为丸。

【服法】每次 20 ~ 25 克，黄酒送下。

【功效】补肝行血，健脾除湿。适用于多发性神经炎。

10. 黄芪血藤鳝鱼羹

【配方】黄芪、鸡血藤各 30 克，黄鳝 500 克。

【制法】前两药煎水取汁；黄鳝去头、尾、骨、内脏切丝，用植物油炒过，同前汁共煮熟，以盐、姜调味。

【服法】每日分 2 次服。

【功效】益气活血，祛风通络。适用于多发性神经炎。

11. 大麦薏苡仁粥

【配方】大麦（去皮）60 克，薏苡仁 30 克，土茯苓 10 克。

【制法】土茯苓煎水取汁，与大麦、薏苡仁加水煮粥。

【服法】每日分 2 次服。

【功效】清热化湿，健脾。适用于多发性神经炎。

12. 赤豆苡仁汤

【配方】赤小豆 30 克，薏苡仁 50 克，土茯苓 15 克，桑枝 25 克。

【制法】赤小豆、薏苡仁捣烂加水煮汤，土茯苓、桑枝煎水取汁，加入汤中，以蜂蜜调味。

【服法】每日分 2 ~ 3 次吃。

【功效】健脾得湿，祛风通络。适用于多发性神经炎。

第三节　头痛

一、什么是头痛

头痛病是指由于外感与内伤，致使脉络拘急或失养，清窍不利所引起的以头部疼痛为主要临床特征的疾病。头痛既是一种常见病证，也是一个常见症状，可以发生于多种急、慢性疾病过程中，有时亦是某些相关疾病加重或恶化的先兆。

二、头痛的症状体征

患者自觉头部包括前额、额颞、顶枕等部位疼痛，为本病的证候特征，但以偏头痛者居多。按头痛的性质有掣痛、跳痛、灼痛、胀痛、重痛、头痛如裂或空痛、隐痛、昏痛等。按头痛发病方式，有突然发作，有缓慢而病。疼痛时间有持续疼痛，痛无休止，有痛势绵绵，时作时止。根据病因，还有相应的伴发症状。

三、《黄帝内经》对头痛的论述

《素问·风论》认为其病因乃外在风邪寒气犯于头脑而致。《素问·五脏生成》："头痛巅疾，下虚上实，过在足少阴、巨阳，甚则入肾的病机。"《素问·风论》："风气循风府而上，则为脑风……新沐中风，则为首风。"《素问·方盛衰论》："气上不下，头痛巅疾。"

四、现代中医临床的辨证施治

（一）外感头痛

1. 风寒型

【症状特征】头痛起病较急，其痛如破，痛连项背，恶风畏寒，口不渴，苔薄白，脉多浮紧。

【治疗原则】疏风散寒。

【方药】川芎茶调散。方中川芎、羌活、白芷、细辛发散风寒，通络止痛，其中川芎可行血中之气，祛血中之风，上行头目，为外感头痛要药；薄荷、荆芥、防风上行升散，助芎、羌、芷、辛疏风止痛；茶水调服，取其苦寒之性，协调诸风药温燥之性，共成疏风散寒，通络止痛之功。若鼻塞流清涕，加苍耳、辛夷散寒通窍。项背强痛，加葛根疏风解肌。呕恶苔腻，加藿香、半

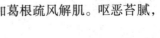

夏和胃降逆。巅顶痛加藁本祛风止痛。

若巅顶痛甚，干呕，吐涎，甚则四肢厥冷，苔白，脉弦，为寒犯厥阴，治当温散厥阴寒邪，方用吴茱萸汤加半夏、藁本、川芎之类，以吴茱萸暖肝温胃，人参、姜、枣助阳补土，使阴寒不得上行，全方协同以收温散降逆之功。

2. 风热型

【症状特征】起病急，头呈涨痛，甚则头痛如裂，发热或恶风，口渴欲饮，面红目赤，便秘溲黄，舌红苔黄，脉浮数。

【治疗原则】疏风清热。

【方药】芎芷石膏汤。方中以川芎、白芷、菊花、石膏为主药，以疏风清热。川芎、白芷、羌活、藁本善止头痛，但偏于辛温，故佐以菊花、石膏校正其温性，变辛温为辛凉，疏风清热而止头痛。应用时若风热较甚者，可去羌活、藁本，改用黄芩、栀子、薄荷辛凉清解。发热甚，加金银花、连翘清热解毒。

若热盛津伤，症见舌红少津，可加知母、石斛、花粉清热生津。若大便秘结，口鼻生疮，腑气不通者，可合用黄连上清丸，苦寒降火，通腑泻热。

3. 风湿型

【症状特征】头痛如裹，肢体困重，胸闷纳呆，小便不利，大便或溏，苔白腻，脉濡。

【治疗原则】祛风胜湿。

【方药】羌活胜湿汤。该方治湿气在表，真头痛头重证。因湿邪在表，故以羌活、独活、防风、川芎、藁本、蔓荆子等祛风以胜湿，湿去表解，清阳之气得布，则头痛身困可解；甘草助诸药辛甘发散，并调和诸药。若湿浊中阻，症见胸闷纳呆、便溏，可加苍术、厚朴、陈皮等燥湿宽中。若恶心呕吐者，可加生姜、半夏、藿香等芳香化浊，降逆止呕。若见身热汗出不畅，胸闷口渴者，为暑湿所致，宜清暑化湿，用黄连香薷饮加藿香、佩兰等。

（二）内伤头痛

1. 肝阳型

【症状特征】头涨痛而眩，心烦易怒，面赤口苦，或兼耳鸣胁痛，夜眠不宁，舌红苔薄黄，脉弦有力。

【治疗原则】平肝潜阳。

【方药】天麻钩藤饮。本方重在平肝潜阳熄风，对肝阳上亢，甚至肝风内动所致的头痛证候均可获效。药用天麻、钩藤、石决明以平肝潜阳；黄芩、栀子清肝火；牛膝、杜仲、桑寄生补肝肾；夜交藤、茯神养心安神。临床应用时可再加龙骨、牡蛎以增强重镇潜阳之力。若见肝肾阴虚，症见朝轻暮重，或遇劳加重，脉弦细，舌红苔薄少津者，酌加生地黄、何首乌、女贞子、枸杞子、旱莲草等滋养肝肾。若头痛甚，口苦、胁痛，肝火偏旺者，加郁金、龙胆草、夏枯草以清肝泻火，火热较甚，亦可用龙胆泻肝汤清降肝火。

2. 肾虚型

【症状特征】头痛而空，每兼眩晕耳鸣，腰膝酸软，遗精，带下，少寐健忘，舌红少苔，脉沉细无力。

【治疗原则】滋阴补肾。

【方药】大补元煎。本方重在滋补肾阴，以熟地黄、山茱萸、山药、枸杞子滋补肝肾之阴；人参、当归气血双补；杜仲益肾强腰。腰膝酸软，可加续断、怀牛膝以壮腰膝。遗精、带下，加莲须、芡实、金樱子收敛固涩。待病情好转，可常服杞菊地黄丸或六味地黄丸补肾阴、潜阳以巩固疗效。

若头痛畏寒，面白，四肢不温，舌淡，脉沉细而缓，证属肾阳不足，可用右归丸温补肾阳，填精补髓。若兼见外感寒邪者，可投麻黄附子细辛汤散寒温里，表里兼治。

3. 气血虚型

【症状特征】头痛而晕，遇劳加重，面色少华，心悸不宁，自汗，气短，畏风，神疲乏力，舌淡苔薄白，脉沉细而弱。

【治疗原则】气血双补。

【方药】八珍汤。方中以四君健脾补中而益气，又以四物补肾而养血。当加菊花、蔓荆子入肝经，清头明目以治标，标本俱治，可提高疗效。

4. 痰浊型

【症状特征】头痛昏蒙，胸脘满闷，呕恶痰涎，苔白腻，或舌胖大有齿痕，脉滑或弦滑。

【治疗原则】健脾化痰，降逆止痛。

【方药】半夏白术天麻汤。本方具有健脾化痰，降逆止呕，平肝熄风之功。以半夏、生白术、茯苓、陈皮、生姜健脾化痰、降逆止呕，令痰浊去则清阳升而头痛减；天麻平肝熄风，为治头痛、眩晕之要药。并可加厚朴、蔓荆子、白蒺藜运脾燥湿，祛风止痛。若痰郁化热显著者，可加竹茹、枳实、黄芩清热燥湿。

5. 瘀血型

【症状特征】头痛经久不愈，其痛如刺，入夜尤甚，固定不移，或头部有外伤史，舌紫或有瘀斑、瘀点，苔薄白，脉沉细或细涩。

【治疗原则】活血通窍止痛。

【方药】通窍活血汤。药用麝香、生姜、葱白温通窍络；桃仁、红花、川芎、赤芍活血化瘀；大枣一味甘缓扶正，防化瘀伤正。可酌加郁金、石菖蒲、细辛、白芷以理气宣窍，温经通络。头痛甚者，可加全蝎、蜈蚣、地鳖虫等虫类药以收逐风邪，活络止痛。久病气血不足，可加黄芪、当归以助活络化瘀之力。治疗上述各证，均可根据经络循行在相应的方药中加入引经药，能显著地提高疗效。一般太阳头痛选加羌活、防风；阳明头痛选加白芷、葛根；少阳头痛选用川芎、柴胡；太阴头痛选用苍术；少阴头痛选用细辛；厥阴头痛选用吴茱萸、藁本等。

此外，临床可见头痛如雷鸣，头面起核或憎寒壮热，名曰"雷头风"，多为湿热毒邪上冲，扰乱清窍所致，可用清震汤加薄荷、黄芩、黄连、板蓝根、僵蚕等以清宣升散、除湿解毒治之。

还有偏头风，又称偏头痛，其病暴发，痛势甚剧，或左或右，或连及眼、齿，痛止如常人，不定期地反复发作，此多肝经风火所致，治宜平肝熄风为主，可用天麻钩藤饮或羚角钩藤汤治之。

五、头痛的食疗药膳

1. 黄酒冲葱豆

【配方】葱30克，淡豆豉15克，黄酒50克。

302

【制法】将淡豆豉放入锅内加水 1 碗，煎煮 15 分钟，再把葱切段放入，继续煮 5 分钟，最后把酒冲入，立即起锅即可。

【服法】趁热服下，微汗即停服。

【功效】解表散寒。适用于风寒感冒、头痛出汗、全身不适。

2. 芹菜炒香菇

【配方】芹菜 400 克，水发香菇 50 克，干淀粉、植物油、调料各适量。

【制法】芹菜去叶、根，洗净切段，盐渍 10 分钟，清水冲洗，沥干。香菇切片，淀粉、醋、味精加水 50 毫升对成芡汁待用。炒锅内植物油烧至冒烟无泡沫，放入芹菜煸炒 2~3 分钟，投入香菇片，迅速炒匀，加酱油，炒 1 分钟，淋入芡汁速炒起锅。

【服法】佐餐食用。

【功效】平肝潜阳。适用于肝阳上亢所致头痛。

3. 葱姜治头痛

【配方】葱茎 7 根，生姜 9 克。

【制法】水煎。

【服法】趁热服，被覆取汗，汗出则愈。

【功效】解表散寒，适用于风寒头痛，其痛连项背，常伴恶寒发热、身痛、无汗、苔薄白、脉浮紧等。

4. 芹菜粥

【配方】取连根芹菜 12 克，粳米 250 克。

【制法】将粳米淘洗后煮成粥，加芹菜（连根洗净切碎）再煮沸即可。

【服法】每日早、晚空腹食用。

【功效】清热止痛，适用于肝火而致偏头痛者。

5. 桑菊豆豉粥

【配方】取桑叶 10 克，菊花 15 克，豆豉 15 克，粳米 100 克。

【制法】先将桑叶、菊花、豆豉水煎取汁，再将洗净的粳米放入砂锅煮成稀粥，加入药汁，稍煮即成。

【服法】每日早、晚空腹食用。

303

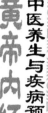

【功效】疏风清热、清肝明目之功，适用于风热所致偏头痛，症见头痛而涨、口渴便秘者。

6. 疏肝止痛粥

【配方】取香附9克，玫瑰花3克，白芷6克，粳米或糯米100克，白糖适量。

【制法】将香附、白芷水煎取汁，再将粳米洗净后加入药汁和水，煮至水沸，将漂洗干净的玫瑰花倒入，用文火慢熬10分钟，服时可加白糖。

【服法】每日早、晚空腹食用。

【功效】疏肝解郁，理气止痛。能防治偏头痛，经常服用能明显减少偏头痛的发作次数。

7. 菊花粥

【配方】干菊花15克，粳米100克。

【制法】先用淘洗后的粳米煮粥，待粥将成时，调入菊花稍煮一二沸即可。

【服法】每日1次。

【功效】清肝火，散风热。适用于肝火所致偏头痛，见心烦易怒面红者。

8. 绿精茶

【配方】取绿茶1克，谷精草10克，蜂蜜25克。

【制法】将绿茶和谷精放入锅内加水煮沸5分钟，去渣，加蜂蜜搅匀。

【服法】代茶温饮。

【功效】祛风止痛。适用于各种偏头痛。

9. 菊花白芷茶

【配方】菊花、白芷各9克。

【制法】研成细末，开水冲泡。

【服法】代茶饮。

【功效】祛风平肝，解痉止痛。适用于偏头痛。

10. 葱白川芎茶

【配方】葱白两段，川芎10克，茶叶10克。

【制法】放入杯中，开水冲泡，去渣温饮。

【服法】每日 1 剂，多次冲饮。

【功效】祛风止痛。适用于风寒之邪引起的偏头痛。

11. 三花饮

【配方】菊花 10 克，金银花 15 克，旋复花 6 克，薄荷 12 克。

【制法】一起水煎服。

【服法】每剂分 2 ~ 3 次服用。

【功效】清热驱风，用于周期性头痛。

第四节　腰痛

一、什么是腰痛

腰痛是指腰部感受外邪，或因劳伤，或由肾虚而引起气血运行失调，脉络绌急，腰府失养所致的以腰部一侧或两侧疼痛为主要症状的一类病证。西医学中的风湿性腰痛、腰肌劳损、脊柱病变之腰痛等，可参照本节辨证论治。

二、腰痛的症状体征

腰部一侧或两侧疼痛为本病的基本临床特征。因病理性质的不同，而有多种表现。多缓慢发病，病程较久，或急性起病，病程较短。疼痛性质有隐痛、胀痛、酸痛、濡痛、绵绵作痛、刺痛、腰痛如折；腰痛喜按，腰痛拒按；冷痛，得热则解；热痛，遇热更甚。腰痛与气候变化有关，腰痛与气候变化无关。腰痛劳累加重，休息缓解。腰痛影响功能活动。

三、《黄帝内经》对腰痛的论述

《素问·脉要精微论》指出："腰者，肾之府，转摇不能，肾将惫矣。"说明了肾虚腰痛的特点。《素问·刺腰痛》云："足太阳脉令人腰痛，引项脊尻背如重状，刺其郄中，太阳正经出血，春无见血。少阳令人腰痛，如以针刺其皮中，循循然不可以俯仰，不可以顾，利少阳成骨之端出血，成骨在膝外廉之骨独起者，夏无见血……"认为腰痛主要属于足六经之病，并分别阐述了足三阳、足三阴及奇经八脉经络病变时发生腰痛的特征和相应的针灸治疗。《灵枢·五癃津液别》说："虚，故腰背痛而胫酸。"《黄帝内经》在其他篇章还分别叙述了腰痛的性质、部位与范围，并提出病因以虚、寒、湿为主。

四、现代中医临床的辨证施治

（一）寒湿腰痛

【症状特征】腰部冷痛，转侧不利，逐渐加重，每遇阴雨天或腰部感寒后疼痛加剧，痛处喜温，得热则减，苔白腻而润，脉沉紧或沉迟。

【治疗原则】散寒除湿，温经通络。

【方药】渗湿汤。方中干姜、甘草、丁香散寒温中，以壮脾阳；苍术、白术、橘红健脾燥湿；茯苓健脾渗湿。诸药合用，温运脾阳以散寒，健运脾气以化湿利湿，故寒去湿除，诸症可解。寒甚痛剧，拘急不适，肢冷面白者，加附子、肉桂、白芷以温阳散寒。湿盛阳微，腰身重滞，加独活、五加皮除湿通络。兼有风象，痛走不定者，加防风、羌活疏风散邪。病久不愈，累伤正气者，改用独活寄生汤扶正祛邪。寒湿之邪，易伤阳气，若年高体弱或久病不愈，势必伤及肾阳，兼见腰膝酸软，脉沉无力等，治当散寒除湿为主，兼补肾阳，酌加菟丝子、补骨脂、金毛狗脊，以助温阳散寒。

本证配合温熨疗法效果较好。以食盐炒热，纱布包裹温熨痛处，冷则炒热再熨，每日4次左右。

（二）湿热腰痛

【症状特征】腰髋掣痛，牵掣拘急，痛处伴有热感，每于夏季或腰部着热后痛剧，遇冷痛减，口渴不欲饮，尿色黄赤，或午后身热，微汗出，舌红苔黄腻，脉濡数或弦数。

【治疗原则】清热利湿，舒筋活络。

【方药】加味二妙散。方中以黄柏、苍术辛开苦燥以清化湿热，绝其病源；防己、萆薢利湿活络，畅达气机；当归、牛膝养血活血，引药下行直达病所；龟板补肾滋肾，既防苦燥伤阴，又寓已病防变。诸药合用，寓攻于补，攻补兼施，使湿热去而不伤正。临证多加土茯苓、木瓜以渗湿舒筋，加强药效。热重烦痛，口渴尿赤者，加栀子、生石膏、银花藤、滑石以清热除烦。湿偏重，伴身重痛、纳呆者，加防己、萆薢、蚕沙、木通等除湿通络。兼有风象而见咽喉肿痛，脉浮数者，加柴胡、黄芩、僵蚕发散风邪。湿热日久兼有伤阴之象者，加二至丸以滋阴补肾。

（三）瘀血腰痛

【症状特征】痛处固定，或胀痛不适，或痛如锥刺，日轻夜重，或持续不解，活动不利，甚则不能转侧，痛处拒按，面晦唇暗，舌质隐青或有瘀斑，脉多弦涩或细数。病程迁延，常有外伤、劳损史。

【治疗原则】活血化瘀，理气止痛。

【方药】身痛逐瘀汤。方中以当归、川芎、桃仁、红花活血化瘀，疏达经络；配以没药、五灵脂、地龙化瘀消肿止痛；香附理气行血；牛膝强腰补肾，活血化瘀，又能引药下行直达病所。诸药合用，可使瘀去壅解，经络气血畅达而止腰痛。因无周身疼痛，故可去原方中之秦艽、羌活，若兼风湿痹痛者，仍可保留应用，甚至再加入独活、威灵仙等以兼祛风除湿。若疼痛剧烈，日轻夜重，瘀血痼结者，可酌加广虫、地鳖虫协同方中地龙起虫类搜剔、通络祛瘀作用。由于闪挫扭伤，或体位不正而引起者，加没药以活络止痛，加香附以行气通络之力，若为新伤也可配服七厘散。有肾虚之象而出现腰膝酸软者，加杜仲、川续断、桑寄生以强壮腰肾。本证也可配合膏药敷贴。如阿魏膏外敷腰部，或外用成药红花油、速效跌打膏等。

（四）肾虚腰痛

【症状特征】腰痛以酸软为主，喜按喜揉，腿膝无力，遇劳则甚，卧则减轻，常反复发作。偏阳虚者，则少腹拘急，面色㿠白，手足不温，少气乏力，舌淡脉沉细；偏阴虚者，则心烦失眠，口燥咽干，面色潮红，手足心热，舌红少苔，脉弦细数。

【治疗原则】偏阳虚者，宜温补肾阳；偏阴虚者，宜滋补肾阴。

【方药】偏阳虚者以右归丸为主方温养命门之火。方中用熟地黄、山药、山茱萸、枸杞子培补肾精，是为阴中求阳之用；杜仲强腰益精；菟丝子补益肝肾；当归补血行血。诸药合用，共奏温肾壮腰之功。

偏阴虚者以左归丸为主方以滋补肾阴。方中熟地黄、枸杞子、山茱萸、龟板胶填补肾阴；配菟丝子、鹿角胶、牛膝以温肾壮腰，肾得滋养则虚痛可除。若虚火甚者，可酌加大补阴丸送服。如腰痛日久不愈，无明显的阴阳偏虚者，可服用青娥丸补肾以治腰痛。

肾为先天，脾为后天，二脏相济，温运周身。若肾虚日久，不能温煦脾土，或久行久立，劳力太过，腰肌劳损，常致脾气亏虚，甚则下陷，临床除有肾虚证候外，可兼见气短乏力，语声低弱，食少便溏或肾脏下垂等。治当补肾为主，佐以健脾益气，升举清阳，酌加党参、黄芪、升麻、柴胡、白术等补气升提之药，以助肾升举。

五、腰痛的食疗药膳

1. 韭子桃仁汤

【配方】炒韭菜子6克，胡桃仁5枚，黄酒少许。

【制法】将炒韭菜子、胡桃仁共置锅中，加清水200毫升，急火煮开3分钟，文火煮10分钟，加入少许黄酒。

【服法】每日分次食用。

【功效】壮阳益肾，温暖腰膝。适用于肾阳虚型腰痛，怕冷，遇寒尤剧者。

2. 麻雀龙眼汤

【配方】麻雀4只，龙眼肉20克。

【制法】麻雀活杀，去头爪、皮毛及内脏，洗净，置锅中，加龙眼肉，清水 200 毫升，急火煮开，去浮沫，加黄酒、生姜、葱、精盐等文火煎煮 20 分钟，即可食用。

【服法】每日 1 次。

【功效】壮阳温肾，强筋止痛。适用于肾阳虚型腰肌劳损，腰痛经久不愈，下肢冷痛，四肢不温，周身乏力者。

3. 羊肉米粥

【配方】羊腿肉 250 克，粳米 200 克。

【制法】羊腿肉洗净，切成小块儿，开水浸泡，去浮沫，置锅中；加粳米及清水 500 毫升，急火煮开 3 分钟，文火煮 30 分钟，成粥即可。

【服法】趁热随意食用。

【功效】补肾阳，通筋脉，壮腰脊。适用于肾阳虚型腰肌劳损，腰痛久不愈，经常复发，遇冷尤剧，四肢不温者。

4. 双鞭壮阳汤

【配方】牛鞭 500 克，狗鞭 200 克，枸杞子 20 克，黄酒、姜、葱各适量。

【制法】将牛鞭入开水中浸泡 3 小时，然后顺尿道对剖成两半，刮洗干净；将狗鞭洗净，同入温油中浸泡，以微火炸酥，捞起，放入开水锅中泡洗干净。将牛鞭、狗鞭放入锅内，加入清水 500 毫升，加黄酒、姜、葱，急火煮开 5 分钟，加入枸杞子，改文火煮 30 分钟，即可食用。

【服法】不拘量饮用。

【功效】暖肾壮阳，益精补髓。适用于肾阳虚型腰肌劳损，腰膝酸软，疼痛，周身无力，畏寒怕冷，头晕者。

5. 韭菜子粥

【配方】韭菜子 10 克，粳米 50 克。

【制法】韭菜子洗净，炒熟，置锅中，加粳米，加清水 250 毫升，急火煮开 3 分钟，改文火煮 30 分钟，成粥即可。

【服法】每日趁热分 2 次食用。

【功效】壮阳固精，温暖腰膝。适用于肾阳虚型腰肌劳损。

6. 红烧狗肉

【配方】狗腿肉 250 克，黄酒、姜、葱等调料各适量。

【制法】将狗腿内洗净，切成块儿，开水浸泡2小时，去浮沫，加少许清水，急火煮开，加黄酒、姜、葱等调料调味，文火煮30分钟。

【服法】分2次食用。冬天服用更佳。

【功效】补中益气，温肾助阳。适用于肾阳虚型腰肌劳损，腰部冷痛，四肢不温。

7. 燕窝粥

【配方】燕窝30克，粳米50克。

【制法】将粳米燕窝置锅中，加清水500毫升，急火煮开2分钟，改文火煮20分钟，成粥即可。

【服法】趁热食用。

【功效】添精补髓，补气强腰。适用于肾阴虚型腰肌劳损，腰部疼痛，形体消瘦，五心烦热者。

8. 桑麻粥

【配方】桑叶20克，芝麻20克，粳米50克。

【制法】桑叶、黑芝麻洗净焙干，研成末，置锅中，加清水500毫升，加粳米，急火煮开5分钟，文火煮30分钟，成粥即可。

【服法】趁热食用。

【功效】滋阴补肾，强筋通络。适用于肾阴虚型腰肌劳损，腰部疼痛，伴午后潮热者。

9. 猪腰杞子汤

【配方】猪腰子1对，枸杞子20克，黄酒20毫升，生姜、葱少许。

【制法】猪腰子剖开洗净，切成小块儿，开水浸泡1小时，去浮沫，置锅中，加枸杞子、姜、葱、黄酒，清水200毫升，急火煮开3分钟，文火煮20分钟即可。

【服法】每日分2次食用。

【功效】滋阴补肾强腰。适用于肾阴虚型腰肌劳损，腰部疼痛，牵及下肢，五心烦热，口干舌红者。

10. 淡菜炖麻雀

【配方】淡菜50克，麻雀4只，黄酒、姜、葱各适量。

【制法】淡菜洗净切碎；麻雀活杀，去头爪、皮毛及内脏，洗净，置锅中；加淡菜，急火煮开 5 分钟，加黄酒、姜、葱等，文火煮 30 分钟就可食用。

【服法】每日分 2 次食用。

【功效】滋阴健腰。适用于肾阴虚型腰肌劳损，腰部疼痛，周身乏力，形体消瘦者。

11. 芝麻酒

【配方】黑芝麻 50 克，白酒 500 毫升。

【制法】黑芝麻炒熟，置瓶中，加白酒，密封 3 周。

【服法】每日 1～2 次，每次 15～20 克。

【功效】滋阴强腰，活血通络。适用于肾阴虚型腰肌劳损。

12. 黄酒炖韭菜

【配方】韭菜 50 克，黄酒 100 毫升。

【制法】韭菜洗净后切丝，与黄酒同炖，煮沸。

【服法】趁热服用。

【功效】祛瘀通络。适用于气滞血瘀型腰肌劳损，外伤性腰疼痛不愈，痛处固定者。

13. 青果大枣茶

【配方】青果 3 枚，大枣 6 枚。

【制法】将青果打碎后与大枣一同放入杯中，开水冲泡。

【服法】代茶饮用。

【功效】活血、止痛、生津。适用于气滞血瘀型腰肌劳损，腰部疼痛，皮肤青紫，疼痛固定不移者。

14. 金针赤小豆汤

【配方】金针菜 20 克，赤小豆 25 克，黄酒 25 毫升。

【制法】金针菜、赤小豆洗净，置锅中，加清水 200 毫升同煮 30 分钟，去渣取汁。

【服法】与黄酒一起温服。

【功效】化瘀、消肿、止痛。适用于气滞血瘀型腰肌劳损，腰部疼痛固定，局部肿块，双下肢浮肿者。

15. 桃仁姜枣汤

【配方】桃仁 25 克，生姜 10 克，大枣 10 枚。

【制法】桃仁洗净，置锅中，加清水 200 毫升，加生姜、大枣，急火煮开 3 分钟，文火煮 20 分钟。

【服法】每日分次饮用。

【功效】活血、行瘀、止痛。适用于气滞血瘀型腰肌劳损，腰部疼痛不移，有外伤史者。

16. 金环蛇酒

【配方】金环蛇 1 条，白酒 500 毫升。

【制法】金环蛇活杀，去内脏，置瓶中，加白酒 500 毫升，密封 3 个月。

【服法】每日分次服用，每次 20 克左右。

【功效】祛风湿，通经络。适用于风寒湿型腰肌劳损，腰部窜痛，有类风湿关节炎病史者。

17. 红花乌梢蛇酒

【配方】红花 15 克，乌梢蛇 1 条，白酒 1 千克。

【制法】乌梢蛇活杀，去内脏，置瓶中，加红花、白酒，密封 2 个月。

【服法】每日 2 次，每次 15～20 克。

【功效】祛风寒，活血止痛。适用于风寒湿型腰肌劳损。

18. 茯苓酒

【配方】茯苓 50 克，白酒 500 克。

【制法】茯苓洗净，置瓶中，加白酒，密封 3 周。

【服法】每日 2 次，每次 10～20 克。

【功效】清热利湿。适用于湿热型腰肌劳损，腰部疼痛，伴发热，舌苔黄腻者。